全国高等医药院校规划教材

医学物理学实验

主　编　鲍　艳　赵　元　叶福丽
副主编　李义兵　范　灼　董秀梅　史贵连
编　委　(按姓氏汉语拼音排序)
鲍　艳　董秀梅　范　灼　李建雄
李义兵　史贵连　吴利民　叶福丽
张　玲　赵　元

科学出版社
北　京

内 容 简 介

本书根据医用物理学教学大纲的要求，结合高等医药院校深化教学改革的需要，本着实验教学与理论教学相辅相成、相对独立的教学特点，本书在参考了已有的其他同类物理学实验的基础上，保留了一部分基础验证性实验，增加了综合设计性实验。全书精选了基础物理实验和综合设计性实验以及医学物理学实验共31个。实验理论除了介绍误差与数据处理外，还增加了实验方法论和设计性实验的设计方法的指导，突出物理方法和思想的教学。

本书可供医药类的本科专业学生使用，也可供相关教学及研究人员参考。

图书在版编目(CIP)数据

医学物理学实验 / 鲍艳，赵元，叶福丽主编. —北京：科学出版社，2016.2
全国高等医药院校规划教材
ISBN 978-7-03-047240-3

Ⅰ. ①医…　Ⅱ. ①鲍…②赵…③叶…　Ⅲ. ①医用物理学-实验-医学院校-教材　Ⅳ. ①R312-33

中国版本图书馆CIP数据核字(2016)第012812号

责任编辑：王　颖 / 责任校对：胡小洁
责任印制：徐晓晨 / 封面设计：陈　敬

科 学 出 版 社出版
北京东黄城根北街16号
邮政编码：100717
http://www.sciencep.com
固安县铭成印刷有限公司 印刷
科学出版社发行　各地新华书店经销
*
2016年2月第　一　版　　开本：787×1092 1/16
2021年6月第四次印刷　　印张：11
字数：254 000
定价：35.00元

前　言

《医学物理学》是本科医学教育必修的专业基础课程，它是一门物理学和医学相结合的交叉学科，其综合应用性较强。《医学物理学》的教学目的是为了给学生提供学习与医学相关的物理学基础理论、基本知识和基本技能；为学习其他医学教育课程和将来从事基础医学、药学和临床医学工作奠定必要的物理学基础，同时能更好地为医疗技术的现代化建设服务。医学物理学实验能很好地引导学生逐渐学会独立自主的学习方法，培养其尊重科学、勇于探索、勇于创新、勇于实践的良好科学素养，开发学生智力，培养学生运用辩证唯物主义的观点分析和解决问题的能力，为现代化医疗服务培养优秀的医药专业人才。

物理学是一门以实验为基础的学科，因此实验在物理学中占有重要的地位。实验教学和理论教学既有区别又有联系，是理论教学无法替代的。通过实验观察各种物理现象，可使学生更深刻地领会和掌握所学过的理论知识；同时，通过这个实验课程培养和提高学生独立工作和独立思考能力，为认识和研究生命现象掌握必要的物理学知识以及物理实验方法和技能。

本书编写的指导思想是：尽量满足医学教育中所需要掌握的物理学实验技能和方法；注重联系医学实际的同时，体现教材的先进性、科学性和实用性；融入现代的教学理念，既要有利于教师的教学，又要有利于学生的自主学习；既要基本技能的训练，又要注重于创新能力的培养。

全书包括总论、力学和热学实验、电学和磁学实验、光学实验、参考文献、附录六部分内容。其中，总论部分介绍了实验理论基础知识，涉及误差和数据处理以及实验方法论等内容；力学和热学实验、电学和磁学实验、光学类实验部分介绍了 31 个经典的医学物理学实验；附录部分介绍了国际单位制和一些常用的物理常数以及各物质相关的物理量的数值，收录的数据较全，便于学生在学习中查阅。

本书在实验理论和实验内容的安排上，进行了新的尝试，主要体现在：

1. 内容方面

实验理论部分重点介绍了误差和数据处理方法，为了保持这部分内容的系统性以及方便在后续实验中的应用，我们特意将它单列，放在前面讲授。除此之外，本书还增加了实验方法论和设计性实验的设计方法。力求使学生能够更快地掌握物理学实验研究的基本方法和规律。

在实验内容部分，为体现医学物理学的特点，同时满足新的教学方法和教学要求，本书将各种实验按照其特点和教学要求分门别类进行编排，以便不同学校根据自身需要进行选择。考虑到不同学校实验条件的差异，有些实验编入了几种不同的实验方法，同时满足了扩展学生思维的需要。

2. 组织形式方面

为了体现医用物理实验的特点，并让学生明确每个实验与医学的相关性及在医学中的应用，我们特意在每个实验的前面增加了"医学应用"一栏，让学生明确该实验与医学的相关点，以引起学生的重视，从而激发学生的学习兴趣，调动学习的积极性。

现代教学理论提倡学生的自主学习，为此，我们编写过程中尽量使用较通俗易懂的语言以便于学生自主学习，并要求学生提前做好实验预习，以便于实验中教师做到少讲，留出更多的时间给学生自己动手操作和探索。

教材只是给学生提供探索加工所需要的原材料和知识准备，加工的方法和过程以学生的自学和自主探索为主，以此培养学生的自主创新能力。在医用物理学实验中，精选了医学和物理学结合较紧密的实验，更突出了物理学在医学中的重要性，使学生懂得物理学的实验方法如何在医学中发挥作用。

本书可供临床医学、口腔医学、生物医学工程、检验、影像、药学、护理、眼视光、预防等专业学生使用，各校可根据不同情况进行选择。本书的编写过程中得到了科学出版社和湖北科技学院生物医学工程学院领导以及医学物理学教研室的老师们的大力支持，在此表示诚挚的谢意。

由于编者水平有限，错误和不妥之处在所难免，恳请读者批评指正。

编 者

2016年1月

目　录

总　论

一、医学物理学实验的目的和任务

医学物理学是物理学为适应医学的需要而划分出来的，内容由医学所涉及的物理学知识所组成的一门医学应用基础理论学科，是医药学专业的学生必修的一门基础课程。通过这门课程的学习，学生能获得今后在医学实践和医学研究中所必需的物理学知识，同时通过实验教学掌握必需的实验技能，培养应用实验解决和研究问题的能力，培养严谨的科学作风，以便将来应用所学知识和技能去解决医学实践中的实际问题。

物理实验是物理学研究的基本方法，物理学规律的发现和理论的建立，都必须以严格的物理实验为基础。通过实验和观察，我们能够深入掌握物理学规律性，同时也检验理论的正确性。因为实验课有许多教学方面的要求是理论课所不能替代的，所以物理实验课程的任务，不能简单地看成重复某些物理现象和验证书本里某些物理定律，把实验课程变成理论课的附属品。我们有必要正确认识实验课的地位和作用。

物理学实验的目的和任务：①通过实验观察和分析物理现象，巩固和加深对物理现象及规律的认识，提高对理论学习的理解能力。②学会正确使用常用物理仪器，熟悉仪器的性能；学会对基本物理量的测量，掌握物理实验的方法，提高实验技能。③培养严肃认真、细致谨慎、实事求是的科学态度和遵守纪律的优良品德。

学好这门课程不仅要下工夫，还要掌握一定的学习方法。要做好每个实验，就必须认真做好预习、操作、报告这三个主要环节，这三个环节的具体任务和要求如下。

1. 预习　这是能否顺利进行实验的关键，实验前必须做好预习。要求做到：①详细阅读有关实验内容，明确实验目的，弄懂实验原理，掌握实验方法；②对实验仪器的性能和使用方法有初步认识，避免盲目操作，损坏仪器；③根据实验要求，拟定实验方案和步骤，设计好记录数据的表格。

2. 操作　通过实验操作，对物理现象进行观察和研究，掌握实际知识，加强对理论的理解，提高实验技能。要求做到：①遵守实验室规章制度和秩序；②操作前要先认识和熟悉实验仪器，认真检查和了解仪器的性能和使用方法，做到正确使用；③按照实验步骤进行操作，要有条不紊；④将测量数据认真地填写在预习时已准备好的记录表格上，计算出必要的结果；⑤实验完毕，整理实验仪器，保持实验室的清洁卫生。

3. 报告　实验报告是进行实验的最终总结。要认真细致地对实验数据进行整理和计算，在对结果加以分析总结的基础上，写出清楚而简明的实验报告。实验报告要求有如下几方面的内容：①实验题目；②实验目的；③实验器材；④简明的实验原理；⑤简要的步骤；⑥填入表格的测量数据并计算实验结果；⑦记录实验时的环境条件，如室温、气压等；⑧结果的分析，有的结果还要绘出曲线；⑨计算误差，讨论总结、回答相关的问题。

二、误差及其来源

(一)测量的误差及产生误差的来源

1. 测量及误差的定义 物理实验不仅对物理变化过程要作定性的观察,而且还要对某些物理量进行定量的测量。所谓测量实际上就是被测量与被定义为标准的同一物理量的单位量进行比较,并确定其比值的过程,所得的倍数就是该未知量的测量值。

根据获取测量数据途径的不同,测量方法可分为直接测量和间接测量;按照数据测量条件的不同可分为等精度测量和不等精度测量。

直接测量是指可以直接从测量仪器(或量具)上读出其数值的测量。例如,用米尺测量长度,用秒表测量时间等就属于这一类。间接测量是依靠直接测量的结果,再经过一定的函数关系计算出被测量的数值,这种测量称为间接测量。例如,要测量圆柱体的体积,首先要测量其直径和高度,然后再用公式计算才能得出体积的数值,大多数测量都属于这一类。

等精度测量是指在测量仪器、测量方法、测量人员及测量环境均不变的情况下对同一物理量进行重复测量,所得到的每个测量值都有相同的精度,或者说具有相同的可信赖程度。在本书中所涉及的测量数据均为等精度的情况。不等精度测量就是各次测量数据的精度是不同的。造成不等精度的原因可能是测量条件和环境的变化、测量仪器的更换、测量人员的变动等。对等精度测量与不等精度测量的数据在处理方法上有所不同。

测量的目的就是力图得到真值。所谓真值,就是反映物质自身各种各样特性的物理量所具有的客观真实数值。严格来讲,由于仪器精密度、测量方法、测量程序、实验环境、实验者的观察力等,都不可能完美无缺,尽管对同一物理量经过多次测量,所得的结果也只能达到一定限度的准确程度,因此真值是不可能准确测得的。通常将在相同条件下进行多次重复测量的算术平均值作为测量的最佳值或近似值;当测量次数无限增加时,算术平均值将无限接近于真值,然而我们不能对同一物理量进行无限多次测量,因此常把有限次测量的算术平均值看作真值。

每个测量值 A_i 与真值 $\overline{A}$ 之间的差称为误差(亦称绝度误差) ΔA ,记作 $\Delta A = A_i - \overline{A}$ 。

2. 误差的来源与分类 由于测量值不可能与真值完全相同,所以误差总是存在的。根据误差的性质及产生原因可分为系统误差、偶然误差和过失误差。

(1)系统误差:系统误差或称恒定误差,是指在相同的观测条件下,对某一量进行一系列的观测,如果出现的误差在符号和数值上都相同,或按一定的规律变化,这种误差称为系统误差。

系统误差的来源有以下几个方面:

1)仪器误差。这是由于仪器本身的缺陷或没有按规定条件使用仪器而造成的。如仪器的零点不准,仪器未调整好,外界环境(光线、温度、湿度、电磁场等)对测量仪器的影响等所产生的误差。

2)理论误差(方法误差)。这是由于测量所依据的理论公式本身的近似性,或实验条件不能达到理论公式所规定的要求,或者是实验方法本身不完善所带来的误差。例如,热学实验中没有考虑散热所导致的热量损失,伏安法测电阻时没有考虑电表内阻对实验结果的影响等。

3)个人误差。这是由于观测者个人感官和运动器官的反应或习惯不同而产生的误差，它因人而异，并与观测者当时的精神状态有关。

由这些因素产生的系统误差总是偏大或偏小，其特征是偏离的确定性，增加测量次数也不能有所改善。但如果根据其产生原因分别加以校正，例如，对仪器修正，改进测量方法，对影响实验的有关因素加以周密考虑等，可尽量减小系统误差。

(2)偶然误差：偶然误差亦称随机误差，是由一些无法控制的偶然因素所引起的误差。其特征是时而偏大，时而偏小，时正时负，方向不确定，其发生纯属偶然，受或然率支配。减少偶然误差的方法是对同一物理量进行多次重复测量。在多次测量中，随机误差满足一定的统计规律，大多数情况下，它的分布具有抵偿性和分散性。

(3)过失误差(粗大误差)：这是人为的误差，如实验者粗心大意、实验方法不当、使用仪器不准确、读错数据等。因此，实验者只要有严肃认真的态度，实事求是和一丝不苟的科学作风，过失误差是可以避免的。

(二)测量误差和结果的表示

1. 直接测量的误差和结果的表示　在实验中，常常由于某种原因而对一个物理量只进行一次直接的测量，这时测量值的误差可根据实际情况进行合理的具体的估算，通常可按仪器上标明的仪器误差作为单次测量的误差。如果没有注明，也可取仪器最小刻度的一半作为单次测量的误差。

为了减小偶然误差，在可能的情况下，总是采用多次测量的算术平均值作为真值来计算误差。设某一物理量在相同条件下进行 k 次测量，各次测量结果分别为 A_1，A_2，A_3，…，A_k，则它们的算术平均值为

$$\overline{A}=\frac{A_1+A_2+A_3+\cdots+A_k}{k}=\sum_{i=1}^{k}\frac{A_i}{k}$$

这个算术平均值被认为是测量值的真值。测量值与真值之间的差称为绝对误差。

我们用算术平均值作为测量值可以在一定程度上减小随机误差的影响，但只有测量次数 $n\to\infty$ 时，平均值才等于随机变量分布的期望值。

测量值的误差常用下面几种方法表示：

(1)算术平均误差：各次测量值 A_i 与算术平均值 $\overline{A}$ 的差 ΔA_i 的值分别为 $\Delta A_1=A_1-\overline{A}$，$\Delta A_2=A_2-\overline{A}$，…，$\Delta A_k=A_k-\overline{A}$，我们把算术平均误差定义为：

$$\overline{\Delta A}=\frac{|\Delta A_1|+|\Delta A_2|+|\Delta A_3|+\cdots+|\Delta A_k|}{k}=\sum_{i=1}^{k}\frac{|\Delta A_i|}{k}$$

因为它是以绝对误差的绝对值表示测量值的误差，故 $\overline{\Delta A}$ 又称为平均绝对误差，它表明被测物理量平均值的误差范围，也就是说，被测物理量的值在 $\overline{A}+\overline{\Delta A}$ 和 $\overline{A}-\overline{\Delta A}$ 之间，因而测量结果应表示为 $\overline{A}\pm\overline{\Delta A}$。

(2)标准误差：各次测量值的绝对误差 $\Delta A_i=A_i-\overline{A}$ 的平方的平均值然后开方，这样得到的结果称为标准误差，即

$$\sigma=\sqrt{\sum_{i=1}^{k}\frac{\left(A_i-\overline{A}\right)^2}{k}}=\sqrt{\sum_{i=1}^{k}\frac{\left(\Delta A_i\right)^2}{k}}$$

标准误差σ直接体现了随机误差的分布特点，σ大表示测得的值很分散，随机误差分布范围宽，则测量的精密度低；σ小表示测得的值很密集，随机误差的分布范围窄，测量精密度高。故标准误差是反映测量的精密度高低的，在正式的误差分析和计算中，标准误差常作为偶然误差大小的量度。被测物理量的结果可表示为$\overline{A}\pm\sigma$。

(3) 相对误差：绝对误差可用来估计测量的误差范围，但不能反映测量的准确程度，究竟这个误差是在多大的测量值内产生的呢？因此我们将平均绝对误差$\overline{\Delta A}$与测量的算术平均值$\overline{A}$的比值

$$E=\frac{\overline{\Delta A}}{\overline{A}}$$

称为平均相对误差，用来定量表示测量精确度。相对误差还可用百分数表示，称为百分误差，写成$\dfrac{\overline{\Delta A}}{\overline{A}}\times 100\%$。

此外，我们常遇到一些已经有公认值或理论值的测量，这时求百分误差可用公认值或理论值代替$\overline{A}$，而$\overline{\Delta A}$则是我们所得的测量值与公认值或理论值之差的绝对值。

2. 间接测量误差和结果表示 在物理实验中，大多数是间接测量，是由多个直接测量值通过一定公式计算得出最后结果的，因此，直接测量的误差必然对间接测量的误差有所影响，这可用相应的误差传递公式来进行计算。设A，B为直接测量值，可表示为$\overline{A}\pm\overline{\Delta A}$，$\overline{B}\pm\overline{\Delta B}$，而设$N$为其间接测量值，则表示为$\overline{N}\pm\overline{\Delta N}$，是由$A$，$B$代入计算公式所求得的。

(1) 和的误差：若$N=A+B$，则

$$\overline{N}\pm\overline{\Delta N}=(\overline{A}\pm\overline{\Delta A})+(\overline{B}\pm\overline{\Delta B})=(\overline{A}+\overline{B})\pm(\overline{\Delta A}+\overline{\Delta B})$$

于是其算术平均值为

$$\overline{N}=\overline{A}+\overline{B}$$

考虑到在最不利的情况下可能产生的最大误差，于是得到和的平均绝对误差为

$$\overline{\Delta N}=\overline{\Delta A}+\overline{\Delta B}$$

其相对误差则为

$$\frac{\overline{\Delta N}}{\overline{N}}=\frac{\overline{\Delta A}+\overline{\Delta B}}{\overline{A}+\overline{B}}$$

(2) 差的误差：若$N=A-B$，则

$$\overline{N}\pm\overline{\Delta N}=(\overline{A}\pm\overline{\Delta A})-(\overline{B}\pm\overline{\Delta B})=(\overline{A}-\overline{B})\pm(\overline{\Delta A}+\overline{\Delta B})$$

于是其算术平均值为

$$\overline{N}=\overline{A}-\overline{B}$$

同理，差的平均绝对误差为

$$\overline{\Delta N}=\overline{\Delta A}+\overline{\Delta B}$$

其相对误差为

$$\frac{\overline{\Delta N}}{\overline{N}}=\frac{\overline{\Delta A}+\overline{\Delta B}}{\overline{A}-\overline{B}}$$

由此可见，和差运算中的平均绝对误差等于直接测量值的平均绝对误差之和。

(3) 积的误差：若$N=A\cdot B$，则

$$\overline{N}\pm\overline{\Delta N}=(\overline{A}\pm\overline{\Delta A})\cdot(\overline{B}\pm\overline{\Delta B})=\overline{A}\cdot\overline{B}\pm\overline{B}\cdot\overline{\Delta A}\pm\overline{\Delta B}\cdot\overline{A}\pm\overline{\Delta A}\cdot\overline{\Delta B}$$

于是其算术平均值为

$$\overline{N}=\overline{A}\cdot\overline{B}$$

略去二级小量 $\overline{\Delta A}\cdot\overline{\Delta B}$ ，同前理由，得到积的平均绝对误差为

$$\overline{\Delta N}=\overline{A}\cdot\overline{\Delta B}+\overline{\Delta A}\cdot\overline{B}$$

其相对误差为

$$\frac{\overline{\Delta N}}{\overline{N}}=\frac{\overline{\Delta A}\overline{B}+\overline{A}\overline{\Delta B}}{\overline{A}\cdot\overline{B}}=\frac{\overline{\Delta A}}{\overline{A}}+\frac{\overline{\Delta B}}{\overline{B}}$$

由此其平均绝对误差还可以表示为

$$\overline{\Delta N}=\left(\frac{\overline{\Delta A}}{\overline{A}}+\frac{\overline{\Delta B}}{\overline{B}}\right)\cdot\overline{N}$$

(4)商的误差：若 $N=\dfrac{A}{B}$，则

$$\overline{N}\pm\overline{\Delta N}=\frac{\overline{A}\pm\overline{\Delta A}}{\overline{B}\pm\overline{\Delta B}}=\frac{\left(\overline{A}\pm\overline{\Delta A}\right)\left(\overline{B}\mp\overline{\Delta B}\right)}{\left(\overline{B}\pm\overline{\Delta B}\right)\left(\overline{B}\mp\overline{\Delta B}\right)}=\frac{\overline{A}\overline{B}\pm\overline{B}\overline{\Delta A}\pm\overline{A}\overline{\Delta B}\pm\overline{\Delta A\Delta B}}{\overline{B^2}-\overline{\Delta B^2}}$$

略去二级小量 $\overline{\Delta A\Delta B}$ 和 $\overline{\Delta B^2}$，于是其算术平均值为

$$\overline{N}=\frac{\overline{A}}{\overline{B}}$$

其平均绝对误差为

$$\overline{\Delta N}=\frac{\overline{B}\overline{\Delta A}+\overline{A}\overline{\Delta B}}{\overline{B^2}}$$

其相对误差为

$$\frac{\overline{\Delta N}}{\overline{N}}=\frac{\overline{\Delta A}}{\overline{A}}+\frac{\overline{\Delta B}}{\overline{B}}$$

由此平均绝对误差还可以表示为

$$\overline{\Delta N}=\left(\frac{\overline{\Delta A}}{\overline{A}}+\frac{\overline{\Delta B}}{\overline{B}}\right)\cdot\overline{N}$$

由此可见，乘除运算中的相对误差，等于直接测量值的相对误差之和。

(5)次方与根：由乘除法的相对误差公式，容易证明：

若 $N=A^n$，则 $\dfrac{\overline{\Delta N}}{\overline{N}}=n\dfrac{\overline{\Delta A}}{\overline{A}}$；若 $N=A^{\frac{1}{n}}$，则 $\dfrac{\overline{\Delta N}}{\overline{N}}=\dfrac{1}{n}\dfrac{\overline{\Delta A}}{\overline{A}}$ 。

上述各种运算，可推广到任意直接测量值的情况。从以上结论可看到，当间接测量值的计算式中只含加减运算时，先计算绝对误差，后计算相对误差较为方便；当计算式中含有乘、除、乘方或开方运算时，先计算相对误差，后计算绝对误差较为方便。

其他函数的误差传递公式，我们不一一证明了，下面仅列出一些常用公式，以备查阅。详见表 1 常用误差计算公式。

表 1 常用的误差传递公式

函数表达式	绝对误差 $\overline{\Delta N}$	相对误差 $\overline{\Delta N}/\overline{N}$
$N=A+B$	$\overline{\Delta N}=\overline{\Delta A}+\overline{\Delta B}$	$\overline{\Delta N}/\overline{N}=(\overline{\Delta A}+\overline{\Delta B})/(\overline{A}+\overline{B})$
$N=A-B$	$\overline{\Delta N}=\overline{\Delta A}+\overline{\Delta B}$	$\overline{\Delta N}/\overline{N}=(\overline{\Delta A}+\overline{\Delta B})/(\overline{A}-\overline{B})$

续表

函数表达式	绝对误差 $\overline{\Delta N}$	相对误差 $\overline{\Delta N}/\bar{N}$
$N=A\cdot B$	$\overline{\Delta N}=\bar{A}\cdot\overline{\Delta B}\pm\overline{\Delta A}\cdot\bar{B}$	$\overline{\Delta N}/\bar{N}=\overline{\Delta A}/\bar{A}+\overline{\Delta B}/\bar{B}$
$N=A/B$	$\overline{\Delta N}=(\bar{B}\overline{\Delta A}+\bar{A}\overline{\Delta B})/\bar{B}^2$	$\overline{\Delta N}/\bar{N}=\overline{\Delta A}/\bar{A}+\overline{\Delta B}/\bar{B}$
$N=A^n$	$\overline{\Delta N}=n\cdot\bar{A}^{n-1}\cdot\overline{\Delta A}$	$\overline{\Delta N}/\bar{N}=n\cdot\overline{\Delta A}/\bar{A}$
$N=A^{\frac{1}{n}}$	$\overline{\Delta N}=\frac{1}{n}\cdot\bar{A}^{\frac{1}{n}-1}\cdot\overline{\Delta A}$	$\overline{\Delta N}/\bar{N}=\frac{1}{n}\cdot\overline{\Delta A}/\bar{A}$
$N=\sin A$	$\overline{\Delta N}=(\cos\bar{A})\cdot\overline{\Delta A}$	$\overline{\Delta N}/\bar{N}=(\cot\bar{A})\cdot\overline{\Delta A}$
$N=\cos A$	$\overline{\Delta N}/\bar{N}=(\sin\bar{A})\cdot\overline{\Delta A}$	$\overline{\Delta N}/\bar{N}=(\tan\bar{A})\cdot\overline{\Delta A}$
$N=\tan A$	$\overline{\Delta N}=\overline{\Delta A}/\cos^2\bar{A}$	$\overline{\Delta N}/\bar{N}=2\overline{\Delta A}/\sin 2\bar{A}$
$N=\cot A$	$\overline{\Delta N}=\overline{\Delta A}/\sin^2\bar{A}$	$\overline{\Delta N}/\bar{N}=2\overline{\Delta A}/\sin 2\bar{A}$
$N=kA$ (k 为常数)	$\overline{\Delta N}=k\cdot\overline{\Delta A}$	$\overline{\Delta N}/\bar{N}=\overline{\Delta A}/\bar{A}$

(三)测量的准确度

反映测量结果与真值接近程度的量，称为准确度。它和误差大小相对应。误差大则准确度低，误差小则准确度高。准确度是一个综合指标。按国家标准《测量误差及数据处理技术规范(报审稿)，1990》规定，可细分为：①精密度，反映随机误差的大小；②正确度，反映系统误差的大小，③准确度，反映随机误差和系统误差合成后的大小，即综合误差的大小。

以打靶为例，其成绩由枪的校准程度、射击者状态和周围环境所决定。子弹中靶的情况有三种，如图 1(a)～(c)所示。图 1(a)反映随机误差大而系统误差小，精密度低而正确度高；图 1(b)反映随机误差小而系统误差大，精密度高而正确度低；图 1(c)反映随机误差和系统误差均小，即综合误差小，准确度高。

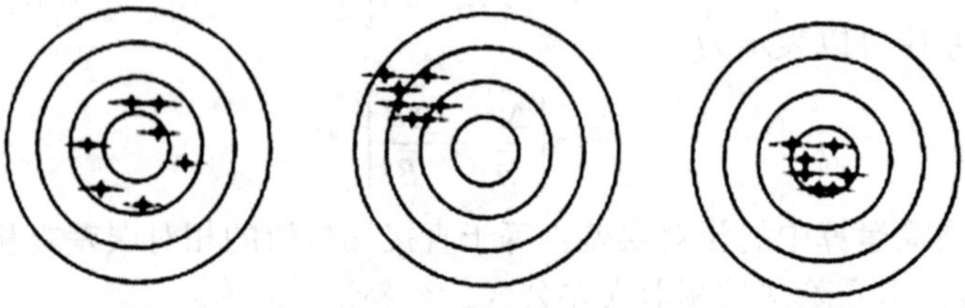

(a) (b) (c)

图 1 子弹中靶的情况

由此可见，对于具体的测量，精密度高的正确度不一定高，正确度高的精密度不一定高，只有两者都高才能保证准确度高。

(四)测量的不确定度

在国际计量局 1980 年提出的《实验不确定度的说明建议书》中，建议使用不确定度来评定测量和实验结果。我国 1992 年正式颁布的《计量技术规范·测量误差及数据处理》中规定采用不确定度作为基准研究、测量和实验工作中的误差数字指标的名称。显然，在物理实验中，也应使用不确定度来评价实验结果。

在记录物理测量的结果时，不但要写明计量单位，而且还要给出测量质量的某些指标，这才能是完整的记录。没有单位的数据，不能表征被测量大小的特征；没有测量结果质量的表示，使用它的人不能判断其可靠程度，测量结果也不能比较。而评定测量结果的质量如何的指标我们就使用不确定度。

测量不确定度从词义上理解，意味着对测量结果可信性、有效性的怀疑程度或不肯定程度，是定量说明测量结果的质量的一个参数。实际上由于测量不完善和人们的认识不足，所得的被测量值具有分散性，即同一物理量的多次测得的结果不同，而是以一定的概率分散在某个区域内的许多个值。测量不确定度就是说明被测量值分散性的参数，它不说明测量结果是否接近真值。由于真值的不可知，误差一般是不能算的，它可正可负，也可能十分接近零；而不确定度总是不为零的正值，是可以具体评定的。

为了表征这种分散性，测量不确定度用标准偏差表示。在实际使用中，往往希望知道测量结果的置信区间，因此规定：测量不确定度可用标准偏差的倍数或置信水准的区间的半宽度表示。为了区分这两种不同的表示方法，分别称它们为标准不确定度和扩展不确定度。

在实践中，测量不确定度可能来源于以下 10 个方面：①对被测量的定义不完整或不完善；②实现被测量的定义的方法不理想；③取样的代表性不够，即被测量的样本不能代表所定义的被测量；④对测量过程受环境影响的认识不周全，或对环境条件的测量与控制不完善；⑤对模拟仪器的读数存在人为偏移；⑥测量仪器的分辨力或鉴别力不够；⑦赋予计量标准的值和参考物质(标准物质)的值不准；⑧引用于数据计算的常量和其他参量不准；⑨测量方法和测量程序的近似性和假定性；⑩在表面上看来完全相同条件下，被测量重复观测值的变化。

三、有效数字及其处理方法

(一)测量仪器的精密度和有效数字

要对某一物理量进行测量，必须使用各种仪器。而各种仪器由于其结构及生产技术条件等各方面因素的限制，都有一定的精密度。使用不同精密度的仪器，其测量结果的精确度也各不相同。

所谓仪器的精密度，一般定义为最小分格所代表的量。例如，米尺的最小分格是 1mm，其精密度就是 1mm。有的仪器有特殊标记，例如，某一天平的感量是 0.01g，其精密度也就是 0.01g，此时就不能用最小分格代表精密度。而有些电子仪表的精密度是以级数标记的，例如，某电表是 2.5 级，表示测量误差为 2.5%，级数越小，精密度就越高。

仪器的精密度限制了测量的精确度，例如，我们用米尺测量某一物体的长度，测得值是在 3.2cm 和 3.3cm 之间，能否再精确一点呢？那就要估计读数了，比如说，估计得 3.26cm，显然，最后一位数“6”是不准确的，对不同的实验者，所估计出来的数不一定相同，因而是可疑数字。我们把测量结果的数字记录到开始可疑的那一位为止。可靠的几位数字加上可疑的一位数字，统称为测量结果的有效数字。

显然，直接测量值的有效数字决定于测量仪器的精密度，所以，直接测量值应根据仪器的条件(精密度)写出应有的有效数字。有效数字的位数不能随意增删，因为它不仅反映了测量值的大小，而且也反映了测量的精确程度，因而表示了测量的误差范围。

间接测量值是根据直接测量值计算才得出的，它的有效数字位数取决于各直接测量值，一般可按下列规则进行运算。

（二）有效数字的运算法则

1. 有效数字的位数和科学计数法表示 关于有效数字的位数应注意以下几点：

(1) 有效数字的位数与小数点的位置无关，也就是说与十进制的单位换算无关。例如，5.30cm 换算成 53.0mm 或 0.0530m 是一样的，都是三位有效数字。其中数字前表示小数点位置的“0”不是有效数字。

(2) “0”在数字中间或数字末尾均是有效数字。例如，1.205、120.500 中的“0”都是有效数字，但要注意两数的有效数字位数是不一样的。

(3) 有效数字与自然数或常数的关系。在运算中常会遇到自然数和常数，如 p、e、$\sqrt{2}$、$\sin\frac{p}{2}$ 等，这些数不是测量值，其有效数字可认为是无穷的。需要取几位就可以取几位，通常所取位数与测量值的位数一样就可以了。

(4) 有效数字的舍入规则。有效数字的最后一位是可疑数字，其后面的数字按舍入法处理。通常所用的四舍五入，对于大量尾数分布概率相同的数据来说，不是很合理，因总是入的概率大于舍的概率。现在通用的做法是四舍六入五凑偶的法则处理：尾数小于 5 则舍，大于 5 则入，等于 5 则凑成双数，即 5 的前面若是单数，5 则入，使前面一位变成偶数，5 的前面若是偶数，5 则舍。如 1.535 取三位有效数字为 1.54；12.405 取四位有效数字为 12.40。注意 5 前面的 0 作为偶数处理。

(5) 为避免由于舍入过多带来的较大误差，运算中可多保留一位数字，但最后结果只能有一位可疑数字。在乘除运算时，有效数字第一位是 8 或 9，可看成多一位有效数字来处理。例如，82 可看成 82.00。

当测量结果的数值很大或很小，而有效数字的位数又不多时，应该用指数的形式表示，即科学计数法表示。科学计数法表示时，小数点前一般只有一位有效数字。

如测得一微小长度 $L=(0.0045\pm0.0003)\,\text{cm}$，应写成 $L=(4.5\pm0.3)\times10^{-3}\,\text{cm}$。这种表示既正确反映了有效数字的位数，又使得计算简单明了。

2. 有效数字的近似运算法则 除了前面提到的有效数字的确定方法外，还有一种近似的计算规则。它计算简便，常用于对实验结果有效数字位数的粗略评估。此种方法采用竖式运算。

(1) 加法与减法：我们通过以下两例来说明有效数字的加减法计算规则。例如：

$$\begin{array}{r} 4.2\underline{0} \\ +0.374\underline{5} \\ \hline 4.5\underline{7}\underline{4}\underline{5}\approx4.5\underline{7} \end{array} \qquad \begin{array}{r} 33.2\underline{6} \\ -\ 0.34\underline{3} \\ \hline 32.9\underline{1}\underline{7}\approx32.9\underline{2} \end{array}$$

由于各有效数字的最后一位是有误差的，我们在其下方画一横线表示。考虑到只有两个可靠数运算后的结果仍是可靠数外，其余可疑数与可靠数、可疑数与可疑数运算后的结果全是可疑数。最后只能保留一位可疑数字，其余的可疑数字进行舍入后，便得到计算结果的有效数字。

不难看出，加减法计算结果的有效数字最后一位的数量级和参加运算诸数中末位误差最大的数量级相一致。

⑵乘除法：我们仍通过两例来说明有效数字的乘除法计算规则。例如：

$$\begin{array}{r} 152.\underline{1} \\ \times\quad 2.\underline{3} \\ \hline \underline{4}\,\underline{5}\,\underline{6}\,\underline{3} \\ 3042\underline{\ } \\ \hline 3\underline{4}\underline{9}.\underline{8}\,\underline{3} \end{array} \approx 3.\underline{5}\times10^2 \qquad \begin{array}{r} 7\underline{7}.\underline{9}\approx 7\underline{8} \\ 1.1\overline{)\,85.7\underline{4}} \\ -7\underline{7} \\ \hline \underline{8}\,7 \\ \underline{7}\,\underline{7} \\ \hline \underline{1}\,\underline{0}\,\underline{4} \\ \underline{9}\,\underline{9} \\ \hline \underline{5} \end{array}$$

不难看出，乘除法计算结果的有效数字位数和参加运算诸数中的有效数字位数最少者的相一致。

⑶乘方与开方：乘方与开方计算结果的有效数字位数与底数的有效数字位数相同。例如，$\sqrt{14.\underline{6}}=3.8\underline{2}$，$(5.2\underline{5})^2=27.\underline{6}$。

⑷三角函数：三角函数的有效数字位数与角度的位数相同。例如，$\cos32.\underline{7}^\circ=0.84\underline{2}$。

⑸对数：对数的有效数字位数与真数的位数相同。例如，$\lg19.2\underline{8}=1.28\underline{5}$。

下面举例说明，如何根据有效数字运算法则进行误差计算。

例 1 用米尺分别对圆柱体的高和直径作三次测量，结果如下：

$$h_1=20.1\text{mm},\quad h_2=20.4\text{mm},\quad h_3=20.5\text{mm}$$
$$D_1=5.1\text{mm},\quad D_2=5.3\text{mm},\quad D_3=5.3\text{mm}$$

求圆柱体的高、直径和体积处理结果的平均值。平均绝对误差、相对误差及结果表示。

解 直接测量的平均值分别为

$$\bar{h}=\frac{1}{3}(20.1+20.4+20.5)\approx20.3\text{mm},\qquad \bar{D}=\frac{1}{3}(5.1+5.3+5.3)\approx5.2\text{mm}$$

直接测量的平均绝对误差分别为

$$\overline{\Delta h}=\frac{1}{3}\left(|20.1-20.3|+|20.4-20.3|+|20.5-20.3|\right)\approx0.2\text{mm}$$

$$\overline{\Delta D}=\frac{1}{3}\left(|5.1-5.2|+|5.3-5.2|+|5.3-5.2|\right)=0.1\text{mm}$$

直接测量相对误差为

$$\frac{\overline{\Delta h}}{\bar{h}}=\frac{0.2}{20.3}\approx1\%,\qquad \frac{\overline{\Delta D}}{\bar{D}}=\frac{0.1}{5.2}\approx2\%$$

直接测量的结果为

$$h=\bar{h}\pm\overline{\Delta h}=(20.3\pm0.2)\text{mm},\quad D=\bar{D}\pm\overline{\Delta D}=(5.2\pm0.1)\text{mm}$$

间接测量的平均值为

$$\bar{V}=\frac{1}{4}\pi\overline{D}^2\bar{h}=\frac{1}{4}\times3.14\times(5.2\text{mm})^2\times20.3\text{mm}=4.3\times10^2\text{mm}^3$$

相对误差为

$$\frac{\overline{\Delta V}}{\overline{V}}=2\frac{\overline{\Delta D}}{\overline{D}}+\frac{\overline{\Delta h}}{\overline{h}}=2\times2\%+1\%=5\%$$

平均绝对误差为

$$\overline{\Delta V}=\overline{V}\times\frac{\overline{\Delta V}}{\overline{V}}=4.3\times10^2\,\text{mm}^3\times5\%=0.2\times10^2\,\text{mm}^3$$

结果表示为

$$V=\overline{V}\pm\overline{\Delta V}=(4.3\pm0.2)\times10^2\,\text{mm}^3$$

(三)常用的实验数据处理方法

从实验中得到原始测量数据后，还必须经过一系列的处理和计算才能反映出事物的内在规律或得出最终的测量值，整个加工过程称为数据处理，它包括数据记录、整理、计算、分析和绘制图表等。我们可以根据不同的需要，采取不同的数据处理方法。下面介绍几种常用的数据处理方法。

1. 列表法 对一个物理量进行多次测量或研究几个量之间的关系时，往往借助于列表法将实验数据列成表格。其优点是大量数据表达清晰醒目、条理化，易于检查数据和发现问题，避免差错，同时有助于反映出物理量之间的对应关系。所以，设计一个简明醒目、合理美观的数据表格，是每一个学生都要掌握的基本技能。

列表没有统一的格式，但所设计的表格要能充分反映上述优点，应注意以下几点：①各栏目均应注明所记录的物理量的名称(符号)和所用的单位；②栏目的顺序应充分注意数据间的联系和计算顺序，力求简明、齐全、有条理；③表中的原始测量数据应正确反映有效数字，数据不应随便涂改，确实要修改数据时，应将原来数据画条杠以备随时查验；④对于函数关系的数据表格，应按自变量由小到大或由大到小的顺序排列，以便于判断和处理；⑤若为间接测量，还应简要列出计算公式；⑥标明有关的环境参数(实验时间、环境温度、气压等)，引用的常量和物理量等以便参考，提供必要的说明和参数，包括表格名称、主要测量仪器的规格(型号、量程、准确度级别或最大允许误差等)。

2. 图示法 许多情况下，实验所得数据是表示一物理量(应变量)随另一物理量(自变量)而改变的关系。这些对应关系的变化情况，通常用图示法将它们以曲线的形式描绘出来。

(1)作图法的优点

1)能够形象、直观、简便地显示出物理量的相互关系以及函数的极值、拐点、突变或周期性等特征。

2)读出没有进行观测的对应点(内插法)，或在一定条件下从图线的延伸部分读到测量范围以外的对应点(外推法)。

3)具有取平均的效果。因为每个数据都存在测量不确定度，所以曲线不可能通过每一个测量点。测量点是靠近和对称分布于曲线左右的，故曲线具有多次测量取平均的效果。

4)有助于发现测量中的个别错误数据。虽然曲线不可能通过所有的数据点，但不在曲线上的点都应是靠近曲线才合理。如果某一个点离曲线明显远了，说明这个数据错了，要分析产生错误的原因，必要时可重新测量或剔除该测量点的数据。

5)作图法不仅可以分析物理量之间的关系，求经验公式，还可以求物理量的值。但受图纸大小的限制，一般只有三四位有效数字，且连线具有较大的主观性。所以用作图法求值时，一般不再计算不确定度。

在报告实验结果时，一条正确的曲线往往胜过百个文字的描述，它能使实验中各物理量间的关系一目了然，所以只要有可能，实验结果就要用曲线表达出来。

(2)作图规则

1)列表：按列表规则，将作图的有关数据列成完整的表格，注意名称、符号及有效数字的规范使用。

2)选择坐标纸：作图必须用坐标纸，根据物理量的函数关系选择合适的坐标纸，最常用的是直角坐标纸，此外还有对数坐标纸、半对数坐标纸、极坐标纸等。本节以直角坐标为例介绍作图法，其他坐标可参考本节的原则进行。

坐标纸的大小要根据测量数据的有效位数和实验结果的要求来决定，原则是以不损失实验数据的有效数字和能包括全部实验点作为最低要求，即坐标纸的最小分格与实验数据的最后一位准确数字相当。在某些情况下，如数据的有效位太少使得图形太小，还要适当放大以便于观察，同时也有利于避免由于作图而引入附加的误差；若有效位数多，又不宜把该轴取得过长，则应适当牺牲有效数字位数，以求纵横比适度。

3)一般以横坐标表示自变量，纵坐标表示因变量，在坐标轴末端标明所示物理量的名称、单位、在图的下方标出图名。

4)曲线改直：由于直线最易描绘，且直线方程的两个参数(斜率和截距)也较易算得，所以对于两个变量之间的函数关系是非线性的情形，在用图解法时应尽可能通过变量代换将非线性的函数曲线转变为线性函数的直线。下面为几种常用的变换方法。

(a) $xy=c$（c 为常数）。令 $z=\dfrac{1}{x}$，则 $y=cz$，即 y 与 z 为线性关系。

(b) $x=c\sqrt{y}$（c 为常数）。令 $z=x^2$，则 $y=\dfrac{1}{c^2}z$，即 y 与 z 为线性关系。

(c) $y=ax^b$（a 和 b 为常数）。等式两边取对数得 $\lg y=\lg a+b\lg x$。于是，$\lg y$ 与 $\lg x$ 为线性关系，b 为斜率，$\lg a$ 为截距。

(d) $y=a\mathrm{e}^{bx}$（a 和 b 为常数）。等式两边取自然对数得 $\ln y=\ln a+bx$。于是，$\ln y$ 与 x 为线性关系，b 为斜率，$\ln a$ 为截距。

5)确定坐标比例与标度。合理选择坐标比例是作图法的关键所在。根据测量数据的范围选定坐标分度，应尽量使曲线占据图纸的大部或全部，为了调整曲线的大小和位置，应选取合适的坐标比例和标度。

坐标比例是指坐标轴上单位长度(通常为 1cm)所代表的物理量大小。坐标比例的选取应注意以下几点：

(a)原则上做到数据中的可靠数字在图上应是可靠的，即坐标轴上的最小分度(1cm)对应于实验数据的最后一位准确数字。坐标比例选得过大会损害数据的准确度。

(b)坐标比例的选取应以便于读数为原则，常用的比例为“1∶1”“1∶2”“1∶5”(包括“1∶0.1”“1∶10”…)，即每厘米代表“1、2、5”倍率单位的物理量。切勿采用复杂的比例关系，如“1∶3”“1∶7”“1∶9”等，这样不但不易绘图，而且读数困难。

坐标比例确定后，应对坐标轴进行标度，即在坐标轴上均匀地(一般每隔 2cm)标出所代表物理量的整齐数值，标记所用的有效数字位数应与实验数据的有效数字位数相同。标度不一定从零开始，一般用小于实验数据最小值的某一数作为坐标轴的起始点，用大于实验数据最大值的某一数作为终点，这样图纸可以被充分利用。

6) 将实验数据用符号“+”在坐标上标出其位置。如果在同一图纸上作几条曲线，则每条曲线须用不同符号标出(如×、⊙等)，以免混淆。

7) 曲线的描绘，各实验点标出后，用直尺或曲线尺将这些点连接起来绘出曲线，由于实验过程中不可避免地会产生误差，因此不可能将每一个点都包括在曲线上，而是有一定的偏离。要经过细心处理，使绘出的直线或曲线是平滑的而不是弯折的，同时使偏离曲线两侧的点数差不多相等，以至于曲线上每个点更接近于所要求的平均值。

8) 注解与说明。在图纸上要写明图线的名称、坐标比例及必要的说明(主要指实验条件)，并在恰当地方注明作者姓名、日期等。

9) 直线图解法求待定常数。直线图解法首先是求出斜率和截距，进而得出完整的线性方程。其步骤如下：

(a) 选点。在直线上紧靠实验数据两个端点内侧取两点 $A(x_1, y_1)$ 、$B(x_2, y_2)$ ，并用不同于实验数据的符号标明，在符号旁边注明其坐标值(注意有效数字)。若选取的两点距离较近，计算斜率时会减少有效数字的位数。这两点既不能在实验数据范围以外取，因为它已无实验根据，也不能直接使用原始测量数据点计算斜率。

(b) 求斜率。设直线方程为 $y = a + bx$ ，则斜率为

$$b = \frac{\Delta y}{\Delta x} = \frac{y_2 - y_1}{x_2 - x_1} \tag{1}$$

(c) 求截距。截距的计算公式为

$$a = y_1 - bx_1 \tag{2}$$

例 2 金属电阻与温度的关系可近似表示为 $R = R_0(1 + \alpha t)$ ，R_0 为 $t = 0℃$ 时的电阻，α 为电阻的温度系数。实验数据见表 2，试用图解法建立电阻与温度关系的经验公式。

表 2 实验数据 1

i	1	2	3	4	5	6	7
t/℃	10. 5	26. 0	38. 3	51. 0	62. 8	75. 5	85. 7
R/W	10. 423	10. 892	11. 201	11. 586	12. 025	12. 344	12. 679

解 温度 t 起点 10. 0℃，电阻 R 起点 10. 400W。坐标轴刻度的比例选取和所绘图线如图 2 所示。因电阻和温度的关系式是 $R = R_0(1 + \alpha t) = R_0 + R_0\alpha t$ ，计算如下：

在图线上取两点 A(13. 0，10. 500)和 B(83. 5，12. 600)，斜率计算如下：

$$b = R_0\alpha = \frac{y_2 - y_1}{x_2 - x_1} = \frac{12.600 - 10.500}{83.5 - 13.0} = \frac{2.100}{70.5} = 0.0298(\Omega/℃)$$

将斜率和 A 点坐标代入关系式得函数的截距如下：

$$R_0 = R_1 - bt_1 = 10.500 - 0.0298 \times 13.0 = 10.500 - 0.387 = 10.113(\Omega)$$

所以得电阻的温度系数 α 为

$$\alpha = \frac{b}{R_0} = \frac{0.0298}{10.113} = 2.95 \times 10^{-3} / ℃$$

因此，铜丝电阻与温度的关系为

$$R = 10.113(1 + 2.95 \times 10^{-3} t)\Omega$$

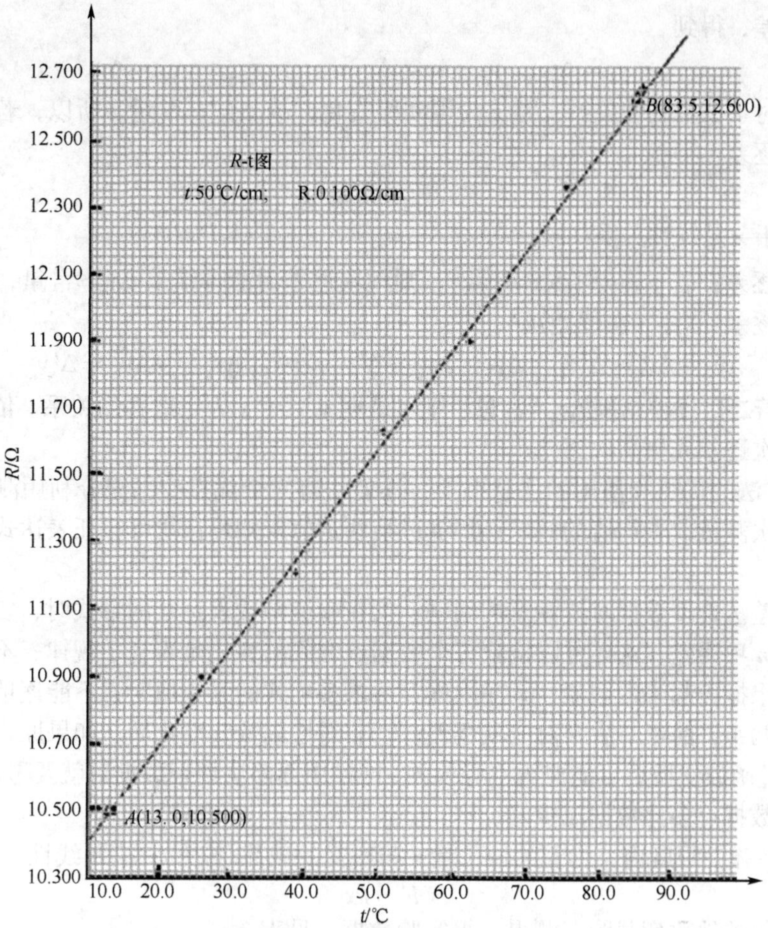

图 2　铜丝电阻与温度关系曲线

3. 累加法　当自变量与因变量均从零开始线性增加时，欲测其线性比例系数，可采用累加法处理数据。设 y、x 满足线性关系 $y = kx$，求比例系数 k。共测出 n 组 x、y 的对应值，$x_1, x_2, \cdots, x_n$ 和 $y_1, y_2, \cdots, y_n$，因此有

$$\left.\begin{array}{l} y_1 = kx_1 \\ y_2 = kx_2 \\ \cdots\cdots \\ y_n = kx_n \end{array}\right\} \Rightarrow k = \frac{y_1 + y_2 + \cdots + y_n}{x_1 + x_2 + \cdots + x_n}$$

这种方法的好处是充分使用 x 和 y 的测量值，从而减小了相对误差。

4. 逐差法　当两物理量呈线性关系时，常用逐差法来计算因变量变化的平均值；当函数关系为多项式形式时，也可用逐差法来求多项式的系数。逐差法也称为环差法。

(1)逐项逐差：逐项逐差就是把因变量 y 的测量数据逐项相减，用来检查 y 对于 x 是否呈线性关系，否则用多次逐差来检查多项式的幂次。

1)一次逐差：若 $y = b_0 + b_1 x$，测得一系列对应的数据

$$x_1,\ x_2, \cdots,\ x_k, \cdots,\ x_n$$
$$y_1,\ y_2, \cdots,\ y_k, \cdots,\ y_n$$

逐项逐差，得到

$$y_2 - y_1 = \Delta y_1\text{，}\ y_3 - y_1 = \Delta y_2\text{，}\ \cdots\text{，}\ y_{k+1} - y_k = \Delta y_k$$

因为 y 对于 x 呈线性关系，且 x 为等间距变化，故 $\Delta y_k =$ 常量。所以，若对实验测量值进行逐项逐差，得到

$$\Delta y_k \approx \text{常量}$$

则证明 y 对于 x 呈线性关系。

2）二次逐差：若 $y = b_0 + b_1 x + b_2 x^2$，则逐项逐差后所得结果 $\Delta y_k \neq$ 常量，遂将 Δy_k 再作一次逐项逐差（称为二次逐差）

$$\Delta y_2 - \Delta y_1 = \Delta' y_1\text{，}\ \Delta y_3 - \Delta y_1 = \Delta' y_2\text{，}\ \cdots\text{，}\ \Delta y_{k+1} - \Delta y_k = \Delta' y_k$$

同理，若二次逐差结果 $\Delta y_k \approx$ 常量，则可证明 y 对于 x 为二次幂的关系。依此类推，还可以进行三次逐差或更高次逐差。

（2）逐差法的优点和使用的注意事项：逐差法有三个优点：①充分利用测量数据，更好地发挥多次测量取平均值的效果；②绕过某些定值未知量；③可验证表达式或求多项式的系数。

使用逐差法处理数据时要注意的问题：①在验证函数表达式的形式时，要用逐项逐差而不要用隔 n 项逐差。这样可以检验每个数据点之间的变化是否合乎规律，不致发生规律性被平均效果掩盖起来的假象；②在用逐差法求多项式的系数值时，不能逐项逐差而必须把数据分成两半，前半与后半对应项逐差；③非线性函数线性化后，如果原来各个数据是等权的，经过函数变换后可能成为不等权的，这样用逐差法处理数据时就要考虑这个问题，而且不一定数据点多比数据点少好。

例 3 在弹性限度内，弹簧的伸长量 x 与所受的载荷（拉力）F 满足线性关系

$$F = kx$$

实验时等差地改变载距，测得一组实验数据，见表 3。

表 3 实验数据 2

砝码质量/kg	1.000	2.000	3.000	4.000	5.000	6.000	7.000	8.000
弹簧伸长位置/cm	x_1	x_2	x_3	x_4	x_5	x_6	x_7	x_8

求每增加 1kg 砝码弹簧的平均伸长量 Δx。

若不加思考进行逐项相减，很自然会采用下列公式计算：

$$\Delta x = \frac{1}{7}[(x_2 - x_1) + (x_3 - x_2) + \cdots + (x_8 - x_7)] = \frac{1}{7}(x_8 - x_1)$$

结果发现除 x_1 和 x_8 外，其他中间测量值都未用上，它与一次增加 7 个砝码的单次测量等价。若用多项间隔逐差，即将上述数据分成前后两组，前一组 (x_1, x_2, x_3, x_4)，后一组 (x_5, x_6, x_7, x_8)，然后对应项相减求平均，即

$$\Delta x = \frac{1}{4 \times 4}[(x_5 - x_1) + (x_6 - x_2) + (x_7 - x_3) + (x_8 - x_4)]$$

这样全部测量数据都用上，保持了多次测量的优点，减少了随机误差，计算结果比前面的要准确些。逐差法计算简便，特别是在检查具有线性关系的数据时，可随时“逐差验证”，及时发现数据规律或错误数据。

四、实验方法论

历史上，自然科学家都十分重视实验方法的研究。许多物理研究工作者在取得科研成果的同时，也创造出了引人瞩目的方法论，这是人类宝贵的精神财富。爱因斯坦指出：在衡量人才的贡献时，主要看他们在自己的一生中"想的是什么和他怎样想的"。也就是说，既要关注人才向社会提供的物质成果，更要注意从他们那里吸取科学的思想方法以及思维的艺术。物理学发展的历史已经充分证明，每一次物理学上的重大发现，往往伴随着实验思想的重大突破。物理实验大师的那些深刻的设计思想、精巧的实验方法，是人类认识未知世界的锐利武器和宝贵财富。

(一)物理实验方法的特点

每一个物理实验都具有自身的一套方法用来测量相关的物理量，物理实验方法是人们根据一定的目的和计划，利用物理仪器和设备，人为地控制或模拟物理现象，排除各种偶然、次要因素的干扰，突出主要因素，在有利条件下重复地研究物理现象及其规律。

1. 物理实验方法的简化和纯化　自然界的事物和现象是复杂的，不仅自身表现出各种各样的相互交织现象，而且还同周围环境相互作用、相互影响。单凭经验观察无法弄清其中起主导作用的因素。实验设计时应根据实际研究的需要，借助精密的仪器，严格控制实验条件，排除各种偶然的、次要的、外界的干扰因素，把自然过程加以简化和纯化，以求达到实验目的。

2. 物理实验方法可以强化研究条件　在常态下自然界的一些事物和现象不易暴露其特性和规律，只有当它处于某种极限条件下才能显示出其特殊的规律性。在物理实验中人们可以利用各种实验方法，创造出在自然状态下所没有的，或者自然界无法控制而在生产过程中又难以实现的某些特殊的极限条件，如超高温、超低温、超高压、超高真空、超强磁场等。这样就能使物质变化过程向着指定方向强化，从而可发现许多有重大意义的新现象和新事实。

3. 实验方法可以模拟、加速或延缓物理过程　运用物理实验方法，可主动地控制研究对象及其发展变化过程，它可以对不可接近的自然现象进行间接研究，使其变化过程加速进行或延缓放慢，从而扩大研究对象的时空范围，给研究者带来方便。

4. 物理实验方法可以再现和重复物理过程　再现与重复是对实验方法的基本要求。无论采用什么样的实验方法，实验都必须能够再现。在相同的实验条件下，重复做此项实验，应该得出相同的实验结果。所以任何一项实验报告，除了列出实验数据、实验结果外，还必须写出实验的时间、条件，以便重复进行实验。这样才保证了物理学理论具有描述、解释和预测自然的能力，才能显示出科学的意义。下面就几种常用的实验方法作简要的介绍。

(二)物理实验的基本实验方法

1. 比较法　比较法是最基本、最重要的测量方法之一。所谓比较法是将待测量与同类物理量的标准量具或标准仪器直接或间接地进行比较，测出其量值。天平是测量质量的仪器，测量过程实际上是把未知的质量与标准质量进行比较的过程。电学中用惠斯通电桥测电阻的实验也是把未知电阻与标准电阻进行比较。虽然天平是力学仪器，电桥是电学仪器，而且两者的原理也不相同，但天平和电桥在物理实验过程中取得数值的构思方法却是相同的。

2. 转换测量法 转换测量法主要是寻求物理量之间的相互关系，一般可分为参量转换测量法和能量转换测量法。

(1) 参量换测法：利用物理量之间的某种变换关系，以达到测量某一物理量的方法称为参量换测法。这种方法可以把不可测的量转换成可测的量，把测不准的量转换成可测准的量，用测量物理量的改变量代替测量的物理量，把单个测量点的计算方法改变为多个测量点的作图法。例如，力学实验中测量钢丝的杨氏模量 E，是以应变与应力成线性变化的规律，将 E 的测量转换成对应力 F/S 和应变 $\Delta L/L$ 的测量，再用公式 $E=\dfrac{F/S}{\Delta L/L}$ 计算后得到。

(2) 能量转测法：是利用物理学中的能量守恒定律以及能量形式上的相互转换规律进行转换测量的方法。实现能量转换的器件称为传感器。例如，用热电偶测量温度，是利用材料的温差电动势原理，将温度测量转换成对热电偶的温差电动势的测量，它属于热电换测法。此外，实验中还常用到压电换测法（压力和电势间的变换，如话筒和扬声器）、光电换测法（光信号转换为电信号，如光电管、光电池、光敏二极管等器件）及磁电换测法（磁学量与电学量的转换，如霍尔元件）等。

3. 放大法

(1) 积累放大法：在物理实验中我们常常会遇到这样一些问题，即受测量仪器的精度的限制，或存在很大的噪声或受人的反应时间限制，单次测量的误差很大或者无法测量出待测量的有用信息，采用积累放大法来进行测量，就可以减少测量误差、降低噪声和获得有用的信息。例如，力学实验中单摆测重力加速度实验中的周期测量。

(2) 机械放大法：机械放大是最直观的一种放大方法，例如，利用游标可以提高测量的精细程度，原来分度值为 y 的主尺，加上一个 n 等分的游标后，组成的游标尺的分度值 $\Delta y = y/n$，即对 y 细分了 n 倍，这对直游标和角游标都是适用的。螺旋测微原理也是一种机械放大，通过螺纹将纵向的微小变化放大成圆周方向上的较大变化。

(3) 电信号的放大和信噪比的提高：电信号的放大可以是电压放大、电流放大、功率放大，电信号可以是交流的也可以是直流的。随着微电子技术和电子器件的发展，各种电信号的放大都很容易实现，因而也是用得最广泛的。

(4) 光学放大法：光学放大的仪器有放大镜、显微镜、望远镜和光杠杆等。这类仪器只是在观察中放大视角，并不是实际尺寸的变化，所以并不增加误差。因而许多精密仪器都是在最后的读数装置上加一个视角放大装置以提高测量精度。微小变化量的放大原理常用于检流计、光杠杆等装置中。

4. 模拟法 在物理实验中，若两个物理实验的现象和过程具有相似性质，服从同一自然规律，满足同一边值条件，就可以利用其相似性研究其中一个现象以代替另一个现象的研究，得到的结果是相同的，这种方法称为模拟法。

一般来说，总是用对一个容易测量的量进行研究来代替对不容易测量量的研究。模拟法是指不直接研究自然现象或过程的本身，而是使用与这些现象或自然过程相似的模型来进行研究的一种方法，模拟可分为物理模拟和数学模拟，随着计算机的发展又有了计算机模拟实验的方法。物理模拟是保持同一物理本质的模拟（如用直流电场模拟静电场）；数学模拟是指把两个不同本质的物理现象或过程，用同一个数学模型来模拟；计算机模拟实验系统通过解剖教学过程，使用键盘和鼠标控制仿真仪器画面动作来模拟真实实验仪器，完成各种模块中相应的内容。在软件设计上把完成各种模块中的内容看做是问题空间到目标空间的一系列变化，从该变化中找到一条达到目标的求解途径，从而完成仿真实验过程。此方法利用计算机来丰富实验教学的思想、方法和手段，改革传统实验教学模式，使实验教学与高新科学技术协调地发展，提高实验教学水平。具体的方法见书中相关的实验。

5. 补偿法　补偿法是使用被测量的作用在测量过程中抵消，使表示标准量与被测量的作用之差的量值在仪表上的示数为零，它是大学物理实验中应用较广的方法。比较常见的补偿法有电压补偿法、长度补偿法、光程补偿法、温度补偿法等。例如，在用伏安法测电阻的实验中，为减小系统误差，通常采用电压补偿法。

在具体的实验中，往往是把各种方法综合起来应用。因此，应该把物理实验的思想方法贯穿于教学的始终和教学的各个环节。实验者只有对各种实验的思想方法有深刻的了解，才能在未来的实际工作中得心应手地综合应用。

五、设计性实验的设计方法

所谓设计性物理实验，就是让学生应用所学的知识，根据指导教师提供的实验题目，自主查阅参考资料，根据已有的实验条件，自主设计实验方案，自选或组装实验设备，自拟实验操作步骤，在规定的时间内完成的实验。学生做完实验后，以小论文的形式写出完整的实验报告，对实验结果进行系统的分析和总结，从而让学生经历一次科学实验过程的基本训练。物理实验都由实验目的、实验原理、实验方法、实验仪器等要素构成，针对每一要素，都可进行设计。

(一)设计性物理实验的设计内容

1. 对实验目的的设计　实验目的是一个实验中最重要的要素，它决定了实验的方向，对其他要素有重大影响。一个物理过程往往是很复杂的，具有很多侧面，对于物理过程的"次要"侧面的研究往往也能得到重要的结论。例如，在赫兹验证电磁波的存在的实验中，赫兹本来的实验目的是验证电磁波的存在，在得到肯定的结论的同时，他发现了实验目的之外的新的物理现象——光电效应。对于传统物理实验讲义中的"经典"实验，也可以对实验目的进行设计，比如定性观察实验可以改为定量研究实验、改变测量实验的被测量等。

2. 对实验原理的设计　实验原理是实验中蕴涵的物理规律，是一个实验的"软件"部分。对实验原理的改进可以在降低实验成本的情况下更有效率地达到实验目的。例如，对于真空中光速的测量可以用最早的天文学方法，也可以用现代的激光测量法。对于实验原理的设计，一般来说自由度比较大，实验室需要具备相应的实验仪器。

3. 对实验方法的设计　针对相同的实验原理可以选择不同的实验方法。例如，对于同样是基于欧姆定律的伏安法测电阻，就有内接法和外接法。实验方法决定了实验的"框架"和"工艺"。实验方法的设计是实验研究中最能培养人的想象力与创造性思维能力的领域之一。实验方法的选择往往是决定实验能否成功的关键。物理实验思想的形成和实验方法的设计是大学物理实验教学的核心。因此，依据同一原理而采用不同的实验方法来进行物理实验设计能极大地提高学生发散思维的能力，培养其丰富的想象能力及创造能力。

4. 对实验仪器的设计 实验原理的贯彻和实验目的的实现都是通过实验仪器装置来得以完成的。仪器装置是物理实验“硬件”部分。对实验仪器装置的改进与创新一直是设计性物理实验的重要内容，可以说有些物理实验的设计过程就是探寻和组装恰当可行的仪器装置的过程。

(二) 设计性物理实验的指导原则

设计性物理实验的主体是学生，要充分激发学生的积极性，引导他们去探索，综合利用已掌握的一切知识和技能，勇于创新。在教学过程中教师的作用主要是引导和服务，对学生的设计进行评价和把关。具体指导原则如下：

1. 对学生的设计的科学性、可行性进行判断 科学性是指实验设计在科学原理和科学方法上是否有错误。可行性是指由实验原理和实验方法所决定的实验仪器、实验环境能否得到满足，实验难度是否得当。对于错误的或不佳的设计要向学生指出原因，并鼓励学生改进原来的设计。

2. 实验场地、仪器、时间、资料的开放 教学场地及设备的开放是保证设计性物理实验良好并顺畅进行的重要条件。实验室应提供必要的实验资源，包括资料、场地、仪器、辅导教师和灵活的时间，否则设计的自由度就会受到限制。

3. 尊重学生的设计 由于自身知识和经验等多方面的限制，学生的设计往往与教师所认为的“完美”设计相差甚远，这是设计性实验过程中常发生的现象。这时教师应平等地和学生交流，指出学生设计的缺点，并指明正确的设计方向。

习 题

1. 经 5 次测得塑料小球质量(单位：g)分别为：2. 1074，2. 1079，2. 1075，2. 1076，2. 1074，求标准差、平均绝对误差、相对误差，并写出结果表达式。

2. 5 次测得塑料小球直径(单位：cm)分别为：1. 206，1. 204，1. 205，1. 206，1. 205，求小球体积的平均值、相对误差和平均绝对误差。

3. 求上述小球的密度平均值、相对误差和平均绝对误差，写出小球密度的结果并正确表达。

4. 改正下列各式结果的有效数字：

①34. 740+10. 28−1. 0036=44. 0164m；　②12. 34+1. 234+0. 01234=13. 58634g；

③0. 1234×0. 0234=0. 288756cm^2；　④0. 1234÷0. 0234=5. 2735cm。

5. 气体作等温变化，测得气体体积为：20.0cm^3，30.0cm^3，40.0cm^3，50.0cm^3，60.0cm^3，70.0cm^3，80.0cm^3 时，相应的压强为 1.01×10^4Pa，6.77×10^3Pa，5.08×10^3Pa，4.04×10^3Pa，3.40×10^3Pa，2.88×10^3Pa，2.53×10^3Pa，试用以上数据列成表格并作图。

6. 用单摆实验测重力加速度 g，摆长 $l = l_1 - d/2$，l_1 是单摆悬点至摆球底的长度，d 是摆球直径，单摆摆动 50 个周期的时间是 T_{50}，单摆周期为 T_1，测得不同摆长下的周期数据如下：$d = 2.600$cm

l/cm	48. 70	58. 70	68. 70	78. 70	88. 70	98. 70
T_{50} /s	70. 90	77. 81	84. 02	89. 74	95. 13	100. 44

试用以下几种作图方法求重力加速度 g，并对结果作比较并加以讨论。

①作 T_1^2-l 图，用直角坐标纸；　　②作 $T_1^2-l_1$ 图，用直角坐标纸；

③作 $T_{50}^2-l_1$ 图，用直角坐标纸；　④作 T_{50}^2-l 图，用直角坐标纸；

⑤作 T_1-l 图，用直角坐标纸。

（鲍　艳）

第一篇　力学和热学实验

实验 1.1　长 度 测 量

【医学应用】

游标卡尺，螺旋测微器广泛应用于牙科，骨科等临床测量。

【实验目的】

(1)掌握游标卡尺，螺旋测微器及读数显微镜的原理及正确的使用方法。

(2)掌握有效数字、算术平均误差和相对误差的计算方法(包括多次等精度测量误差的估算、有效数字的基本运算与实验结果的正确表示)，学习多次直接测量和间接测量的误差估算方法。

【实验器材】

游标卡尺，螺旋测微器，读数显微镜，金属圆球，金属圆柱等。

【实验原理】

1. 游标卡尺

(1)原理：游标刻度尺上一共有 m 分格，而 m 分格的总长度和主刻度尺上的 $(m-1)$ 分格的总长度相等。设主刻度尺上每个等分格的长度为 y，游标刻度尺上每个等分格的长度为 x，则有

$$m_{\mathrm{x}} = (m-1)y \tag{1.1-1}$$

主刻度尺与游标刻度尺每个分格之差 $y-x=y/m$ 为游标卡尺的最小读数值，即最小刻度的分度数值。主刻度尺的最小分度是毫米，若 $m=10$，即游标刻度尺上 10 个等分格的总长度和主刻度尺上的 9mm 相等，每个游标分度是 0.9mm，主刻度尺与游标刻度尺每个分度之差 $\Delta x=1-0.9=0.1$(mm)，称为 10 分度游标卡尺；如 $m=20$，则游标卡尺的最小分度为 1/20mm=0.05mm，称为 20 分度游标卡尺；还有常用的 50 分度的游标卡尺，其分度数值为 1/50mm=0.02mm。

(2)读数：游标卡尺的读数表示的是主刻度尺的 0 线与游标刻度尺的 0 线之间的距离(图 1.1-1)。读数可分为两部分：首先，从游标刻度上 0 线的位置读出整数部分(毫米位)；其次，根据游标刻度尺上与主刻度尺对齐的刻度线读出不足毫米分格的小数部分，二者相加就是测量值。以 10 分度的游标卡尺为例，如图 1.1-2 所示读数。毫米以上的整数部分直接从主刻度尺上读出为 21mm。读毫米以下的小数部分时应细心寻找游标刻度尺上哪一根刻度线与主刻度尺上的刻度线对得最整齐，对得最整齐的那根刻度线表示的数值就是我们要找的小数部分。若图中是第 6 根刻度线和主刻度尺上的刻度线对得最整齐，应该读作 0.6mm。所测工件的读数值为 21＋0.6=21.6(mm)。如果是第 4 根刻度线和主刻度尺上的刻度线对得最整齐，那么读数就是 21.4mm。20 分度的游标卡尺和 50 分度的游标卡尺的读数方法与 10 分度游标卡尺相同，读数也是由两部分组成。

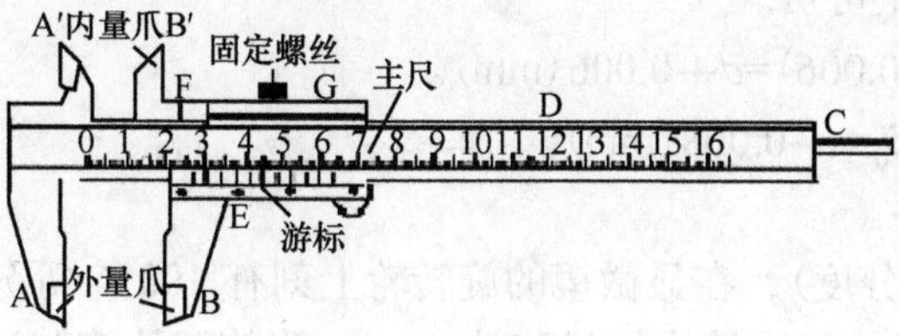

图 1.1-1　游标卡尺

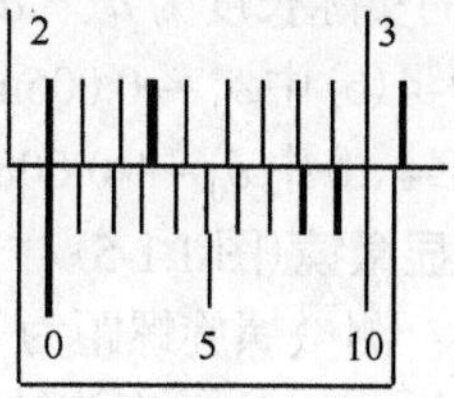

图 1.1-2　游标卡尺的读书

(3) 注意事项

1) 游标卡尺使用前，应该先将游标卡尺的卡口合拢，检查游标尺的 0 线和主刻度尺的 0 线是否对齐。若对不齐说明卡口有零误差，应记下零点读数，用以修正测量值。

2) 推动游标刻度尺时，不要用力过猛，卡住被测物体时松紧应适当，更不能卡住物体后再移动物体，以防卡口受损。

3) 用完后两卡口要留有间隙，然后将游标卡尺放入包装盒内，不能随便放在桌上，更不能放在潮湿的地方。

2. 螺旋测微器

(1) 原理：螺旋测微器内部螺旋的螺距为 0.5mm，因此副刻度尺（微分筒）每旋转一周，螺旋测微器内部的测微螺丝杆和副刻度尺同时前进或后退 0.5mm，而螺旋测微器内部的测微螺丝杆套筒每旋转一格，测微螺丝杆沿着轴线方向前进 0.01mm，0.01mm 即为螺旋测微器的最小分度数值（图 1.1-3）。在读数时可估计到最小分度的 1/10，即 0.001mm，故螺旋测微器又称为千分尺。

(2) 读数：读数可分两步：首先，观察固定标尺读数准线（即微分筒前沿）所在的位置，可以从固定标尺上读出整数部分，每格 0.5mm，即可读到半毫米；其次，以固定标尺的刻度线为读数准线，读出 0.5mm 以下的数值，估计读数到最小分度的 1/10，然后两者相加。

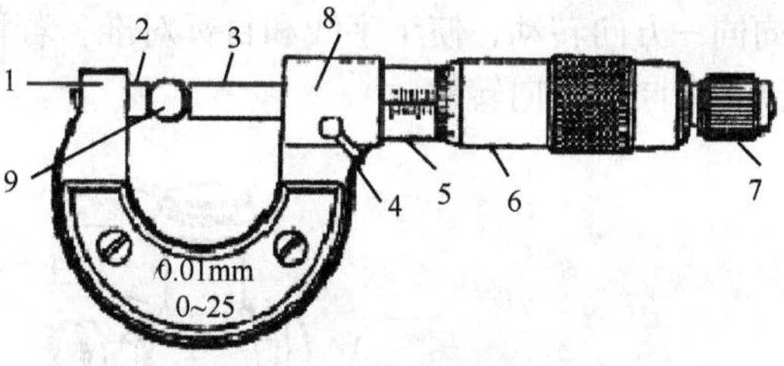

图 1.1-3　螺旋测微器

1. 尺架；2. 侧钻；3. 测微螺旋；4. 锁紧装置；5. 固定套筒；6. 微分筒；7. 棘轮；8. 螺母套筒；9. 被测物

如图 1.1-4(a) 所示，整数部分是 5.5mm（因固定标尺的读数准线已超过了 1/2 刻度线，所以是 5.5mm，副刻度尺上的圆周刻度是 20 的刻线正好与读数准线对齐，即 0.200mm。所以，其读数值为 $5.5+0.200=5.700$ (mm)。如图 1.1-4(c) 所示，整数部分（主尺部分）是 5mm，而圆周刻度是 20.9，即 0.209mm，其读数值为 $5+0.209=5.209$ (mm)。

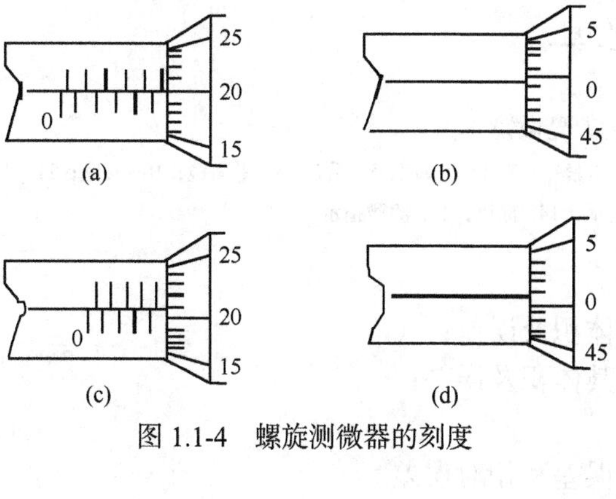

图 1.1-4　螺旋测微器的刻度

使用螺旋测微器时要注意零点误差，即当两个测量界面密合时，看一下副刻度尺 0 线和主刻度尺 0 线所对应的位置。经过使用后的螺旋测微器 0 点一般对不齐，而是显示某一读数，使用时要分清是正误差还是负误差。如图 1.1-4(b) 和 (d) 所示，如果零点误差用 δ_0 表示，测量待测物的读数是 d。此时，待测量物体的实际长度为 $d' = d - \delta_0$，δ_0 可正可负。

在图 1.1-4(b) 中 $\delta_0 = -0.006\text{mm}$，$d' = d - (-0.006) = d + 0.006(\text{mm})$。

在图 1.1-4(d) 中 $\delta_0 = +0.008\text{mm}$，$d' = d - \delta_0 = d - 0.008(\text{mm})$。

3. 读数显微镜(图 1.1-5)

(1)原理：测微螺旋螺距为 1mm(即标尺分度)，在显微镜的旋转轮上刻有 100 个等分格时，每格为 0.01mm，当旋转轮转动一周时，显微镜沿标尺移动 1mm，当旋转轮旋转过一个等分格时，显微镜就沿标尺移动 0.01mm。0.01mm 即为读数显微镜的最小分度。

(2)测量与读数

1)调节目镜进行视场调整，使显微镜十字线最清晰即可；转动调焦手轮，从目镜中观测使被测工件成像清晰；可调整被测工件，使其被测工件的一个横截面和显微镜移动方向平行。

2)转动旋转轮可以调节十字竖线对准被测工件的起点，在标尺上读取毫米的整数部分，在旋转轮上读取毫米以下的小数部分。两次读数之和是此点的读数 A。

3)沿着同方向转动旋转轮，使十字竖线恰好停止于被测工件的终点，记下此值所测量工件的长度，即 $L = |A' - A|$。

(3)使用注意事项

1)在松开每个锁紧螺丝时，必须用手托住相应部分，以免其坠落和受冲击。

2)注意防止回程误差，由于螺丝和螺母不可能完全密合，螺旋转动方向改变时它的接触状态也改变，两次读数将不同，由此产生的误差叫回程误差。为防止此误差，测量时应向同一方向转动，使十字线和目标对准，若移动十字线超过了目标，就要多退回一些，重新再向同一方向转动。

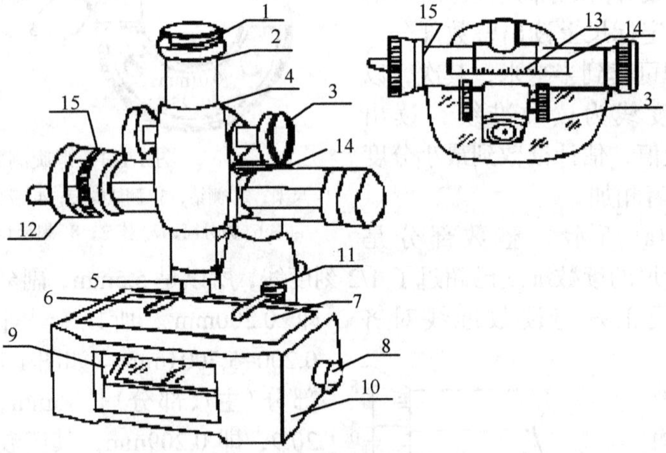

图 1.1-5 读数显微镜

1. 目镜；2. 锁紧圈；3. 调焦手轮；4. 镜筒支架；5. 物镜； 6. 压紧片；7. 台面玻璃；8. 手轮；9. 平面镜；10. 底座；11. 支架；12. 测微手轮；13. 标尺指示；14. 标尺；15. 测微指示

【实验内容】

(1)用游标卡尺测量铁圆管，计算圆管的体积及误差；

(2)用螺旋测微器测小钢球的直径，计算其体积及误差；

(3)用读数显微镜测量钢丝的直径；

(4)对多次测量进行误差的运算，求绝对误差和相对误差。

【数据处理】

1. 金属圆柱　见表 1.1-1。

表 1.1-1　测量圆柱体底面直径和柱体高度的记录表

游标卡尺的零点读数：______　单位：mm

项目 \ n	1	2	3	4	5	6	平均值
D							
$D-\bar{D}$							
H							
$H-\bar{H}$							

圆柱的体积：$\bar{V}=\pi\left(\dfrac{D}{2}\right)^2\cdot H=\dfrac{\pi}{4}\bar{H}\cdot\bar{D}^2=$______________

$\Delta\bar{V}=$______________，$E=$______________

$V=\bar{V}\pm\Delta\bar{V}=$______________

2. 金属圆球　见表 1.1-2

表 1.1-2　测量金属球直径的数据记录表

螺旋测微器零点读数：______　单位：mm

d \ n	1	2	3	4	5	6	平均值
d							
$d_i-\bar{d}$							

圆球的体积：$\bar{V}=\dfrac{4}{3}\pi\left(\dfrac{\bar{d}}{2}\right)^3=\dfrac{\pi}{6}\bar{d}^3=$______________

$\Delta\bar{V}=$______________，$E=$______________

$V=\bar{V}\pm\Delta\bar{V}=$______________

3. 测量钢丝直径　计算不确定度，并将结果用标准式表示出来。

【思考】

(1)用游标卡尺、螺旋测微器测长度时，怎样读出毫米以下的数值?

(2)何谓仪器分度值?米尺、20 分度游标卡尺和螺旋测微器的分度值各为多少?如果用它们测量约 7cm 的长度，问各能读得几位有效数字?

(3)使用螺旋测微器时应注意些什么?

(4)有一角游标，主尺 29 度(29 分格)对应于游标 30 个分格，问这个角游标的分度值是多少?有效数字最后 1 位应读到哪一位?

(5)已知一游标卡尺的游标刻度有 50 个，用它测得某物体的长度为 5. 428 cm，在主尺上的读数是多少?通过游标的读数是多少?游标上的哪一刻线与主尺上的某一刻线对齐?

(6)小制作：①用硬纸片制作一个准确度为 1/10 (mm)的游标尺；②利用硬纸板给半圆仪加一个准确度为 6′的角游标。

(史贵连)

实验 1.2　用拉脱法测液体的表面张力系数

【医学应用】

液体表面张力系数是反映液体性质的一个重要物理量。利用它能够说明液体所特有的许多现象，如泡沫的形成、湿润和毛细现象等。棉花和棉布吸水都是依靠毛细现象。在临床上常用的药棉是一种处理过的脱脂棉，用它来擦拭创面，才能吸附创面所分泌的液体。外科用的手术缝合线必须经过蜡处理，因为蜡液对缝合线是润湿液体，蜡处理的结果是可以堵塞缝合线上的毛细管。因为手术缝合后总有一部分缝合线露在体表外面，若缝合线的毛细管不堵塞则将形成体内外的通道，造成细菌感染。

【实验目的】

(1) 掌握用拉脱法测量液体表面张力系数的原理和方法。

(2) 学习用焦利秤测量微小的力。

(3) 学习用逐差法处理实验数据。

【实验器材】

1. 实验器材　焦利秤、金属框、砝码、玻璃皿、游标卡尺、玻璃皿、酒精灯、镊子、烧杯、温度计、蒸馏水(或酒精)、苛性钠溶液等。

2. 仪器介绍　如图 1.2-1 所示，焦利秤实际上是一个精细的弹簧秤，是测量微小力的仪器。转动旋钮 8 可以使具有毫米刻度的金属管 1 在套管中上下移动，在套管 1 上附有游标 2，以便读数。在金属管上端横梁下挂一精密的塔形弹簧 3，在塔形弹簧下端挂着一个带有水平刻线的指标镜 4，它可以在刻有横线的玻璃管 5 中上下移动。在指标镜下端挂有砝码盘和“⊓”形金属丝。实验时，烧杯放在小平台 6 上，平台高度的微调通过螺旋 7 来完成。整台仪器的垂直可通过调节底座螺丝 9 来完成。

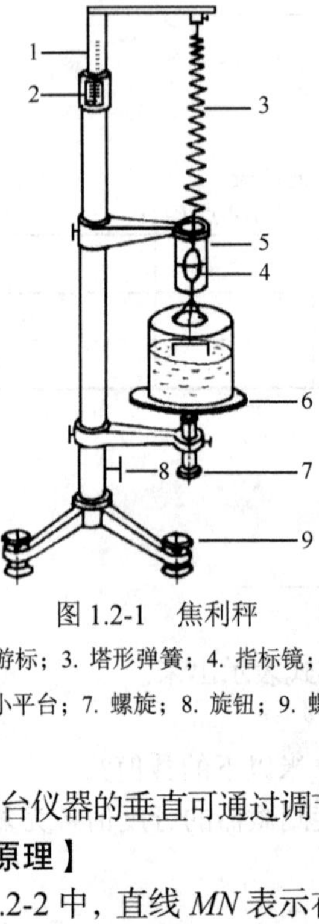

图 1.2-1　焦利秤

1. 套管；2. 游标；3. 塔形弹簧；4. 指标镜；5. 玻璃管；6. 小平台；7. 螺旋；8. 旋钮；9. 螺丝

【实验原理】

在图 1.2-2 中，直线 MN 表示在液面上所设想的一条分界线，把液面分成两部分，F_{r1} 表示表面(1)对表面(2)的拉力，F_{r2} 表示表面(2)对表面(1)的拉力。这两个力大小相等，方向相反，且都与液面相切，与 MN 线垂直。这就是液面上的表面张力。显然，表面张力的大小 F_r 应正比于 MN 的长度 L，即

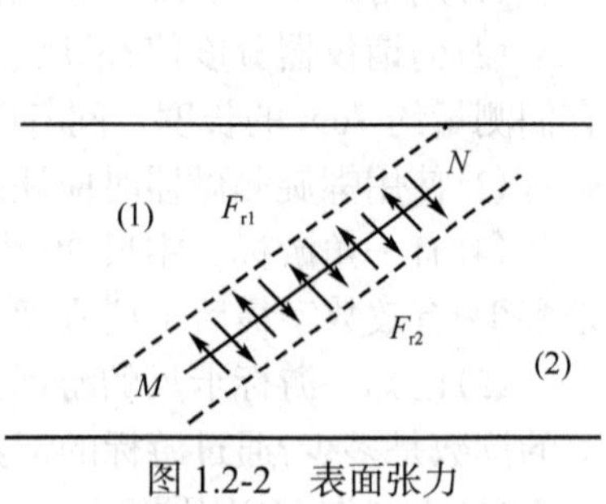

图 1.2-2　表面张力

$$F_r = \alpha L \tag{1.2-1}$$

式中，α 称为表面张力系数，它等于沿液面作用在分界线单位长度上的表面张力。

如图 1.2-3 所示，若将一个“⊓”形金属丝浸入液体中，然后缓缓提起，这时“⊓”

形金属丝两个侧面都覆盖上一层液膜，“⊓”形金属丝所受的力除了向上的拉力、向下的重力外，还有一个表面张力，其方向与液面相切，它与“⊓”形金属丝的夹角 θ 称为接触角，当继续提拉“⊓”形金属丝，在液膜被拉破的瞬间，如图 1.2-4 所示，接触角 θ 趋近于零，这时表面张力是垂直向下的，此时，由静力平衡方程 $F=W+2F_{\mathrm{r}}$，即得表面张力

$$F_{\mathrm{r}}=\frac{1}{2}(F-W) \tag{1.2-2}$$

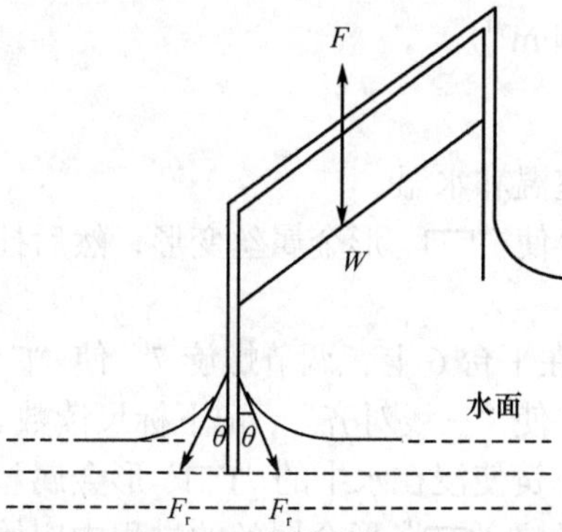

图 1.2-3　提拉“⊓”形金属丝时的表面张力

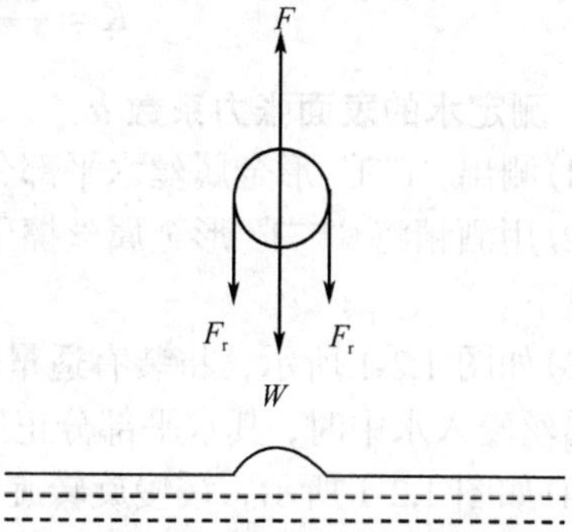

图 1.2-4　液膜被拉破的瞬间

设“⊓”形金属丝长为 b，则由式(1.2-1)、式(1.2-2)可得表面张力系数为

$$\alpha=\frac{F-W}{2b} \tag{1.2-3}$$

$F-W$ 非常小，本实验是通过焦利秤来测定的。由胡克定律，在弹性限度范围内，弹性体的伸长与所受外力成正比。我们可以在焦利秤塔形精密弹簧下端加 m 克的砝码来拉它，弹簧则相应伸长，在焦利秤上读出加砝码前、后的读数 l_0、l，则该弹簧的弹性系数 K 可通过公式

$$K=\frac{mg}{l-l_0}$$

求出。

当“⊓”形金属丝稳定地与液面平齐时，焦利秤上读数为 S_0，然后将“⊓”形金属丝和液膜随之拉起，当液膜拉破的瞬间，焦利秤上读数为 S，则

$$F-mg=K(S-S_0) \tag{1.2-4}$$

将式(1.2-4)代入式(1.2-3)，得

$$\alpha=\frac{K(S-S_0)}{2b} \tag{1.2-5}$$

α 的大小与液体的成分、纯度及温度有关，单位为 $\mathrm{N\cdot m^{-1}}$。测出 K、S、S_0、b，即可求出 α 值。

【实验步骤】

1. 测定弹簧的弹性系数 K

(1) 如图 1.2-1 所示，调节底座螺丝 9，使焦利秤的指标镜 4 处于玻璃管 5 的中心，并保持垂直。实验过程中应保证指标镜与玻璃管不发生接触。

(2) 如图 1.2-1 所示，调节旋钮 8，使玻璃管 5 的横线及其在指标镜中的像和指标镜 4 中的刻线对齐，简称为“三线对齐”，记录此时的读数 l_0。

(3)将砝码放入砝码盘内，从 0.50g 开始，逐次增加 0.50g，直到 3.50g。砝码盘放好砝码后，每次都应旋转 8，使“三线对齐”，然后逐次记录金属管上的标尺读数 l_1，l_2，…，l_7。

(4)用逐差法计算加载 2. 00g 时的平均伸长量：

$$\overline{\Delta l}=\frac{(l_4-l_0)+(l_5-l_1)+(l_6-l_2)+(l_7-l_3)}{4}$$

取 g=9.80m·s^{-2}，则

$$\overline{K}=\frac{2.00\times10^{-3}\times9.80}{\overline{\Delta l}}\ (\mathrm{N\cdot m^{-1}})$$

2. 测定水的表面张力系数 α

(1)测出“⊓”形金属丝水平部分的长度，记下室温和水温。

(2)用酒精将“⊓”形金属丝擦干净，擦洗中不得使“⊓”形金属丝变形，然后挂在砝码盘下。

(3)如图 1.2-1 所示，将装有适量蒸馏水的烧杯放在平台 6 上，调节螺旋 7，使“⊓”形金属丝浸入水中时，其水平部分正好在水平面下，并使“三线对齐”，记下标尺读数 S_0。

(4)如图 1.2-1 所示，缓慢旋转旋钮 8，提拉塔形弹簧使浸在水中的“⊓”形金属丝提起，与此同时，缓慢旋转螺旋 7，使平台 6 下降，在提拉“⊓”形金属丝的过程中应始终保持“三线对齐”，直到“⊓”形金属丝拉起的水膜破裂。此时，记录水膜被拉破瞬间标尺的读数 S。

(5)反复提拉六次，记下相应的 S、S_0。

(6)将“⊓”形金属丝的长度 b，$\overline{K}$，S、S_0 代入式(1. 2-5)，计算 α。

(7)计算测量值的相对不确定度。

【注意事项】

(1)水中如有少许污物，其表面张力系数将有明显变化。因此，实验时必须用纯净水，如蒸馏水或凉开水，保证测量的准确性。

(2)每次实验前要用氢氧化钠溶液清洗玻璃皿和金属框，然后用洁净水冲洗多次才能使用。实验结束后用吸水纸将表面擦干，以免锈蚀。

(3)测量过程中动作要慢，防止仪器受震动，尤其水膜即将破裂时，更要特别注意。

【数据处理】

数据见表 1.2-1 和表 1.2-2。

表 1.2-1 测定弹簧的弹性系数 k

项目 \ 标尺读数	l_0	l_1	l_2	l_3	l_4	l_5	l_6	l_7
标尺读数/mm								
平均伸长量 $\overline{\Delta l}$ /mm	$\overline{\Delta l}=\frac{(l_4-l_0)+(l_5-l_1)+(l_6-l_2)+(l_7-l_3)}{4}=$							
弹簧的弹性系数 K/(N·m^{-1})	$\overline{K}=\frac{2.00\times10^{-3}\times9.80}{\overline{\Delta l}}=$							

表 1.2-2 测定水的表面张力系数 α

测量项目 \ 测量次数	1	2	3	4	5	平均值
b/mm						
S/mm						

续表

测量项目 \ 测量次数	1	2	3	4	5	平均值
S_0/mm						
表面张力系数/($N \cdot m^{-1}$)						

$$\bar{\alpha}=\frac{K(\bar{S}-\bar{S}_0)}{2\bar{b}}=\_\_\_\_\_\_\_\_$$

$\overline{\Delta\alpha}=$ ________，$E=$ ________

$\alpha=\bar{\alpha}\pm\overline{\Delta\alpha}=$ ________

【讨论】

(1)实验过程中，必须保持水和矩形金属片的清洁，否则将影响实验结果。

(2)实验中不能随意拉动弹簧，也不能将苛性钠溶液、水等溅到弹簧上。

【思考】

试用图解法求焦利秤弹簧的劲度系数，并将所得结果与用逐差法算出的劲度系数作比较。

（史贵连）

实验 1.3 用落球法测液体的黏度系数

【医学应用】

血液黏度是血液的主要力学特征，是影响血液阻力的重要因素。由于不同病理状态下，血液黏度变化有其规律性，所以它可为疾病的诊断、治疗提供有用的依据。血液黏度异常是一种病态。血液黏度的病理改变多表现为高黏滞状态，在少数病理改变中也可出现血液黏度下降。血细胞异常会使血液黏度发生病理改变，如原发性红细胞增多症、白血病、骨髓瘤等。实际上很多疾病的发生、发展都与血液黏度的病理性改变有关，如心脑血管瘤、糖尿病、肿瘤等。因此对血液黏度的研究为解释病因、治疗疾病打开了新思路。现在已经发现有些药物能降低血液黏度，改善微循环，在临床治疗中已收到良好的效果。

【实验目的】

(1)观察小球在黏性液体中运动的情况。

(2)学习用落球法测定黏稠液体的黏度。

(3)巩固使用基本测量仪器的技能。

【实验器材】

玻璃圆筒(盛待测甘油、润滑油或蓖麻油)，小钢球，停表，米尺，游标卡尺，螺旋测微器(或读数显微镜)，镊子，提网(吸管或磁铁)，比重计，温度计。

【实验原理】

落球法是将小球放在液体中以初速度竖直下落，以测定小球最后匀速下落的沉降速度，以此来计算液体的黏度。此法适用于对黏度较大的液体的测量。

直径为d、半径为r、密度为ρ_0的小钢球，在密度为ρ、黏度为h的液体中以速度v落下，下落时小钢球将受到向上的阻力。这种阻力是由于黏附在小球表面的液层与邻近液

层之间的内摩擦引起的，叫黏滞力。当雷诺数

$$R_e = \frac{\rho v r}{\eta} \tag{1.3-1}$$

很小，而且液体在各方向上都是无限广阔时，小球受到由斯托克斯公式决定的黏滞力 f 以及重力 $\frac{1}{6}\pi d^3 \rho_0 g$、浮力 $\frac{1}{6}\pi d^3 \rho g$ 的共同作用，三力都在竖直方向上。

$$f = 3\pi \eta v d \tag{1.3-2}$$

开始时小球速率逐渐增加，黏滞力也随着增加，当速率增加到“收尾速率”（或叫沉降速度）v 时，即达到匀速运动时，三力平衡：

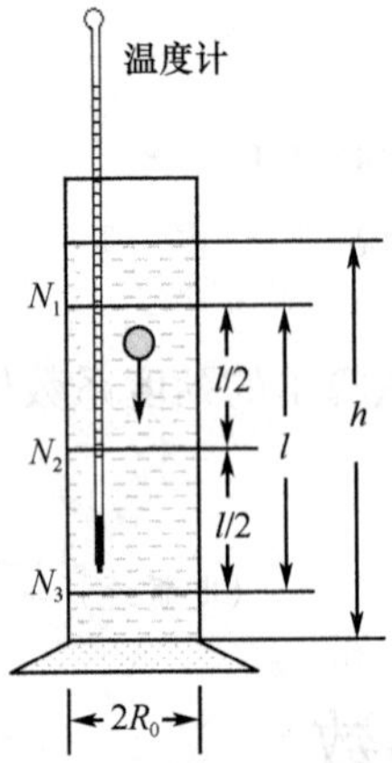

图 1.3-1 落球法测黏度

$$\frac{1}{6}\pi d^3(\rho_0 - \rho)g = 3\pi h v d \tag{1.3-3}$$

小球速率就趋于匀速运动的收尾速度。由此得到求黏度的公式

$$\eta = \frac{(\rho_0 - \rho)gd^2}{18v} \tag{1.3-4}$$

本实验的装置如图 1.3-1 所示，如果容器内径 $D = 2R_0$ 和液体深度 h 不能看作无限广延，则式(1.3-4)应修正为

$$\eta_0 = \frac{(\rho_0 - \rho)gd^2}{18v(1 + 2.4\frac{d}{D})(1 + 1.65\frac{d}{h})} \tag{1.3-5}$$

式中 ρ_0 和 g 由实验室给出，实验中测出 d、v、D、h，就可以算出 η 的值了。

【实验内容】

(1)将玻璃圆筒盛满待测液体。

(2)用螺旋测微器(或读数显微镜)测五个同样的金属小球的直径各一次，算出其平均值 d。

(3)确定小球在筒中央匀速落下的范围 $\overline{N_1N_3}$ 的方法是：在玻璃筒上、中、下三处用橡筋分别作出标记线 N_1、N_2、N_3。令线间距离 $\overline{N_1N_2} = \overline{N_2N_3}$，测出球通过两段液体的时间 t_1 和 t_2。若 $t_1 = t_2$，则小球在 $\overline{N_1N_3}$ 中做匀速运动。若 $t_1 < t_2$，则说明小球通过 N_1 线后仍然在加速，应将 N_1、N_2 线下降并保持 $\overline{N_1N_2} = \overline{N_2N_3}$。试测几次直到 $t_1 = t_2$。

(4)令五个小球先后在圆筒中心落下，测出球通过 $\overline{N_1N_3}$ 所用的时间(眼睛应平视标记线 N_1 和 N_3，避免视差)，算出其平均值 t。

(5)测量线间距离 $L = \overline{N_1N_3}$，算出小球的收尾速率 $v = \frac{l}{t}$。

(6)测量圆筒不同位置处的直径五次，计算其平均值 D。

(7)测量液体高度 h。

(8)用比重计测量液体的密度 r。

(9)按式(1. 3-5)计算液体黏度 η_0。

【注意事项】

(1)油必须无气泡并且静止。

(2)玻璃筒要竖直。

(3)球必须在筒的中心下落。

(4) 因为 h 随着温度而变化，所以不要用手握持圆筒，以免引起温升。测 h 应同时记录液体温度。

(5) 实验完毕或重复测量时，可用磁铁沿筒的外壁将小球从上口吸出。

【数据处理】

小钢球直径 d = ____________cm；玻璃圆筒内直径 D = ____________cm；量筒中蓖麻油高度 h = ____________cm；选取的蓖麻油高度 l = ____________cm。

数据见表 1.3-1。

表 1.3-1　测小球在油中的收尾速度

次数	1	2	3	4	5
l /cm					
t /s					
v /cm·s^{-1}					

由上可得

$$\bar{v} = \underline{\qquad\qquad}\ \mathrm{cm \cdot s^{-1}}$$

$$\eta_0 = \frac{(\rho_0 - \rho)gd^2}{18\bar{v}(1+2.4\frac{d}{D})(1+1.65\frac{d}{h})} = \underline{\qquad\qquad}\ \mathrm{Pa \cdot s}$$

【讨论】

(1) 在一定的液体中，若减小小球直径，它落下的收尾速率 v 怎样变化？减小小球密度呢？

(2) 若小球不在玻璃筒中心落下，结果会怎样？

【思考】

为什么在实验室中，对于黏度较小的液体，如水、乙醇、四氯化碳等，常用毛细管法。而对于黏度较大的液体，如蓖麻油、变压器油、甘油等，常用落球法？

（吴利民）

实验 1.4　拉伸法测量金属丝的杨氏模量

【医学应用】

杨氏弹性模量是描述固体材料抵抗形变能力的重要物理量，是选定机械构件材料的依据之一，是工程技术中常用的参数。

【实验目的】

(1) 用伸长法测定金属丝的杨氏模量。

(2) 学习光杠杆原理并掌握使用方法。

(3) 学习用逐差法处理实验数据，了解逐差法的优点。

【实验要求】

(1) 什么是杨氏模量？定义式怎么表达？

(2) 杨氏模量测量方法是什么？其中每一变量怎样测量？

(3) 光杠杆测微长的原理是什么？其放大倍数与什么有关？

(4) 待测金属丝的直径为什么要多次测量？

(5) 什么是金属应变片？金属应变片有什么特性？

(6) 什么叫逐差法处理数据？

(7) 本研究的预期结果会怎样？

【实验器材】

1. 实验器材 杨氏弹性模量测定仪（光杠杆、尺读望远镜、砝码等），毫米尺、游标尺、螺旋测微器等。

2. 仪器介绍 杨氏弹性模量测定仪主要结构如图 1.4-1 所示。其主要特点是：尺读望远镜采用了内调焦系统，使最短视距缩小，便于室内使用，并利用仪器分划板上下丝读数之差，乘以视距常数 100，就是尺读望远镜的标尺到反光镜的往返距离，不需要用钢卷尺测量。

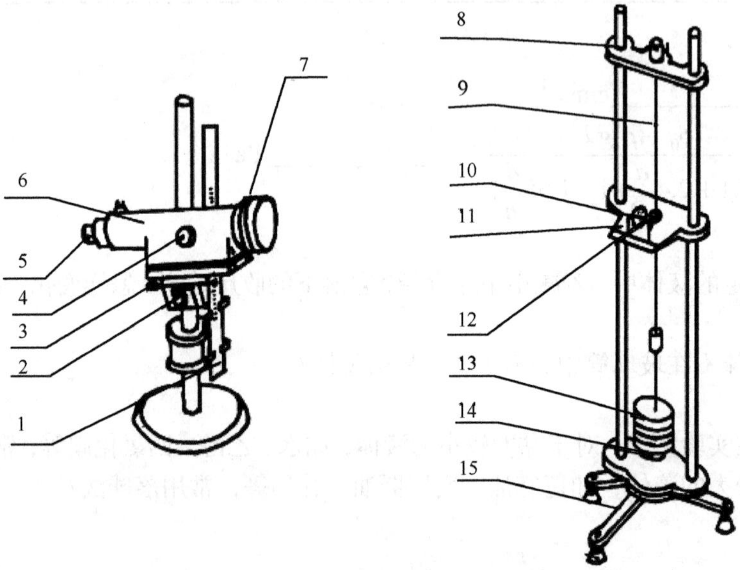

图 1.4-1 实验装置

1. 标尺；2. 紧缩手枪；3. 仰俯手轮；4. 调焦手轮；5. 目镜；6. 内调焦望远镜；7. 准星；8. 钢丝上夹头；9. 钢丝；10. 光杠杆；11. 工作平台；12. 下夹头砝码；13. 砝码盘；14. 三角座；15. 调整螺钉

测量时钢丝的上端固定于上夹头、下端夹在下夹头上，下夹头圆柱体随着钢丝的伸长和缩短可在平台的孔中上下自由移动，在砝码重力 F 的作用下，钢丝伸长 ΔL，圆柱体也随之下降 ΔL。其值由标尺的读数算出。

【实验原理】

实验表明，在弹性限度内，对于长度为 L，截面积为 A 的细长材料沿长度方向施力 F 后，物体将伸长（或缩短）ΔL，且有

$$\frac{F}{A}=Y\frac{\Delta L}{L} \tag{1.4-1}$$

式中，F/A 是作用于单位横截面上的力，称为应力；$\Delta L/L$ 为单位长度的形变，称为应变。式（1.4-1）中结果可一般地表述为：在弹性限度内，固体的应变与应力成正比，此即胡克定

律。比例系数 Y 称为固体材料的杨氏弹性模量。实验表明，杨氏模量 Y 与外力 F、物体的长度 L 和横截面积 A 的大小无关而取决于固体材料的性质。它反映了固体材料抵抗外力产生拉伸(或压缩)形变的能力，是选择机械构件的依据之一。

设金属丝直径为 d，则其截面积 $A=\frac{1}{4}\pi d^2$，代入式(1.4-1)可得

$$Y=\frac{4FL}{\pi d^2\Delta L} \tag{1.4-2}$$

由式(1.4-2)可知，测定杨氏弹性模量的关键是准确测定微小伸长量 ΔL，本实验采用光杠杆法测量。这种方法也用于测量微小角度的变化。

反射镜 M、平台 D、望远镜 T 和标尺构成光杠杆系统。反射镜 M 的三足尖呈等腰三角形，其底高为 b_0，足尖 1、2 置于固定在支架上的平台 D 上，3 置于下夹头(圆柱体 B)上，如图 1.4-2(a)所示。未加砝码时，反射镜 M 的法线与望远镜轴处于同一水平线，设此时从望远镜中看到的标尺读数为 x_0，加砝码后，足尖 3 随下夹头下降 ΔL，反射镜面将旋转一个小角度 α，设此时标尺读数为 x_1，由图 1.4-2(b)可知

$$\alpha\approx\tan\alpha=\frac{\Delta L}{b} \tag{1.4-3}$$

$$2\alpha=\tan2\alpha=\frac{|x_1-x_0|}{s}=\frac{l}{s} \tag{1.4-4}$$

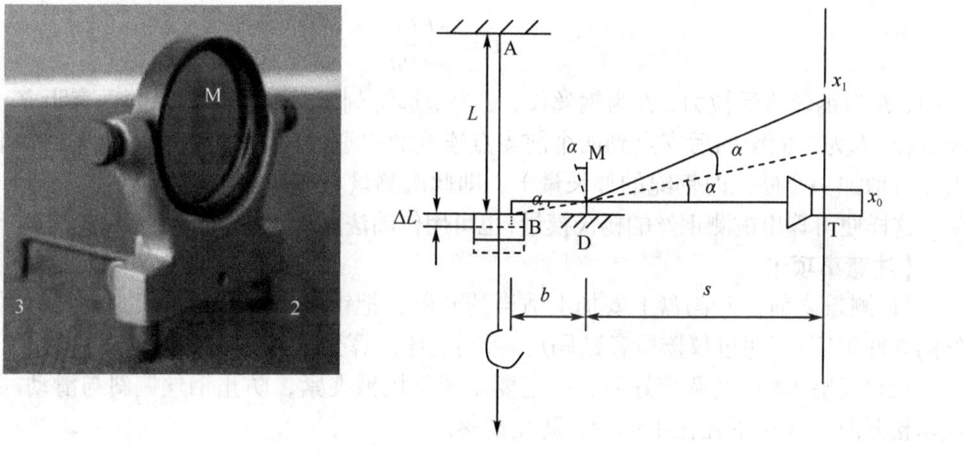

(a)　　　　　　(b)

图 1.4-2　光杠杆原理

由式(1.4-3)和式(1.4-4)可得

$$\Delta L=\frac{bl}{2s} \tag{1.4-5}$$

因为 $s\gg b$，由上式可知，$l\gg\Delta L$。这样，利用光杠杆就可以把测量微小的长度变化转换成测量一个数值较大的标尺读数变化量 l，这就是光杠杆系统的放大原理。式中 $2s/b=k$ 称为光杠杆的放大倍数。将式(1.4-5)代入式(1.4-2)可得

$$Y=\frac{8FLs}{\pi d^2 bl} \tag{1.4-6}$$

【实验内容】

(1)按图 1.4-1 所示位置安装仪器各部件，尺读望远镜与光杠杆最短距离为 650mm。

(2)调整测量架的调整螺钉(图 1.4-1 中 16)，工作台上水准器居中(1.8m)使立柱处于垂直状态。

(3)调整被测钢丝长度，使钢丝长度 L 为某一尺寸(可用米尺测量)，调整时用手拉住钢丝上端，旋松钢丝上夹头(图 1.4-1 中 8)，即可调整被测钢丝的长度。

(4)将平面镜放在工作平台(图 1.4-1 中 11)上，二前足在工作平台的横槽内，后足放在夹子上的凹坑中，但不与钢丝相碰。

(5)调整望远镜及标尺的位置、首先沿镜筒的轴线方向，通过准星，观察反射镜内是否有标尺的像，如果看不到标尺像，则可左右移动底座，或松开手轮 2 调整望远镜，直至反射镜内出现标尺的像为止。

(6)旋转目镜再对分划板十字丝进行聚焦。从望远镜内观察光杠杆反射镜内标尺的像，调节调焦手轮直至清楚对准标尺由光杠杆镜面反射出的某一刻度，并在砝码盘上放一定量的砝码，使钢丝自然伸直，此时可通过望远镜读出标尺的刻度值，同时记下此刻度值，为第一刻度值。

(7)依次加砝码，每一次(加一个)，从望远镜中观察标尺刻度的变化，并依次记下相应的刻度值。

(8)用逐差法处理上述数据，代入公式

$$Y=\frac{8FLs}{\pi d^2 bl}$$

式中，F 为钢丝所受拉力，L 为钢丝长，s 为望远镜刻度尺到光杠杆镜面垂直距离，d 为钢丝直径，b 为平面镜的后支点到两个前支点连线的中垂线的长度，l 为望远镜中读出的读书差（每增加一个砝码时钢绳的伸长量），即此次测量与前次测量之差。

这样便可算出被测钢丝的杨氏模量，也可用作图法处理数据，算出被测钢丝的杨氏模量。

【注意事项】

(1)测量之前，砝码盘上要加上适当的砝码，把钢丝拉直。加负荷时一定不可超过钢丝的弹性限度(不超过仪器所备砝码)，否则上述计算公式就不成立。

(2)被测钢丝长度调整好后，一定要用锁紧机械夹紧，防止钢丝偏斜与滑动。工作台锁紧松开时，应用手托住工作台，防止滑落。

(3)光杠杆、望远镜标尺调整好后，整个实验中防止位置变动。

(4)保持被测钢丝在整个实验中处于垂直状态。

(5)夹取砝码要轻取轻放，待钢丝不动时再观测数据，实验结束立即取下砝码。

(6)观测标尺时眼睛正对望远镜，不得忽高忽低引起视差。

【数据处理】

平面镜的后支点到前两支点连线的中垂线的长度 b =__________；

钢丝直径 d =__________。

数据见表 1.4-1。

表 1.4-1　每增加一块砝码，标尺的读数

i	1	2	3	4	5	6	7	8
砝码质量 m_i/kg								
标尺读数 S_i/cm								

用逐差法计算望远镜标尺读数变化量 $l=$_______________；

钢丝长 $L=$_______________；

望远镜刻度尺到光杠杆镜面垂直距离 $s=$_______________；

$Y=\dfrac{8FLs}{\pi d^2 bl}=$_______________。

【讨论】

(1)调好仪器，未加砝码时，读得第一个数 x_0 在标尺的前上端或最下端，对实验有无影响?

(2)本实验中，要测几个物理量？各用什么仪器？为什么要使用不同仪器？

(3)怎样提高光杠杆测量微小长度变化的灵敏度?

(4)逐差法处理数据的优点是什么？是否任何一组的偶数数据都可以用逐差法？怎样的数据才能用逐差法处理?

(5)材料相同，但直径不同的两根钢丝，它们的杨氏模量是否相同?

【思考】

(1)阐明本实验的研究目的及意义。

(2)介绍本研究涉及的基本原理及设计方案。

(3)对测量结果进行不确定度分析、研究、比较，给出适当评价。

(4)你还知道有哪些方法可以测杨氏模量?

(5)介绍你对本实验的收获和体会，对存在的问题提出改进意见和建议。

（史贵连）

实验 1.5　声速的测量

1.5.1　相位法测声速

【医学应用】

声波是一种在弹性介质中传遍的机械波，振动频率在 20 ~ 20000Hz 的声波称为可闻声波，频率低于 20Hz 的声波称为次声波，频率高于 20000Hz 的声波称为超声波。声波的波长、频率、强度、传播速度等是声波的特性。对这些量的测量是声学技术的重要内容。如声速的测量在声波定位、探伤、测距中有着广泛的应用。

【实验目的】

(1)学习用相位比较法测量声波在气体、液体与固体介质中的传播速度。

(2)了解压电换能器的功能，学习示波器、信号发生器和频率计的使用方法。

(3)巩固用逐差法处理数据的手段。

(4)通过实验加深对振动合成及李萨如图像等理论知识的理解。

【实验器材】

声速测量仪，示波器，信号发生器。

【实验原理】

声速 v、声源振动频率 f 和波长 λ 之间的关系为

$$v=f\lambda \tag{1.5-1}$$

可见，只要测得声波的频率f和波长λ，就可求得声速v。其中声波频率f可通过频率计测得，本实验的主要任务是测量声波波长 。

波是振动状态的传播，也可以说是相位的传播。在波的传播方向上的任何两点，如果其振动状态相同或者其相位差为2π的整数倍，这两点间的距离应等于波长的整数倍，即

$$l = n\lambda\ (n\ 为一正整数) \tag{1.5-2}$$

利用式(1.5-2)可精确测量波长。

若超声波发生器发出的声波是平面波，当接收器端面垂直于波的传播方向时，其端面上各点都具有相同的相位。沿传播方向移动接收器时，总可以找到一个位置使得接收到的信号与发射器的激励电信号同相。继续移动接收器，直到找到的信号再一次与发射器的激励电信号同相时，移过的这段距离就等于声波的波长。

需要说明的是，在实际操作中，用示波器测定电信号时，由于换能器振动的传递或放大电路的相移，接收器端面处的声波与声源并不同相，总是有一定的相位差。为了判断相位差并测量波长，可以利用双线示波器直接比较发射器的信号和接收器的信号，进而沿声波传播方向移动接收器寻找同相点来测量波长；也可以利用李萨如图形寻找同相或反相时椭圆退化成直线的点。

【实验内容】

(1)按图 1. 5-1 连接电路。

(2)将示波器“秒/格”旋钮旋至X-Y挡，信号发生器接示波器 CH2 通道，用李萨如图形观察发射波与接收波的相位差。

(3)在共振条件下，使S_2靠近S_1，然后慢慢移开S_2，当示波器上出现 45°倾斜线时，微调游标卡尺的微调螺丝，使图形稳定 ，记下S_2的位置L_1。

(4)继续缓慢移开S_2，依次记下示波器上出现直线时游标卡尺的读数L_2、L_3、…、L_{10}，共测 10 个以上。

(5)用逐差法算出声波波长的平均值。

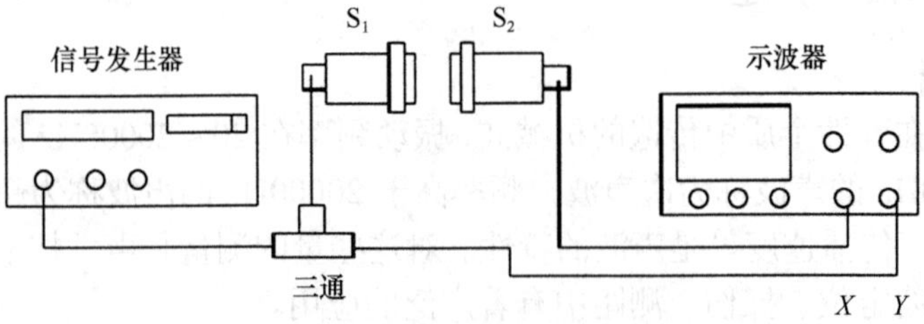

图 1.5-1　相位法测声速实验装置图

【注意事项】

(1)实验前应了解压电换能器的谐振频率。

(2)实验过程中要保持激振电压不变。

【数据处理】

数据见表 1.5-1。

表 1.5-1　依次记下示波器上出现斜率为正的直线时游标卡尺的读数

S_2的位置	L_1	L_2	L_3	L_4	L_5	L_6	L_7	L_8	L_9	L_{10}
游标卡尺的读数/cm										

用逐差法算出声波波长的平均值：λ__________；声波的频率 f =__________；$v=f\lambda$__________。

【讨论】

(1)用逐差法处理数据的优点是什么？

(2)如何调节与判断测量系统是否处于共振状态？

(3)分析压电换能器的工作原理。

(4)为什么在共振状态下测定声速？

【思考】

(1)相位比较法的理论依据是什么？怎样安置仪器、观察什么现象？

(2)用相位差法测量波长时，为什么用直线而不用各种椭圆作为判断依据？

(3)为什么要在共振状态下测声速？如何调节和判断测量系统是否处于共振状态？

(4)为何两换能器的端面要互相平行？

(5)在本实验中：①两个相邻的同斜率的直线所对应的相位差为多少，波长差是多少？②两个相邻的正、反斜率的直线所对应的相位差为多少，波长差是多少？

(6)本实验为什么要用隔组测量法和隔组逐差法测量与处理数据？

(7)声速测量中共振干涉法、相位法有何异同?

(8)声音在不同介质中传播有何区别?声速为什么会不同?

（史贵连）

1.5.2 驻波法测声速

【医学应用】

声波在介质中的传播速度与介质的特性及状态因素有关。因而通过介质中声速的测定，可以了解介质的特性或状态变化。例如，通过介质中声速的测定可以得知：氯气(气体)、蔗糖(溶液)的浓度、氯丁橡胶乳液的比重以及输油管中不同油品的分界面等，从而有效地成为生产、军用、科研领域里动态性无损检验的一种重要手段。

【实验目的】

(1)学习测量超声波在空气中的传播速度的方法。

(2)加深对驻波和振动合成等理论知识的理解。

(3)了解压电换能器的功能和培养综合使用仪器的能力。

【实验器材】

声速测量仪，示波器，信号发生器。

【实验原理】

声速 v 、声源振动频率 f 和波长 λ 之间的关系为

$$v=f\lambda \tag{1.5-3}$$

可见，只要测得声波的频率 f 和波长 λ，就可求得声速 v 。其中声波频率 f 可通过频率计测得。本实验的主要任务是测量声波波长 λ，常用的方法有驻波法和相位法。

按照波动理论，发生器发出的平面声波经介质到接收器，若接收面与发射面平行，声波在接收面处就会被垂直反射，于是平面声波在两端面间来回反射并叠加。当接收端面与发射头间的距离恰好等于半波长的整数倍时，叠加后的波就形成驻波。此时相邻两波节(或波腹)间的距离等于半个波长(即 $\lambda/2$)。当发生器的激励频率等于驻波系统的固有频率(本

实验中压电陶瓷的固有频率)时，会产生驻波共振，波腹处的振幅达到最大值。

声波是一种纵波。由纵波的性质可以证明，驻波波节处的声压最大。当发生共振时，接收端面处为一波节，接收到的声压最大，转换成的电信号也最强。移动接收器到某个共振位置时，如果示波器上出现了最强的信号，继续移动接收器，再次出现最强的信号时，则两次共振位置之间的距离即为 $\lambda/2$。

【实验内容】

(1) 按图 1.5-2 连接电路，使 S_1 和 S_2 靠近并留有适当的空隙，使两端面平行且与游标尺正交。

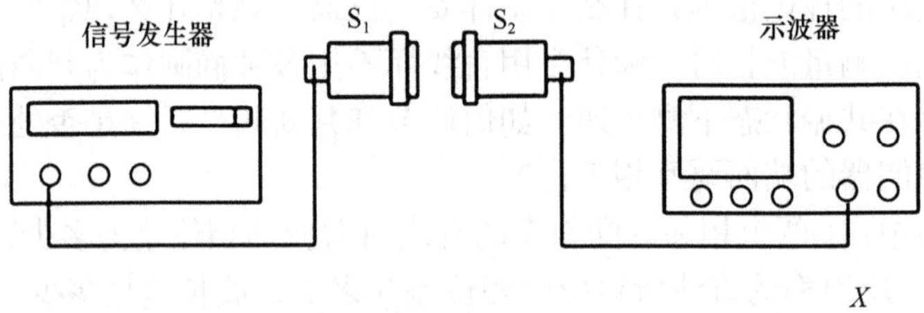

图 1.5-2　驻波法测声速实验装置图

(2) 根据实验室给出的压电陶瓷换能片的振动频率 f，将信号发生器的输出频率调至 f 附近，缓慢移动 S_2，当在示波器上看到正弦波首次出现振幅较大处，固定 S_2，再仔细微调信号发生器的输出频率，使荧光屏上图形振幅达到最大，读出共振频率 f。

(3) 在共振条件下，将 S_2 移近 S_1，再缓慢移开 S_2，当示波器上出现振幅最大时，记下 S_2 的位置 L_0。

(4) 由近及远移动 S_2，逐次记下各振幅最大时 S_2 的位置为 L_1、L_2、…、L_{12}，共测 12 个以上。

(5) 用逐差法算出声波波长的平均值。

【注意事项】

(1) 严防专用信号源输出端短路。

(2) 示波器：①辉度只要调至能看清波形即止；②若发现示波器光点长时间停留，应将辉度旋钮关小，以免烧坏荧光屏。

(3) 频率计、示波器、信号源及超声测速仪等都应良好接地，以避开干扰且保证安全。

(4) 超声测速仪上两换能器应尽量保持平行，为此可在断电状态下，将两换能器彼此贴紧后再拉开。

(5) 由于接收头输出信号比发送头的输入信号要小得多，且幅度行程变化明显，应注意正确选择与调整示波器 Y 轴输入“灵敏度选择”(V/div) 开关。

(6) 为使系统有较高的灵敏度，发送和接收均采用了共振型的压电换能器。只有当工作频率落在换能器共振频率附近时，接收头才有较大的输出，因此能否调整至谐振状态，是实验成功与否的关键，为此：①先将接收头尽可能地靠近发射头，但不能相碰；②选择信号发生器频率在 37～40kHz 或者 37kHz 左右；③由粗至细，逐步调整频率输出，使示波器 Y 轴幅度变至最高。

【数据处理】

数据处理见表 1.5-2。

表 1.5-2　依次记下示波器上看到正弦波振幅最大时游标卡尺的读数

S_2 的位置	L_1	L_2	L_3	L_4	L_5	L_6	L_7	L_8	L_9	L_{10}	L_{11}	L_{12}
游标卡尺的读数/cm												

用逐差法算出声波波长的平均值：λ=＿＿＿＿＿＿＿＿；

声波的频率 f=＿＿＿＿＿＿＿＿；$\upsilon = f\lambda$ ＿＿＿＿＿＿＿＿。

【讨论】

(1) 为什么要在共振状态下测声速？

(2) 如何调节和判断测量系统是否处于共振状态？

(3) 为何两换能器的端面要互相平行？

【思考】

在共振法中，示波器不能显示接收换能器的输出波形，但连线无误，仪器和导线无故障，你估计有哪些可能的原因？应当怎么办？

（叶福丽）

实验 1.6　混合法测量固体的比热容

【医学应用】

比热容的测定属于量热学实验范畴。量热学实验又是热学实验的基本内容，它是通过量度实验系统内热量的传递及温度的变化来测定热学量的，用以寻求热学方面的有关物理规律，或者研究各种形式能量之间的转换等。

【实验目的】

(1) 学习量热的基本方法——混合法。

(2) 学习一种修正散热的方法——温度的修正。

(3) 测定金属的比热容。

【实验器材】

1. 实验器材　量热器、双壁加热器、蒸汽锅、电炉、水银温度计(0～50.0℃，0～100℃各一支)、物理天平、停表、量筒。

2. 仪器介绍

(1) 量热器：为了使实验系统(包括待测系统与已知其热容的系统)成为一个孤立系统，我们采用量热器。传递热量的方式有三种：传导、对流和辐射。因此必须使实验系统与环境之间的传导、对流和辐射都尽量减少，量热器可以满足这样的要求。

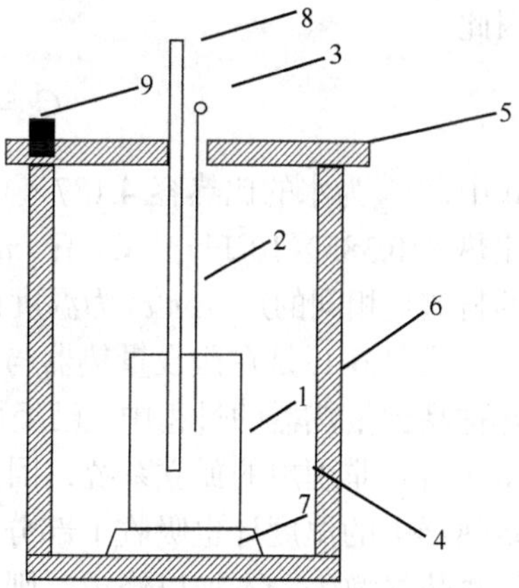

图 1.6-1　量热器

1. 内筒；2. 搅拌器；3. 加热器；4. 外筒；5. 保温盖；6. 空气；7. 绝热垫架；8. 温度计；9. 软木塞

量热器的种类很多，随测量的目的、要求、测量精度的不同而异。如图 1.6-1 所示的是一种较精密的量热器，它是由良导体制成的内筒放在一个较大的外筒中组成。外筒是双层结构，空气封闭其中，因为空气是热的不良导体，故可避免空气传导而引起热量的损失；外筒上端的木盖可严密地盖着，避免空气对对流所引起的热量损失；外筒的内壁和内筒的外壁均

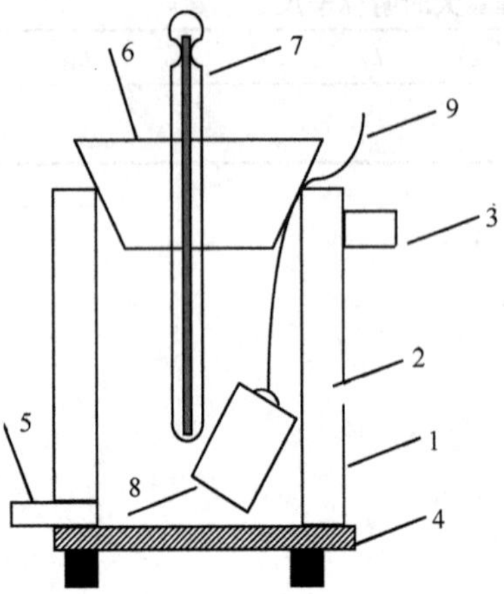

图 1.6-2 双壁加热器

1. 双壁加热器；2.环形蒸汽；3.蒸汽入口；4.活动底板；5.蒸汽出口；6.软木塞；7.温度计；8.金属样品；9.细线

电镀得十分光亮，可减少热辐射，外筒的底部放上一个隔外筒的外表再包一层绒布，这样就能使整个系统尽可能地处于绝热装置之中。

(2) 双壁加热器：双壁加热器的结构如图 1.6-2 所示，从热水蒸汽锅里产生的蒸汽，经橡皮管通入双壁加热器上端的蒸汽入口进入环形蒸汽室，冷凝水由下端蒸汽出口处流出，被加热的金属块悬吊在加热器内筒中，利用蒸汽室中蒸汽热辐射对其加热，温度计从其上端软木塞中插入，水银泡与金属块接触，所得温度便是金属块加热至最高的温度。加热器的底板是活动的，打开它即可将加热的样品迅速地投放到量热器中。

【实验原理】

根据热平衡原理，将质量为 m_1 的金属样品放在双壁加热器中加热至 T_1(℃)，迅速打开加热器活动底板，将样品快而轻地放入量热器的冷水中，冷水的质量为 m_2，冷水的温度为 T_2(℃)，则此金属样品将其热量传递给水及量热器(包括搅拌器和温度计)。最后，这一系统将达到一共同的温度 T(℃)。则按照平衡方程可求得金属样品的比热 C_x：

$$C_x = \frac{(m_2C_2 + mc + \Delta m'c')(T - T_2)}{m_1(T_1 - T)} \tag{1.6-1}$$

由于

$$\Delta m'c' = 1.9V \ (\text{J}\cdot℃^{-1})$$

因此

$$C_x = \frac{(m_2C_2 + mc + 1.9V)(T - T_2)}{m_1(T_1 - T)}$$

式中，C_2 为水的比热容 $4.187\times10^3\text{J}\cdot\text{kg}^{-1}\cdot℃^{-1}$；$C$ 为量热器内筒和搅拌器的比热容，即铜的比热容($0.385\times10^3\text{J}\cdot\text{kg}^{-1}\cdot℃^{-1}$)；$m$ 为量热器内筒和搅拌器的总质量(此处假设内筒和搅拌器的材料是相同的)；$\Delta m'c'$ 为温度计投入水中部分的热容量；V 为温度计浸入液体中的体积。

式(1.6-1)是在假设量热器与外界没有发生热交换的条件下成立的。实际上，在投放加热样品到量热器的过程中，已经散失了热量，样品与冷水混合前的温度已不是 T_1 了；况且量热器并非理想的孤立系统，因此在混合的过程中，热量的散失也在所难免；再者，插在量热器中的温度计也吸收了部分热量，这部分散失热量已由式中的 $\Delta m'c'$ 给予修正，其他两种热量散失若不加以修正，则测量结果必然存在系统误差。

散热修正法

(1) 温度计热容量的修正：温度计是由玻璃和水银制成的，玻璃的比热容是 $0.787\times10^3\text{J}\cdot\text{kg}^{-1}\cdot℃^{-1}$，密度是 $2.5\times10^3\text{kg}\cdot\text{m}^{-3}$；水银的比热容是 $0.138\times10^3\text{J}\cdot\text{kg}^{-1}\cdot℃^{-1}$，密度是 $13.6\times10^3\text{kg}\cdot\text{m}^{-3}$。则玻璃的热容量为

$$m'c' = \rho'V' = 1.97V'(\text{J}\cdot℃^{-1})$$

水银的热容量为

$$m''c''=\rho''V''=1.88V''(\text{J}\cdot℃^{-1})$$

式中，V'、V''的单位为 cm^3，当取单位体积内温度每变化 1℃时，二者所吸收的热量很相近，故取二者热容量的平均值为

$$\Delta m'c'=1.9V\ (\text{J}\cdot℃^{-1}) \tag{1.6-2}$$

作为温度计热容量的修正值，式中 V 是温度计浸没在水中的体积，单位为 cm^3，所以

$$C_x=\frac{(m_2C_2+mc+1.9V)(T-T_2)}{m_1(T_1-T)} \tag{1.6-3}$$

(2)混合过程中温度的修正：当把加热到 T_1 的金属块投放到冷水中进行混合的时候，由于水温高于室温，必然存在热量交换，这时所测到的混合温度(末温)显然比实际的末温低了一些。

现在采用下列方法修正温度的误差：

1)用补偿法修正混合过程中的温度。

将量热器内筒中的冷水加些冰，使其初温 T_2 比室温 T_0 低 3～5℃，混合后的水的末温 T 也要比室温 T_0 高 3～5℃，若能满足这样的条件，那么冷水在混合前后其热量的散失便能得到部分补偿，因此时末温 T 值难以精确预计，初温又比室温高，在准备投放金属块的过程中，量热器与外界又产生热交换，因此 T_2 的测量也存在误差，所以，补偿法修正的温度仍为近似。

2)用作图外推法测定固体的比热容(如上述方法)时，量热器(以下简称系统)的温度随时间变化的关系如图 1.6-3 所示。

混合前因系统的温度低于室温 T_0，故有热量从外界输入系统，所以 AB 段略微向上倾斜，在混合过程中，系统的温度迅速上升，到达 C 点，混合过程结束，此时因系统的温度高于室温，故有热量向外界输出，所以 CD 略微向下倾斜。

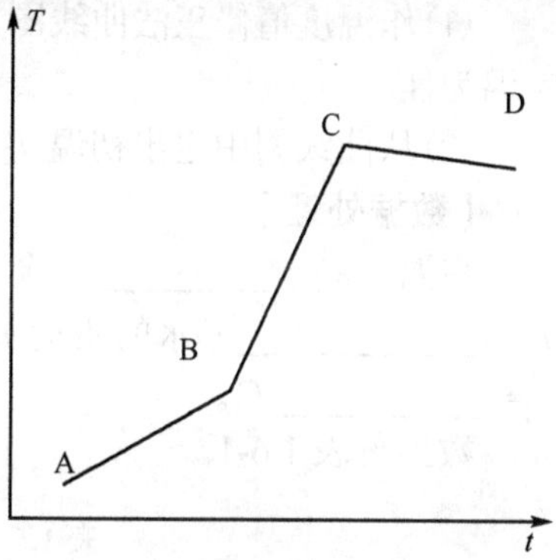

图 1.6-3　温度随时间变化的关系

如果 A、B 两点间的温度变化远小于系统与外界之间的温差，那么，在单位时间内，系统与外界交换的热量可以认为是不变的，所以 AB 近似为一条直线。同理，CD 也近似为一条直线。延长 CD 和 AB，再作一条平行于 T 轴的直线交 AB 延长线于 E，交 CD 延长线于 F，交 BC 曲线于 G，使面积 S_1 等于 S_2，如图 1.6-4 所示。这样 E 点与 F 点的温度就是混合前后冷水的初温 T_2 和末温 T。

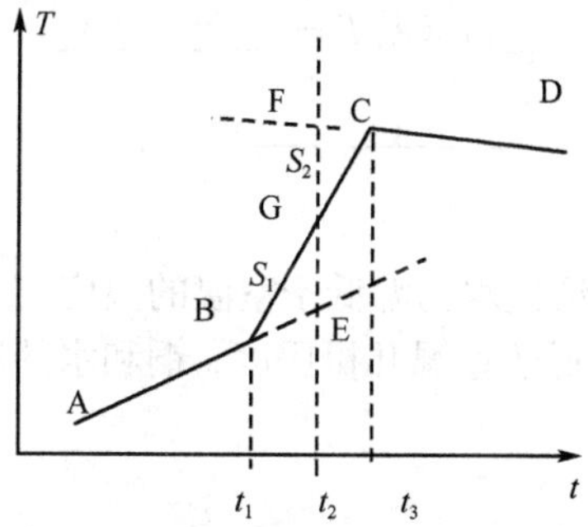

图 1.6-4　T-t 曲线确定混合前后冷水的初温和末温

至于把加热块从加热器开始投放到量热器的冷水的过程中所散失的热量是难以修正的。只有在操作中尽量缩短加热块投放时间，减少 T_1 的误差。

3)修正混合前后冷水初温和末温的具体方法如下：

按补偿法的要求，把准备好的冷水置于量热器内盖好，并插上温度计，待加热块加热至接近最高温度时，开始对冷水的温度进行测量，每 1min 测一次水温(测量前注意对冷

水进行均匀的搅拌)；共测 5min，接着立即做投放加热样品的准备工作，并读取温度 T_1，此时停表应继续走动，直至样品投放到水中，记下这个时刻的时间 t_1，同时一边搅拌，一边记录每经过几秒到十几秒的水温，因为曲线 BC 这一段温升很快，所以测温时间间隔要短。测 CD 线段时，其测温的时间间隔可适当拉长，测量 5 个测温点即可作 CD 段。

根据上述测量的 T-t 数据，以 T 为纵坐标，t 为横坐标，即得如图 1.6-4 所示的 T-t 曲线。A 点对应的时刻就是测水温开始的时间 t_0，B 点对应的时刻就是 t_1，而不是 5min 末的时间。然后作图即得混合前后冷水的初温 T_2 和末温 T。

把各个物理量的测量值代入式(1.6-3)即可算出金属样品的比热容 C_x。图 1. 6-4 中的 G 点所对应的温度应为室温所在的位置，这样才不影响温度的修正。

【实验内容】

(1) 混合法测定铜块的比热容。

(2) 混合过程中散热的温度修正法。

(3) 混合前量热器(含水)系统温度低于室温(加冰块)，测量系统随时间吸热变化的温度。

(4) 混合过程快速测量变化的温度。

【注意事项】

(1) 作温度值修正法曲线图，FE 垂直于 t 轴，满足 $S_1 = S_2$，图中 G 点对应的温度接近室温为佳。

(2) 从曲线图中定出初温 T_2 和末温 T_0。

【数据处理】

室温 T_0__________；金属样品 $m_1 =$ __________；量热器内筒和搅拌器的总质量 $m =$ __________；水的质量 $m_2 =$ __________；金属样品放在双壁加热器中加热至 T_1，T_1= __________℃。

数据见表 1.6-1。

表 1.6-1　每隔 1min 或 0.5min 记录一次水温

时间/min	1	2	3	4	5	5. 5	6	6. 5	…
温度/℃									

温度计浸入液体中的体积 $V =$ __________；

根据表中的数据画 T-t 曲线；

由 T-t 曲线得混合前后冷水的初温 $T_2 =$ __________ 和末温 $T =$ __________；

代入数据计算得 $C_x = \dfrac{(m_2 C_2 + mc + 1.9V)(T - T_2)}{m_1 (T_1 - T)} =$ __________。

【讨论】

当已知铜的标准比热容后，在实验中通过什么方法使水初温低于室温的温度与水末温高于室温的温度相当？并在实验前估计出水的初温应低于室温几摄氏度，铜和水的质量应用多少克？

【思考】

请分析本实验主要的误差来源。

（叶福丽）

实验 1.7　金属丝膨胀系数的测量

【医学应用】

在工程结构的设计以及材料的加工、仪表的制造过程中，都必须考虑物体的“热胀冷缩”现象，因为这些因素直接影响到结构的稳定性和仪表的精度。金属的线膨胀是金属材料受热时，在一维方向上伸长的现象，线膨胀系数是选材的重要指标。特别是新材料的研制，都得对材料的线膨胀系数作测定。

【实验目的】

(1)掌握光杠杆测量长度的微小变化量。

(2)用控温式固体线膨胀系数测定仪测铜管的线膨胀系数。

【实验器材】

控温式固体线膨胀系数测定仪、光杠杆、尺读望远镜、钢卷尺、游标卡尺。

【实验原理】

当固体温度升高时，产生线度增长的现象称为固体的线膨胀。固体长度 L 和温度 t 之间的函数关系式为

$$L = L_0(1+\alpha t+\beta t^2+\cdots) \tag{1.7-1}$$

式中，L_0 为温度为 0℃时的长度；α、β、…是和被测物质有关的常数，因 β 及其以后的项比 α 小很多，可略去，α 为固体线膨胀系数，单位为 $0℃^{-1}$。则在常温下式(1.7-1)可改写为

$$L = L_0(1+\alpha t) \tag{1.7-2}$$

由于 L_0 是 0℃时的物体长度，为了实验的方便，设 L_1 为室温 t_1 对应的长度，L_2 为高温 t_2 对应的长度，有方程组如下：

$$L_1 = L_0(1+\alpha t) \tag{1.7-3}$$

$$L_2 = L_0(1+\alpha t_2) \tag{1.7-4}$$

解方程组(1. 7-3)、(1. 7-4)，结果线膨胀系数 α 为

$$\alpha = \frac{L_2 - L_1}{L_1 \cdot t_2 - L_2 \cdot t_1}$$

将 $L_2=L_1+\Delta L$ 代入上式有

$$\alpha = \frac{\Delta L}{L_1(t_2 - L_1) - t_1 \cdot \Delta L}$$

由于 t_1 为室温，t_2 为高温(一般在 100℃左右)，则 $t_2-t_1>t_1$。

又 $t_1 \gg \Delta L$，则固体线膨胀系数公式改写为

$$\alpha = \frac{\Delta L}{L_1(t_2 - t_1)} \tag{1.7-5}$$

式(1.7-5)即为室温 t_1 时，对应的固体长度 L_1，当固体温度升高至 t_2 时，$L_2=L_1+\Delta L$。从式(1.7-5)则可求出该固体的线膨胀系数 α。

控温式固体线膨胀系数测定仪(参阅附录)采用电热法测定金属线膨胀系数，其中高温 t_2 可设置。

附录中线膨胀系数 α 为

$$\alpha = \frac{(n_2 - n_1)d}{2DL(t_2 - t_1)} \tag{1.7-6}$$

式中，L 即为式(1.7-5)中的 L_1，为金属杆长度；$\frac{(n_2 - n_1)d}{2D} = \Delta L$ 是依据光杠杆原理推出的测量微小长度变化量 ΔL 的公式(参阅拉伸法测金属丝的杨氏模量有关光杠杆原理部分)。n_1、n_2 分别为 t_1、t_2 温度时标尺上对应的读数，d 为光杠杆前后脚垂足间距，D 为光杠杆前脚连线与标尺间距，即镜面到直尺的距离。

【实验内容】

(1)测室温 t_1 及铜管长度 L。

(2)调节光杆与尺读望远镜系统确定 n_1。

(3)设置铜管加热的高温点 t_2。

(4)利用在铜管加热过程中的时间测 D。

(5)在铜管温度达到 t_2 瞬间，记录 n_2。

(6)测光杠杆前后脚垂足间距 d。

(7)把测量数据代入式(1. 7-6)计算 α。

【注意事项】

设置高温点 t_2，到达该温度后，加热器电源切断，但短时间内温度仍然会上升，注意及时记录对应于 t_2 的 n_2。

【数据处理】

室温 t_1=____________；室温时铜管长度 L=____________；室温 t_1 时标尺读数 n_2=____________；在铜管加热过程中的时间测 D=____________；铜管加热到高温点 t_2=____________；铜管温度达到 t_2 瞬间，记录 n_2=____________；光杠杆 d=____________；$\alpha = \frac{(n_2 - n_1)d}{2DL(t_2 - t_1)}$=____________。

【讨论】

(1)本实验中，哪一个量的测量误差对结果影响最大？在操作时应注意什么？

(2)本实验在温度连续变化的条件下进行时，读标尺时应注意什么？

(叶福丽)

实验 1.8　气体比热容比的测量

【医学应用】

比热容是物质的重要参量，在研究物质结构、确定相变、鉴定物质纯度等方面起着重要的作用。本实验将介绍一种较新颖的测量气体比热容的方法。

【实验目的】

测定空气分子的定压比热容与定容比热容之比。

【实验器材】

实验采用杭州富阳精科仪器有限公司生产的 FB212 型气体比热容比测定仪。其结构和连接方式如图 1.8-1 所示。

【实验原理】

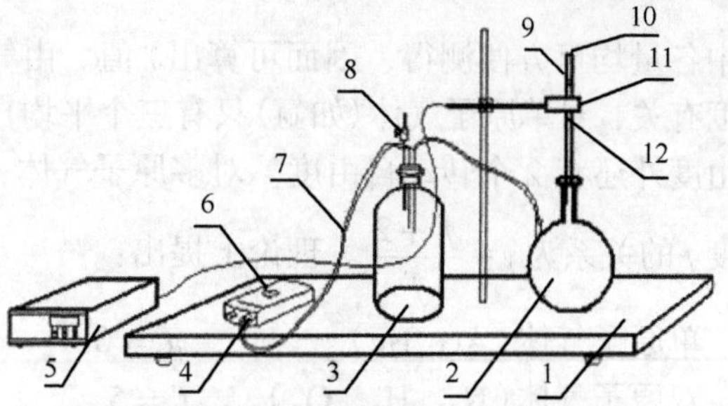

图 1.8-1　气体比热容比测定仪

1.底座；2.储气瓶Ⅰ；3.储气瓶Ⅱ；　4.气泵出气口；5.计时仪；6. 气泵与气量调节旋钮；7.橡皮管；8.调节阀门；9.出气小孔；10.空心玻璃管；11.光电门；12.钢球

气体的定压比热容 C_P 与定容比热容 C_V 之比 $\gamma = C_P / C_V$，在热力学过程特别是绝热过程中是一个很重要的参数，测定的方法有好多种。这里介绍一种较新颖的方法，通过测定物体在特定容器中的振动周期来计算 γ 值。实验基本装置如图 1.8-2 所示，振动物体小球的直径比玻璃管直径仅小 0.01～0.02mm。它能在此精密的玻璃管中上下移动，在瓶子的壁上有一小口，并插入一根细管，通过它各种气体可以注入玻璃瓶中。

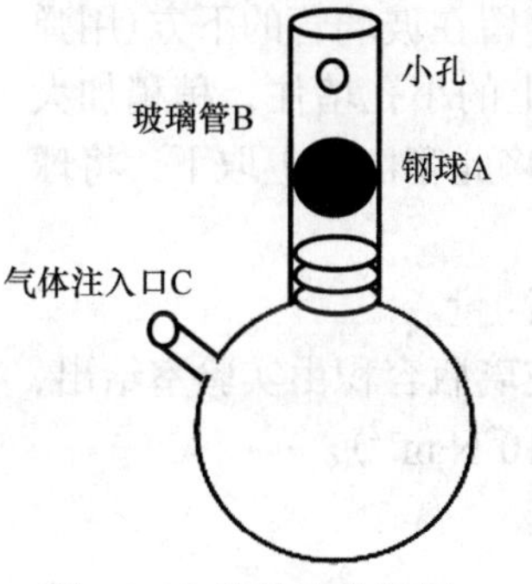

图 1.8-2　实验基本装置

钢球 A 的质量为 m，半径为 r(直径为 d)，当瓶子内压力 p 满足下面条件时，钢球 A 处于力平衡状态，这时 $p = P_L + \dfrac{mg}{\pi r^2}$，式中 P_L 为大气压强。为了补偿由于空气阻尼引起振动物体 A 振幅的衰减，通过 C 管一直注入一个小气压的气流，在精密玻璃管 B 的中央开设有一个小孔。振动物体 A 处于小孔下方的半个振动周期时，注入气体使容器的内压力增大，引起物体 A 向上移动，而当物体 A 处于小孔上方的半个振动周期时，容器内的气体将通过小孔流出，使物体下沉。以后重复上述过程，只要适当控制注入气体的流量，物体 A 能在玻璃管 B 的小孔上下作简谐振动，振动周期可利用光电计时装置来测得。

若物体偏离平衡位置一个较小距离 x，则容器内的压力变化为 $\mathrm{d}p$，物体的运动方程为

$$m\frac{\mathrm{d}^2 x}{\mathrm{d}t^2} = \pi r^2 \mathrm{d}p \tag{1.8-1}$$

因为物体振动过程相当快，所以可以看作绝热过程，绝热方程

$$pV^{\gamma} = 常数 \tag{1.8-2}$$

将式(1.8-2)求导数得出

$$\mathrm{d}p = -\frac{p\gamma \mathrm{d}V}{V},\ \mathrm{d}V = \pi r^2 x \tag{1.8-3}$$

将式(1.8-3)代入式(1.8-1)得

$$\frac{\mathrm{d}^2 x}{\mathrm{d}t} + \frac{\pi^2 r^4 p\gamma}{mV}x = 0$$

此式即为熟知的简谐振动方程，它的解为

$$\omega = \sqrt{\frac{\pi^2 r^4 p\gamma}{mV}} = \frac{2\pi}{T}$$

$$\gamma = \frac{4mV}{T^2 pr^4} = \frac{64mV}{T^2 pd^4} \tag{1.8-4}$$

式中各量均可方便测得，因而可算出γ值。由气体运动论可以知道，γ值与气体分子的自由度有关，对单原子气体(如氩)只有三个平均自由度，双原子气体(如氢)除上述3个平均自由度外还有2个转动自由度。对多原子气体，则具有3个转动自由度，比热容比γ与自由度f的关系为$\gamma=\dfrac{f+2}{f}$。理论上提出：

单原子气体(Ar，He)　　$f=3$　　$\gamma=1.67$

双原子气体(N_2，H_2，O_2)　　$f=5$　　$\gamma=1.40$

多原子气体(CH_4,CO_2)　　$f=6$　　$\gamma=1.33$

且与温度无关。

本实验装置主要系玻璃制成，且对玻璃管的要求特别高，振动物体的直径仅比玻璃管内径小0. 01mm左右，因此振动物体表面不允许擦伤。平时它停留在玻璃管的下方(用弹簧托住)。若要将其取出，只需在它振动时，用手指将玻璃管壁上的小孔堵住，稍稍加大气流量物体便会上浮到管子上方开口处，就可以方便地取出，或将此管由瓶上取下，将球倒出来。

振动周期采用可预置测量次数的数字计时仪，采用重复多次测量。

振动物体直径采用螺旋测微器测出，质量用物理天平称量，玻璃瓶容积由实验室给出，大气压强由气压表自行读出，并换算成$N\cdot m^{-2}$($760mmHg=1.013\times10^5N\cdot m^{-2}$)。

【实验内容】

1. 实验仪器的调整

(1)将气泵、储气瓶用橡皮管连接好，装有钢球的玻璃管插入球形储气瓶。将光电接收装置利用方形连接块固定在立杆上，固定位置于空心玻璃管的小孔附近。

(2)调节底板上三个水平调节螺钉，使底板处于水平状态。

(3)接通气泵电源，缓慢调节气泵上的调节旋钮，数分钟后，待储气瓶内注入一定压强的气体后，玻璃管中的钢球离开弹簧，向管子上方移动，此时应调节好进气的大小，使钢球在玻璃管中以小孔为中心上下振动。

2. 振动周期测量　接通计时仪器的电源及光电接收装置与计时仪器的连接。打开计时仪器，预置测量次数为50次，如需设置其他次数，可按“置数”键后，再按“上调”或“下调”键，调至所需次数，再按“置数”键确定。然后按“执行”键，即开始计数(状态显示灯闪烁)。待状态显示灯停止闪烁，显示屏显示的数字为振动50次所需的时间。重复测量5次。

3. 其他测量　用螺旋测微器和物理天平分别测出钢球的直径d和质量m，其中直径重复测量5次。

【注意事项】

(1)装有钢球的玻璃管上端有一黑色护套，防止实验时气流过大，导致钢球冲出。如需测钢球的质量应先拔出护套，待测量完毕，钢球放入后，仍需套入护套。

(2)若不计时或不停止计时，可能是光电门位置放置不正确，造成钢球上下振动时未挡光，或者是外界光线过强，须适当挡光。

(3)本实验容器的容积由制造厂提供(每台仪器上有标注)。

【数据处理】

钢球质量m=__________；钢球直径d=__________；钢球半径r=__________；玻璃瓶容积V=__________。

数据见表 1.8-1。

表 1.8-1　钢球振动的周期

次数	1	2	3	4	5
周期 T_i/s					
周期的平均值/s			$\overline{T}=$		

$$P=P_L+\frac{mg}{\pi r^2}=\underline{\qquad\qquad\qquad\qquad}。$$

$$\gamma=\frac{4mV}{T^2pr^4}=\frac{64mV}{T^2pd^4}=\underline{\qquad\qquad\qquad\qquad\qquad}。$$

【讨论】

(1)注入气体流量的多少对小球的运动情况有没有影响?

(2)在实际问题中，物体振动过程并不是十分理想的绝热过程，这时测得的值比实际值大还是小？为什么？

（叶福丽）

实验 1.9　多普勒效应综合实验

【医学应用】

多普勒效应是指当波源和接收器之间存在相对运动时，接收器接收到的波的频率与波源发出的频率不同的现象。

所有类型的波，包括电磁波、声波等都存在多普勒效应，因此多普勒效应在医学领域、科学研究、工程技术、交通管理等各方面都有十分广泛的应用。在医学上，基于多普勒效应的超声频移法的应用非常广泛。超声频移法是根据多普勒效应原理，通过探头向需要检查的部位发出一定频率的超声波，当声源与接收体(即探头和反射体)之间有相对运动时，回声的频率将有所改变，此种频率的变化称为频移，频移程度与探头和反射体间的相对运动速度有关。把多普勒信号检出加以分析及处理，经放大或检波，在示波器的荧光屏上显示出来，就可制成各种辅助诊断的超声多普勒诊断仪或激光多普勒诊断仪。利用这些仪器，可诊断、检查血管类疾病，如测定血流量及其速度，诊断各类动静脉瘘、各类动脉瘤、血管闭塞性脉管炎、慢性下肢静脉疾病，判断管腔狭窄程度，预防脑栓塞的发生等；可探测心脏、颅脑、身体各内脏、腹部和盆腔肿块，乳腺、甲状腺、肾上腺以及膀胱疾病等；估价受伤后组织的生存能力；监测整形外科手术后移植的可能性，研究坏疽组织和其他供血不足的疾病，监视手术期间的体外循环；在妇产科中，对于良恶性肿瘤鉴别及脐带疾病、胎儿先天性心脏病及胎盘功能的评估，对于滋养细胞疾病有较好的辅助诊断价值。由于多普勒装置工作迅速、安全可靠，超声诊断具有无损伤、可重复性等优点，因此超声多普勒技术被广泛用于医学诊断中。随着电子观测和分析技术的发展，多普勒效应的临床应用将进一步扩大，为医学工程和诊断技术提供更多准确、可靠的量化信息，对于疾病的诊断和治疗将带来更方便和更科学的依据。

本实验既可研究超声波的多普勒效应，又可利用多普勒效应将超声探头作为运动传感器，研究物体的运动状态。

【实验目的】

(1) 测量超声波接收器运动速度与接收频率之间的关系，验证多普勒效应，并由 $f-v$ 关系直线的斜率求解声速。

(2) 利用多普勒效应测量物体运动过程中多个时间点的速度，根据显示屏所显示的 $v-t$ 关系图(或调阅有关测量数据)，即可得出物体在运动过程中的速度变化情况，研究下列内容：

1) 匀加速直线运动，测量力、质量与加速度之间的关系，验证牛顿第二定律。

2) 测量自由落体运动，并由 $v-t$ 关系直线的斜率求重力加速度。

3) 测量简谐振动的周期等参数，并与理论值比较。

【实验器材】

多普勒效应综合实验仪、天平。

整套仪器由实验仪，超声发射/接收器，导轨，支架，光电门，运动小车，弹簧，电磁铁，滑轮，砝码等组成。实验仪采用 CPU 直接测量超声波频率，超声波接收器接收到的信号经放大整形后，送入 CPU，由 CPU 内部的计时器测出超声波信号的周期，通过计算得到超声波频率。本实验仪还具有计时功能，能够直接测出声源的移动速度，因此，通过测到的频率和声源的移动速度，可以计算出空气中的声速，实验原理图如图 1.9-1 所示。

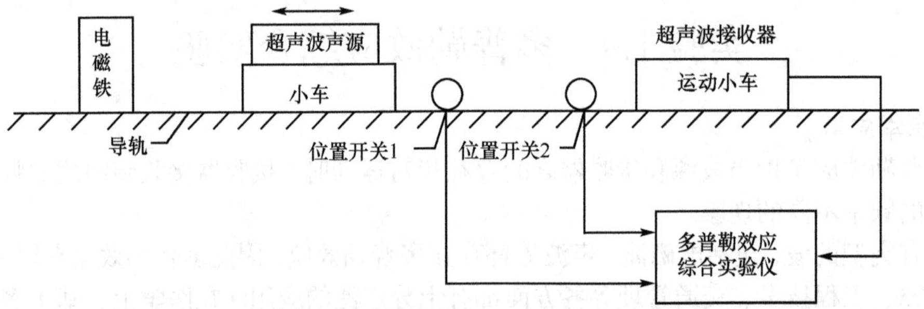

图 1.9-1 多普勒效应实验原理图

实验仪内置微处理器，带有液晶显示屏。实验仪采用菜单式操作，菜单及操作提示通过显示屏显示，通过方向键可选择菜单或修改参数，按确认键后仪器执行操作。操作者只需按提示即可完成操作。

【实验原理】

根据声波的多普勒效应公式，当声源与接收器之间有相对运动时，接收器接收到的频率 f 为

$$f=f_0\frac{u+v_1\cos\varphi_1}{u-v_2\cos\varphi_2} \tag{1.9-1}$$

式中，f_0 为声源发射频率，u 为声速，v_1 为接收器运动速率，v_2 为声源运动速率，φ_1 为声源和接收器的连线与接收器运动方向之间的夹角，φ_2 为声源和接收器的连线与声源运动方向之间的夹角。

若声源保持不动，运动物体上的接收器沿声源与接收器连线方向以速度 v 运动，则从式(1.9-1)可得接收器接收到的频率为

$$f=f_0\left(1+\frac{v}{u}\right) \tag{1.9-2}$$

当接收器向着声源运动时，v 取正；反之取负。

若 f_0 保持不变，利用多普勒效应综合实验仪所配的光电门测量物体的运动速度 v，并对接收到的频率 f 进行测量，即可得到 f–v 关系图，对多普勒效应进行验证。

由式(1.9-2)可得

$$f = \frac{f_0}{u}v + f_0 \tag{1.9-3}$$

令 $k = \dfrac{f_0}{u}$，则

$$f = kv + f_0 \tag{1.9-4}$$

可见，若以物体速度 v 为 x 轴，f 为 y 轴，由实验点作直线，其斜率应为 $k = f_0 / u$，由此即可计算出声速 $u = f_0 / k$。

若已知声速 u 及声源频率 f_0，通过设置使仪器以某种时间间隔对接收到的频率 f 进行测量，则由式(1.9-2)有

$$v = u\left(\frac{f}{f_0} - 1\right) \tag{1.9-5}$$

将接收器与运动物体固定在一起，利用多普勒效应综合实验仪按式(1.9-4)测量接收器的运动速度 v，由显示屏显示 v–t 关系图，或调阅有关测量数据，即可得出物体在运动过程中的速度变化情况，进而对物体运动状况及规律进行研究。

【实验内容】

1. 实验仪的预调节

(1)将多普勒效应综合实验仪的导轨水平放置于实验台上，并按图 1. 9-1 连接好系统。

(2)实验仪的超声波发射频率及室温的校准：将超声波发射探头对准接收探头，实验仪开机后，按键切换选项卡至[标定]，对室温及超声波发射器的发生频率进行标定，当仪器所显示的室温及所测的发生频率值稳定后，按键保存当前标定值。

(3)调节导轨的支撑脚，使导轨保持水平。

2. 验证多普勒效应，并由测量数据计算声速

(1)按键进入[设置]选项卡，将采样时间间隔设置为 40ms。

(2)进入[计时]选项卡，将小车用手推到电磁铁处，再按键，启动计时。

(3)释放小车，使小车通过光电门，此时仪器将显示小车通过光电门的时间 t，记录此时间。

(4)进入[测量]选项卡，利用小车尾端挂钩将小车悬挂于电磁铁处，按测量键释放小车。

(5)进入[数据]选项卡，按[▼]和[▲]键读出小车经过光电门时，超声波接收器所接收到的频率 f，并记录。

(6)改变砝码质量，重复(2)～(5)步骤，以得到不同速度下的 f 和 t。

(7)利用直尺量出小车的两个光电门挡片前沿的距离 s，并利用 $v = s / t$ 将记录的 t 转换为 v 后，作 f–v 关系曲线图。若测量点成直线，符合式(1.9-3)描述的规律，即直观验证了多普勒效应。计算 f–v 关系直线的斜率 k，由 k 计算声速 u 并与声速的理论值比较，求解百分误差。声速理论值由 u=3231(1+t/273)$^{1/2}$(m·s^{-1})计算，t 表示室温。

3. 研究匀变速直线运动，验证牛顿第二运动定律

(1)用天平称量运动小车、砝码托及砝码质量，每次取不同质量的砝码放于砝码托上，

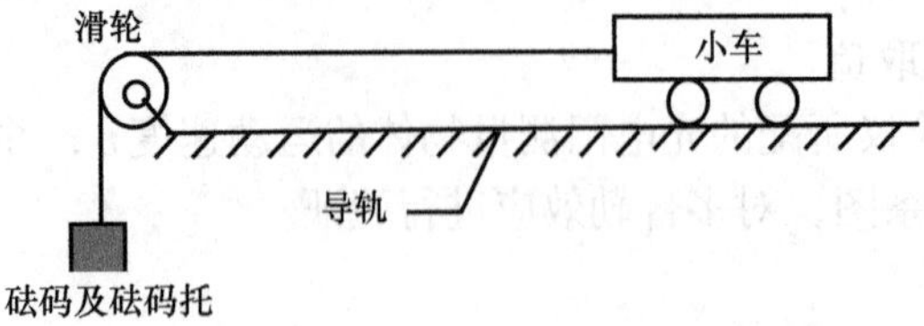

图 1.9-2 验证牛顿第二运动定律示意图

记录每次实验对应的砝码托及砝码质量 m。

(2) 按图 1.9-2 将超声接收器与运动物体(设二者总质量为 M)固定在一起，然后与质量为 m 的砝码托及砝码用细绳相连，并置于滑轮的两端。测量时释放砝码，小车在砝码的牵引下加速运动。由牛顿第二定律，小车受到的牵引力 F、小车质量 M、砝码托及砝码质量 m 与物体加速度间的关系为

$$\alpha = \frac{gm}{M+m} \tag{1.9-6}$$

(3) 进入[设置]选项卡，将采样时间间隔设置为 40ms。

(4) 进入[测量]选项卡，利用小车尾端挂钩将小车连于电磁铁处，按测量键释放小车；

(5) 进入[数据]选项卡，按[▼]和[▲]键观察测量到的数据，并记录小车的运动时间 t 和运动速度 v（选择几组记录)，根据记录的 t 和 v 求得 v–t 直线的斜率即为此次实验的加速度 α。

(6) 改变砝码重量，重复(4)～(5)步骤，以得到小车在受到不同牵引力的情况下的加速度。

(7) 以各次所得出的加速度 α 为纵轴，$\dfrac{m}{M+m}$ 为横轴作图，若二者为线性关系，符合式(1.9-6)描述的规律，牛顿第二定律得以验证。

4. 研究自由落体运动，求重力加速度

(1) 将多普勒效应综合实验仪的导轨的电磁铁移到导轨的上方，按图 1.9-3 所示垂直放置，调整导轨底座，使竖直的导轨垂直于地面，利用超声波发射部件尾部的挂钩将其悬挂于电磁铁挂钩上，并使发射部件与主机连线保持自然下垂，连接好系统。

(2) 进入[设置]选项卡，将采样时间间隔设置为 40ms，采样长度设为 1s，并保存。

(3) 利用超声波发射部件尾部的挂钩将其悬挂于电磁铁挂钩上，然后进入[测量]选项卡，按测量键，使电磁铁释放，超声波发射器做自由落体运动，同时多普勒效应综合实验仪将自动测量及记录数据。

(4) 选择曲线选项卡或数据选项卡，读出超声波发射器的运动速度和时间并记录。作 v-t 曲线，根据曲线求得的斜率即为重力加速度 g，将测量值与理论值比较，求出误差。

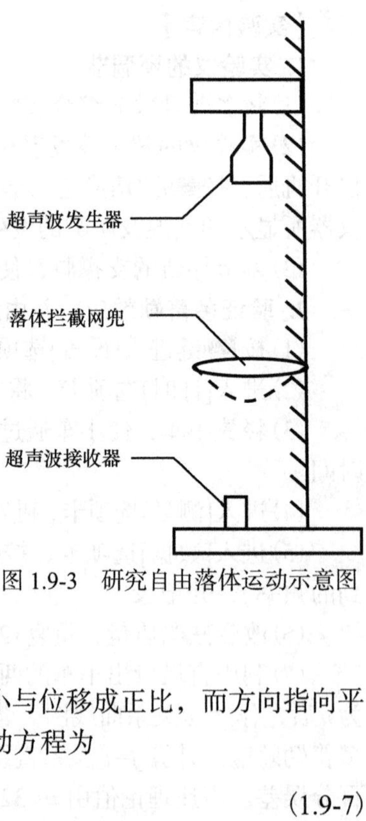

图 1.9-3 研究自由落体运动示意图

5. 研究简谐运动 对质量为 m 的物体，当其受到大小与位移成正比，而方向指向平衡位置的力的作用时，若以物体的运动方向为 x 轴，其运动方程为

$$m\frac{d^2x}{dt^2} = -kx \tag{1.9-7}$$

由式(1.9-7)描述的运动方程称为简谐运动，当初始条件为 $t=0$，$x=-A_0$，$v=\dfrac{dx}{dt}=0$

时，方程(1. 9-7)的解为

$$x=-A_0\cos\omega_0 t \tag{1.9-8}$$

将式(1.9-8)对时间求导，可得运动方程：

$$u=\omega_0 A_0\sin\omega_0 t \tag{1.9-9}$$

由式(1.9-8)、式(1.9-9)可见物体作简谐振动时，位移和速度都随时间周期变化，式中 $\omega_0=\sqrt{\dfrac{k}{m}}$ 为振动的角频率。

【实验步骤】

(1)称量垂直运动超声接收器的质量 m，并记录。

(2)类似于图 1.9-3 安装测量仪器，将弹簧通过一段细线悬挂于电磁铁上方的挂钩孔中，垂直运动超声接收器的尾翼悬挂在弹簧上。测量接收器悬挂上之后弹簧的伸长量 Δx，计算 k 及 ω_0($k=mg/\Delta x$，$\omega_0=\sqrt{\dfrac{k}{m}}$)。

(3)进入[设置]选项卡，将采样时间间隔设置为 100ms，采样长度设为 20s 并保存。

(4)进入[测量]选项卡，将接收器从平衡位置下拉约 20cm，松手让接收器自由振荡，同时按测量键，让实验仪按设置的参数自动采样。采样结束后会显示如式(1.9-9)描述的速度随时间变化关系。

(5)查阅数据，记录第 1 次速度达到最大时的采样次数 $N_{1\max}$ 和第 11 次速度达到最大时的采样次数 $N_{11\max}$，就可计算实际测量的运动周期 T 为

$$T=\frac{N_{11\max}-N_{1\max}}{10}\times 100(\text{ms})$$

其中，100ms 为采样时间间隔，由 T 可计算出角频率 ω，并可计算 ω_0 与 ω 的百分误差。

【注意事项】

(1)由于温度传感器藏于超声波接收器电路中，所以在进行“实验仪的超声波发射频率及室温的校准”步骤时，应注意不要用手触摸超声波接收器所在区域，以免产生温度测量的误差。

(2)在测量声速的实验中，注意每次要改变砝码的个数，使接收器通过光电门时有不同的平均速度 υ 和平均频率 f(测量次数为 6)。

(3)在进行研究自由落体运动、求重力加速度的实验时，为了保证测量的成功，应调节垂直底座，使导轨尽量垂直于地面；另外，为了减小偶然误差，可进行多次重复测量，获取多次测量数据，将测量的平均值作为测量值。

(4)在做自由落体运动实验时，一定注意接收器的信号线与悬挂线，保护信号线不被扯断。

(5)在处理实验数据时，作 f-υ 直线和 υ-t 直线求斜率，一般采用斜率截距法(或称两点式)：在直线上选取两点 $p_1(x_1,y_1)$和 $p_2(x_2,y_2)$，则 $k=(y_2-y_1)/(x_2-x_1)$。注意：所取两点不应为原实验数据点，并且所取的两点不要相距太近，以减小误差。

【数据处理】

1. 实验仪的预调节

仪器显示的室温 $T_0=$__________；

超声波发射器的发生频率 $f_0=$__________。

2. 验证多普勒效应，并由测量数据计算声速(表 1.9-1)

表 1.9-1 改变砝码质量，得到不同速度下的 f 和 t

次数	1	2	3	4	5	6	7	8
两个光电门挡片前沿的距离 s								
小车通过光电门的时间 t								
超声波接收器所接收到的频率 f								
$v=s/t$								

作 $f-v$ 关系曲线图；计算 $f-v$ 关系直线的斜率 $k=$______________；声速测量值 $u=$______________；声速理论值 $u=3231(1+t/273)^{1/2}=$______________。

3. 研究匀变速直线运动，验证牛顿第二运动定律(表 1.9-2)

表 1.9-2 记录小车的运动时间 t 和运动速度 v

次数	1	2	3	4	5	6	7	8
t								
v								

根据记录的 t 和 v 画 v-t 曲线；由直线的斜率得此次实验的加速度 $a=$__________测量值与理论值比较，求出误差。

4. 研究自由落体运动，求重力加速度(表 1.9-3)

表 1.9-3 超声波发射器的运动速度和时间记录

次数	1	2	3	4	5	6	7	8
v								
t								

根据记录的 v 和 t 画 v-t 曲线；曲线的斜率即为重力加速度 $g=$____________；测量值与理论值比较，求出误差。

5. 研究简谐运动

超声接收器的质量 $m=$______________；

测量接收器悬挂上之后弹簧的伸长量 $\Delta x=$______________；

$k=mg/\Delta x$______________；

$\omega_0=\sqrt{\dfrac{k}{m}}=$______________；

记录第 1 次速度达到最大时的采样次数 $N_{1\max}=$______________；

第 11 次速度达到最大时的采样次数 $N_{11\max}=$______________；

计算实际测量的运动周期 $T=\dfrac{N_{11\max}-N_{1\max}}{10}\times 100(\text{ms})=$______________；

由 T 可计算出角频率 $\omega=$______________；

ω_0 与 ω 的百分误差______________。

【讨论】

(1) 仪器做变速运动测量时，是根据接收器接收到的频率式 $v=u(\frac{f}{f_0}-1)$ 计算运动速度的，此式是由式(1.9-3)得出的，由式(1.9-1)到式(1.9-3)有什么样的前提条件？若在实际运动中前提条件不满足，会带来什么后果？

(2) 小车在导轨上运动时，不可避免地会受到摩擦力的作用，试分析摩擦力对实验结果的影响。

【思考】

(1) 试利用“验证牛顿第二定律实验”的装置，设计一种实验方案，以测量重力加速度 g，并分析可能的误差来源。

(2) 如何利用多普勒综合实验仪究其他变速直线运动？

(3) 如何利用现有装置观测弹簧振子在有阻尼情况下的振动，并测定表征阻尼振动的一些参数？

（叶福丽）

实验 1.10　人耳听阈曲线的测定

【医学应用】

人的听觉灵敏度会随年龄而变化，人越老，能听到的最高频率越低，而且要响一些才能听得见。人耳在强音持续作用下，听力会很快变坏。通常摇摆舞乐队的演奏者们听力会严重衰退；工厂的工人在强噪声的工作条件下，听力也会明显下降。此外，还有一些疾病也会引起听力的减退。所以要鉴别听力是否有问题，就需要做听力测试。听力测试一般要在专门的听力测试隔音室内进行，对每只耳朵分别测试。

【实验目的】

(1) 掌握听觉听阈的测量方法。

(2) 了解听阈曲线的物理意义，测定人耳的听阈曲线。

【实验器材】

1. 实验器材　FD-AM-B 型听觉实验仪、立体声耳机、方格纸、直尺等。

2. 听觉实验仪原理简介　听觉实验仪采用微型计算机控制，产生的正弦信号经衰减器送到功率放大器，就得到最大衰减为 0dB、断续分挡可调的电功率送到耳机，经耳机将电功率转变为同频率机械波，通过改变频率和衰减器的衰减量就可以分别测量不同人的左、右耳对不同频率纯音的听阈值。听觉实验仪原理示意图如图 1.10-1 所示。

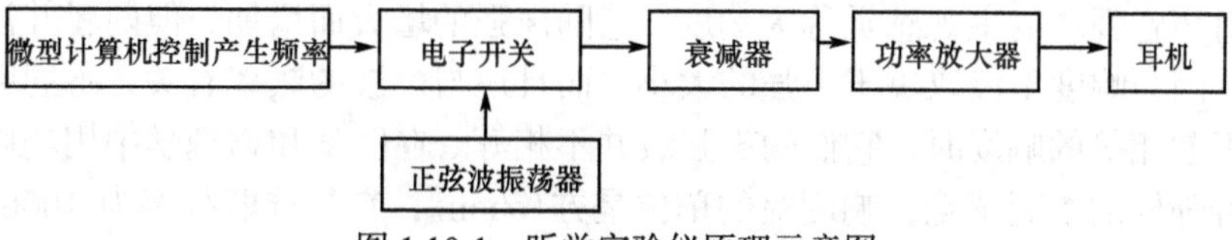

图 1.10-1　听觉实验仪原理示意图

仪器安装在 287mm×207mm×100mm 实验箱内，仪器面板如图 1.10-2 所示。仪器的智能键控信号源操作说明如下，该键盘由 4 个按键组成。

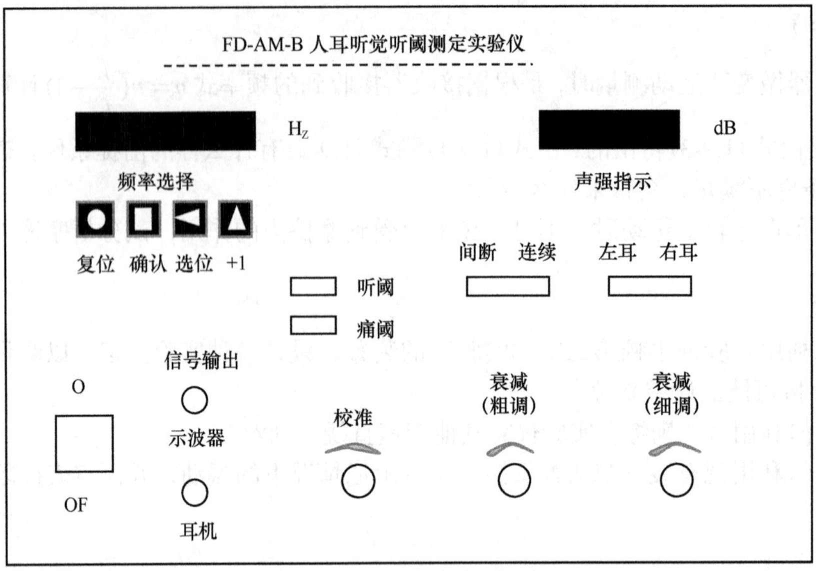

图 1.10-2 实验仪器面板图

(1)复位键：复位信号频率，仪器设定复位(初始)频率为 1000Hz。

(2)确认键：任何设置后必须按下确认键，设定的频率才能有效输出。仪器对设置频率值进行限制，如设置频率值高于 20000Hz 则输出有效频率只能为 20000Hz，如设置频率低于 20 H_Z 则输出有效频率只能为 20Hz。

(3)选位键：频率数字显示有 5 位，分别为个、十、百、千、万。选位键能按次序分别选中其中一位，被选中的一位数码管会闪烁，这时只能对闪烁的被选中的位进行修改操作，修改完成后，按下确认键闪烁就会停止，输出有效频率。

(4)+1 键：对被选中的位的数字进行修改，按下+1 键，就会对选中的位的数字进行加 1，每按一次数字加 1，依次改变数字为 0～9。

FD-AM-B 人耳听觉听阈测量实验仪的声强指示范围为–5～55dB，一般的听阈测量已经能满足。测痛阈则是无法满足的。

【实验原理】

能够在听觉器官引起声音感觉的波动称为声波。通常声波的可闻频率范围为 20～20000Hz。

描述声波能量的大小常用声强和声强级两个物理量。声强是单位时间内通过的垂直于声波传播方向的单位面积的声波能量，用 I 来表示。声强级是声强的对数标度，它是根据人耳对声音强弱变化的分辨能力来定义的，用 L 来表示。L 与 I 的关系为

$$L=\lg\frac{I}{I_0}(\mathrm{B})=10\lg\frac{I}{I_0}(\mathrm{dB})\ \ (I_0=10^{-12}\ \mathrm{W\cdot m^{-2}}) \tag{1.10-1}$$

人耳对声音强弱的主观感觉称为响度。它随声强的增大而增加，但两者并没有简单的线性关系，因为响度不仅取决于声强的大小，而且还与声波的频率有关，不同频率的声波在人耳中引起相等的响度时，它们的声强级并不相等。在医学和物理学中用响度级来描述人耳对声音强弱的主观感觉，响度级的单位是方(phon)，它是选取频率为 1000Hz 的纯音为基准声音，并规定它的响度级在数值上等于其声强级(以 dB 计)，将欲测的不同频率的声音与此基准声音比较，若该被测声音听起来与基准音的某个声强级一样响，这时基准声的声强级就是该被测声音的响度级。例如，频率为 100Hz、声强级为 72dB 的声音，与

1000Hz、声强级为 60dB 的基准声音等响，则频率为 100Hz、声强为 72dB 的声音，其响度级为 60phon；1000Hz、40dB 的声音，其响度级为 40phon。以频率的常用对数为横坐标，声强级为纵坐标，绘出不同频率的声音与 1000Hz 的标准声音等响时的声强级与频率的关系曲线，得到的曲线称为等响曲线。图 1.10-3 表示正常人的等响曲线。

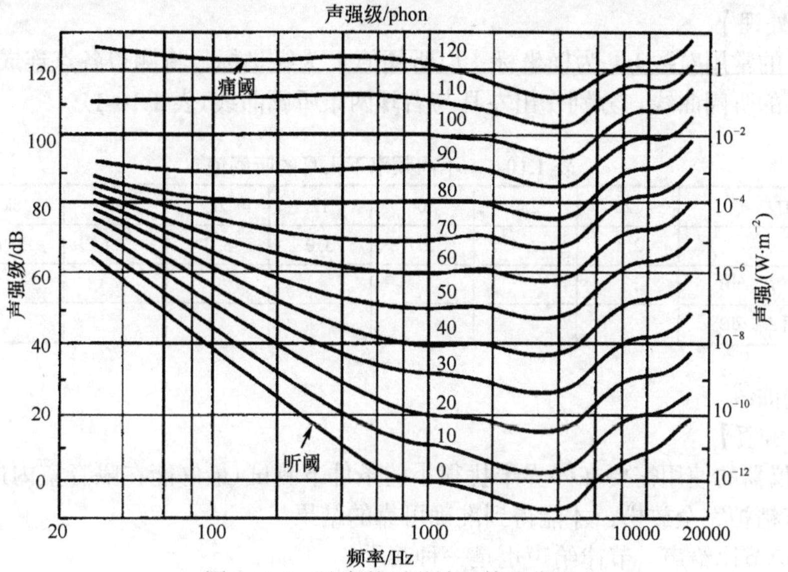

图 1.10-3　纯音的听觉域和等响曲线

引起听觉的声音，不仅在频率上有一定的范围，而且在声强上也有一定范围。就是说，对于任一在声波范围内(20Hz～20kHz)的频率，声强还必须达到某一数值才能引起人耳听觉。能引起听觉的最小声强叫做听阈，对不同频率的声波听阈不同，听阈与频率的关系曲线叫做听阈曲线。随着声强的增大，人耳感到声音的响度也提高了，当声强超过某一最大值时，声音在人耳中会引起痛觉，这个最大声强称为痛阈。对于不同频率的声波，痛阈也不同，痛阈与频率的关系曲线叫做痛阈曲线。由图 1.10-3 可知，听阈曲线即为响度级为 0phon 的等响曲线，痛阈曲线即为响度级为 120phon 的等响曲线。

在临床上常用听力计测定患者对各种频率声音的听阈值，与正常人在相应频率时的听阈值进行比较，借以诊断患者的听力是否正常。

【实验内容】

(1)熟悉听觉实验仪面板上的各键功能，接通电源，打开电源开关，指示灯亮，预热 5min。

(2)在面板上将耳机插入，把仪器各选择开关按到选定位置。

(3)被测者戴上耳机，选择测试的右、左耳，可打开“右耳”或“左耳”开关。选择“连续”或“间断”声响，开关拨向相应一方。选择“间断”声响，可有效判别听阈值左右的声响。

(4)测量

1)按说明要求选择测量频率(仪器初始为 1000Hz)。

2)调节“衰减”旋钮(衰减粗调和微调两个旋钮)，使声强指示为 0dB。调节“校准”旋钮，使被测者刚好听到 1000Hz 的声音(整个听阈测量实验内“校准”旋钮不能再调节)。

3)选定一个测量频率，用渐增法测定：将衰减旋钮调至听不到声音开始，逐渐减小衰减量(可交替调节粗调和微调)，当被测人刚听到声音时主试人(或自己)停止减小衰减量，此时的声强(或声强级)为被测人在此频率的听觉阈值，其衰减分贝用 L 表示。

4)同一个频率还可以用渐减法测定：步骤基本同 3)，只是将衰减旋钮先调在听得到声音处、然后再开始逐渐增大衰减量，直到刚好听不到声音时，与步骤 3）一样，对相应同一频率的声音，可得到相同的听觉阈值。

5）改变频率，分别对…、250Hz、500Hz、1kHz、2 kHz、…8 个不同的频率进行测量，这样就可以得到右耳或左耳 8 个点的听觉阈值，连起来便是听阈曲线。

【数据处理】

以频率的常用对数 lgν 为横坐标，以听阈值 L 为纵坐标，将测得各点连成曲线，该曲线为被试者的听阈曲线。分别作出左耳与右耳两条听阈曲线(表 1.10-1)。

表 1.10-1　不同频率下人耳的听阈值

ν/Hz	125	250	500	1k	2k	4k	8k	16k
lg ν	2.1	2.4	2.7	3.0	3.3	3.6	3.9	4.2
左耳听阈值 $L_{左}$/dB								
右耳听阈值 $L_{右}$/dB								

画听阈曲线。

【注意事项】

(1)本仪器的使用需要在外界干扰很小的条件下测试(最好能在隔音室内进行)，而且被试者只有精神完全放松，才能得到准确可靠的结果。

(2)避免节律给声。节律给声也是一种暗示。

(3)使用“声响调节”按钮时，用力要轻。

(4)耳机的连接线易断，使用时应注意。

(5)本仪器使用环境应远离强无线电干扰源和强动力源(如大功率动力变压器和大功率电机，电焊机高频感应炉等)。

(6)长时间不用时，则每 2 个月连续通电 4～8h。存放处应无较强的磁场，以防耳机退磁。

(7)因为耳机有退磁、灵敏度下降的现象，所以每两年重作一次校准曲线。

(8)耳机为经过改装校正后的本仪器专用耳机，不能用作他用。

【思考】

(1)阐明本实验的研究目的及意义。

(2)介绍本研究涉及的基本原理及设计方案。

(3)介绍你对本实验的收获和体会，对存在的问题提出改进意见和建议。

(4)请分析本实验主要的误差来源。

(叶福丽)

实验 1.11　三线摆法测转动惯量

【医学应用】

转动惯量是物体转动惯性的量度。物体对某轴的转动惯量的大小与物体的质量和转轴的位置以及质量的分布有关。正确测量物体的转动惯量，在工程技术中有着十分重要的意义。医疗设备中亦有许多需要旋转的部件，其中飞轮转动惯量的大小，直接对机械的工作有较大影响，如利用旋转的离心力分离血细胞设备等。形状规则的均质物体的转动惯量可以通过计算求得，但对形状复杂的刚体，而用实验方法测定，比理论计算简便得多，三线扭摆就是通过扭转运动测量刚体转动惯量的常用装置之一。

【实验目的】

(1)学习用三线摆法测量物体的转动惯量，相同质量的圆盘和圆环绕同一转轴扭转，实验所得转动惯量不同，说明转动惯量与质量分布有关。

(2)验证转动惯量的平行轴定理。

(3)学习用激光光电传感器精确测量三线摆扭转运动的周期。

【实验原理】

三线摆是将一个匀质圆盘，以等长的三条细线对称地悬挂在一个水平的小圆盘下面构成的。每个圆盘的三个悬点均构成一个等边三角形。如图 1.11-1 所示，当底圆盘 B 调成水平，三线等长时，B 盘可以绕垂直于它并通过两盘中心的轴线 O_1O_2 作扭转摆动，扭转的周期与下圆盘(包括其上物体)的转动惯量有关，三线摆法正是通过测量它的扭转周期去求已知质量物体的转动惯量。

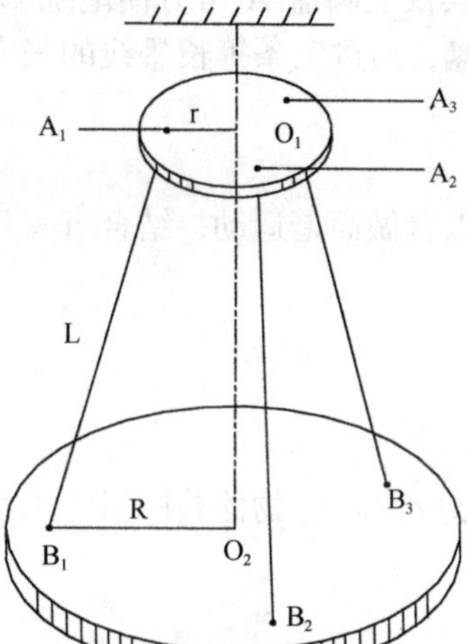

图 1.11-1

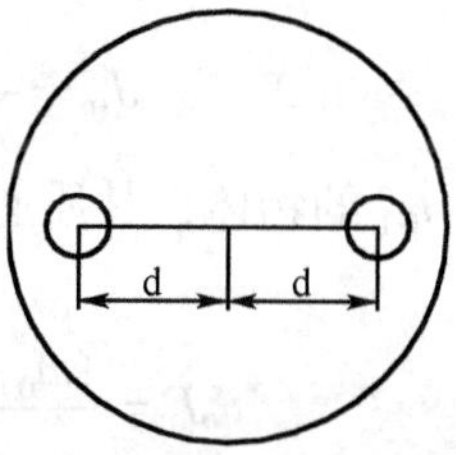

图 1.11-2

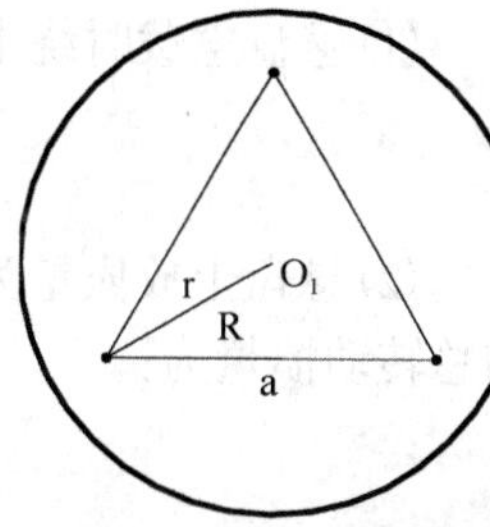

图 1.11-3

由节末附的推导可知，当摆角很小，等长的三悬线很长，悬线张力相等，上下圆盘平行，且只绕 O_1O_2 轴扭转的条件下，下圆盘 B 对 O_1O_2 轴的转动惯量 J_0 为：

$$J_0 = \frac{m_0 gRr}{4\pi^2 H} T_0^2 \qquad (1.11\text{-}1)$$

式中 m_0 为下圆盘 B 的质量，r 和 R 分别为上圆盘 A 和下圆盘 B 上线的悬点到各自圆心 O_1 和 O_2 的距离（注意 r 和 R 不是圆盘的半径），H 为两盘之间的垂直距离，T_0 为下圆盘扭转的周期。

若测量质量为 m 的待测物体对于 O_1O_2 轴的转动惯量 J，只需将待测物体置于圆盘上，设此时扭转周期为 T，对于 O_1O_2 轴的转动惯量为：

$$J_1 = J + J_0 = \frac{(m+m_0)gRr}{4\pi^2 H} T^2$$

于是得到待测物体对于 O_1O_2 轴的转动惯量为：

$$J = \frac{(m+m_0)gRr}{4\pi^2 H} T^2 - J_0 \qquad (1.11\text{-}2)$$

式 1.11-2 表明，各物体对同一转轴的转动惯量具有相叠加的关系，这是三线摆方法的优点。为了将测量值和理论值进行比较，安置待测物体时，要使其质心恰好和下圆盘 B 的轴心重合。

本实验还可验证平行轴定理。如把一个已知质量的圆柱体放在下圆盘中心，质心在 O_1O_2 轴，测得其转动惯量为 J_2；然后把其质心移动距离 d，为了不使下圆盘倾翻，用两个完全相同的圆柱体对称地放在圆盘上，如图 1.11-2 所示。设两圆柱体质心离开 O_1O_2 轴距离均为 d(即两圆柱体的质心间距为 $2d$) 时，对于 O_1O_2 轴的转动惯量为 J_3，设一个圆柱体质量为 m，则由平行轴定理可得：

$$md^2 = \frac{J_3}{2} - J_2 \tag{1.11-3}$$

由此测得的 d 值和用长度器实测的值比较，在实验误差允许范围内两者相符的话，就验证了转动惯量的平行轴定理。

【实验器材】

新型转动惯量测定仪平台、米尺、游标卡尺、计数计时仪、水平仪，样品为圆盘、圆环及圆柱体 3 种。

为了尽可能消除下圆盘的扭转振动之外的运动，三线摆仪上圆盘 A 可方便地绕 O_1O_2 轴作水平转动。测量时，先使下圆盘静止，然后转动上圆盘，通过三条等长悬线的张力使下圆盘随着作单纯的扭转振动。

【实验内容】

依照机械能守恒定律，若扭角足够小，悬盘的运动可以看做简谐运动，结合有关几何关系可以得到如下公式：

(1) 悬盘空载时绕中心轴作扭转摆动时的转动惯量为：

$$J_0 = \frac{m_0 gRr}{4\pi^2 H} T_0^2$$

(2) 悬盘上放质量为 m_1 的物体，其质心落在中心轴，悬盘和 m_1 物体共同对于中心轴的总转动惯量为：

$$J_1 = \frac{(m_0 + m_1)gRr}{4\pi^2 H} T_1^2$$

质量为 m_1 的物体对中心轴的转动惯量 J_{m1}：

$$J_{m1} = J_1 - J_0$$

(3) 质量为 m_1 的刚体绕过质心轴线的转动惯量为 J，转轴平行移动距离 d 时，其绕新轴的转动惯量将变为 $J' = J + m_2 d^2$，将两个质量相同的圆柱体 m_2 对称的放置在悬盘的两边，并使其边缘与悬盘上同心圆刻槽线相切，如图 1.11-2 所示，如果实验测得摆动周期为 T_2，则两圆柱体和悬盘对中心轴的总转动惯量为：

$$J_2 = \frac{(m_0 + 2m_2)gRr}{4\pi^2 H} T_2^2$$

质量为 m_2 的圆柱体对中心轴的转动惯量 J_{m2} 为：

$$J_{m2} = \frac{1}{2}(J_2 - J_0)$$

(4) 比较实验数据与理论计算的结果。

(5) 圆盘半径测量及验证平行轴定理示意图如图 1.11-2 和图 1.11-3 所示。

【实验步骤】

1. 调节三线摆

(1) 调节上盘(启动盘)水平：将圆形水平仪放到旋臂上，调节底板调节脚，使其水平。

(2)调节下悬盘水平：将水平仪放至悬盘中心，调节摆线锁紧螺栓和摆线调节旋钮，使悬盘水平。

2. 调节激光器和计时仪

(1)先将光电接收器放到一个适当位置，后调节激光器位置，使其和光电接收器在一个水平线上。此时可打开电源，将激光束调整到最佳位置，即激光打到光电接收器的小孔上，计数计时仪右上角的低电平指示灯状态为暗。注意此时切勿直视激光光源。

(2)再调整启动盘，使一根摆线靠近激光束。(此时可轻轻旋转启动盘，使其在 5^0 角内转动起来)

(3)设置计时仪的预置次数。

3. 测量下悬盘的转动惯量 J_0

(1)测量上下圆盘悬点到盘心的距离 r 和 R，用游标卡尺测量悬盘的直径 D_1。

(2)用米尺测量上下圆盘之间的距离 H。

(3)记录悬盘的质量 m_0。

(4)测量下悬盘摆动周期 T_0，轻轻旋转启动盘，使下悬盘作扭转摆动（摆角$<5°$ ），记录 20 个周期的时间。

4. 测量悬盘加圆环的转动惯量 J_1

(1)在下悬盘上放上圆环并使它的中心对准悬盘中心。

(2)测量悬盘加圆环的扭转摆动周期 T_1。

(3)测量并记录圆环质量 m_1，圆环的内、外直径 $D_{内}$和 $D_{外}$。

5. 测量悬盘加圆盘的转动惯量 J_3

(1)在下悬盘上放上圆盘并使它的中心对准悬盘中心。

(2)测量悬盘加圆盘的扭转摆动周期 T_3。

(3)测量并记录圆盘质量 m_3，直径 $D_{盘}$。

6. 验证平行轴定理

(1)将两个相同的圆柱体按照下悬盘上的刻线，对称地放在悬盘上，相距的距离 $2d=D_{槽}-D_{小柱}$。

(2)测量扭转摆动周期 T_2。

(3)测量圆柱体的直径 $D_{小柱}$，悬盘上刻线直径 $D_{槽}$及圆柱体的总质量 $2m_2$ 。

7. 其他

(1)测定下圆盘对于 O_1O_2 轴的转动惯量 J_0 和理论值 $J_{理论}$进行比较。理论值公式为：圆盘(或圆柱体) $J_{理论}=\dfrac{1}{8}mD^2$，(D 为直径)；圆环 $J=\dfrac{1}{8}m\left(D_{内}^2+D_{外}^2\right)$，$R$ 和 r 由实验室给出，或按图 1.11-3 所示可得 $r=\dfrac{\sqrt{3}}{3}a$ 。

(2)测圆环或圆盘对于 O_1O_2 的转动惯量 J 和理论值 $J_{理论}$比较。

(3)验证平行轴定理。

将两个直径为 D 的圆柱体放置在悬盘上，使它们的间距为 $2d$，如图 1.11-2 所示，d 为圆柱体中心轴线与转轴间距离，两圆柱体中心连线通过转轴。测得 J_3 和 J_2，按式 1.11-3 计算 md^2 值，并与理论值进行比较。

【思考】

(1)试分析式(1.11-1)成立的条件。实验中应如何保证待测物转轴始终和 O_1O_2 轴重合?

(2) 将待测物体放到下圆盘（中心一致）测量转动惯量，其周期一定比只有下圆盘时大吗？为什么？

【知识扩展】公式(1.11-1)的推导

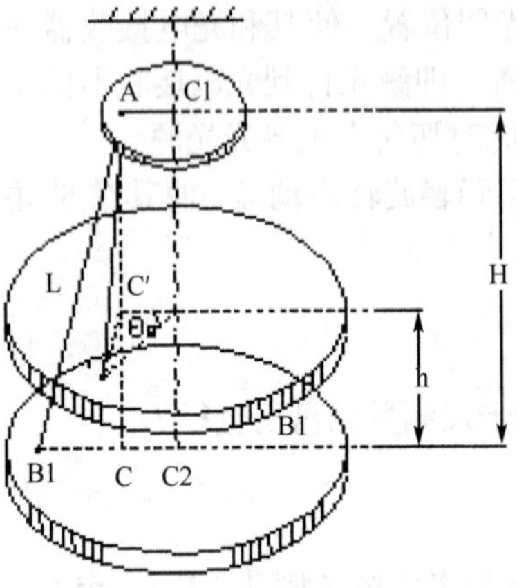

图 1.11-6

设下圆盘的质量为 m_0，以小角度作扭转振动时，它沿 O_1O_2 轴线上升的高度 h，如图 1.11-6 所示，则势能为：

$$E_p = m_0 gh$$

当圆盘回到平衡位置时，它具有动能为：

$$E_k = \frac{1}{2} J_0 \omega_0^2 \tag{1.11-4}$$

式(1.11-4)中 J_0 为下圆盘对于通过其质心且垂直于盘面的 O_1O_2 轴的转动惯量，ω_0 为回到平衡位置时角速度，略去摩擦，按机械能守恒定律：

$$\frac{1}{2} J_0 \omega_0^2 = m_0 gh$$

把下圆盘小角度扭转振动作为简谐振动，圆盘的角位移 θ 与时间 t 的关系为：

$$\theta = \theta_0 \sin \frac{2\pi}{T_0} t$$

$$\omega = \frac{\mathrm{d}\theta}{\mathrm{d}t} = \frac{2\pi}{T_0} \theta_0 \cos \frac{2\pi}{T_0} t$$

在通过平衡位置时，$\omega_0 = \dfrac{2\pi}{T_0} \theta_0$，于是

$$\frac{1}{2} J_0 \left(\frac{2\pi}{T_0} \theta_0 \right)^2 = m_0 gh \tag{1.11-5}$$

设悬线长度 AB=L，上下圆盘悬点到中心的距离分别为 r 和 R 。对应角振幅 θ_0，下圆盘轴向上移高度

$$h = O_2O_2' = AC - AC' = \frac{AC - AC'^2}{AC + AC'}$$

由于 $AC^2 = AB^2 - BC^2 = L^2 - (R-r)^2$，$AC' = AB_{2'}' - B'C'^2 = L^2 - \left(R^2 + r^2 - 2Rr\cos\theta_0\right)$，所以

$$h = \frac{2Rr(1-\cos\theta_0)}{H + (H-h)} = \frac{4Rr\sin^2(\theta_0/2)}{2H - h}$$

由于 θ_0 很小，$\sin^2 \dfrac{\theta_0}{2} \approx \dfrac{1}{4}\theta_0^2$，$h << 2H$，则得：

$$h = \frac{Rr\theta_0^2}{2H}$$

代入(1.11-5)式并经整理，即可得到式 1.11-1 的表达式：

$$J_0 = \frac{m_0 gRr}{4\pi^2 H} T_0^2$$

（鲍　艳　赵　元）

第二篇　电学和磁学实验

实验 2.1　万用电表的使用

2.1.1　指针式万用表的使用

【医学应用】

医用电子仪器在检查治疗等多方面起着不可替代的作用，要深入了解生命现象和有效地使用现代的医疗仪器，学习并掌握基本电学仪器的原理和使用是十分重要的。

【实验目的】

(1)了解指针式万用表的结构原理。

(2)掌握指针式万用表的使用方法。

【实验器材】

指针式万用表、电源、待测电阻、电容器、导线、二极管、三极管等。

【实验原理】

指针式万用表是一种具有多种测量功能的电表，简称万用表，它可以用来测量直/交流电压、直流电流、电阻、电容等。有些万用表还可以测量交流电流等。万用表的种类很多，但原理及使用方法基本相同。

万用表可分为两个基本部分，上部为表头部分，下部为功能及量程转换部分。表头由灵敏度较高的电流计构成，电流越大或电压越高，电流计指针在刻度盘上偏转的角度就越大。

当把不同阻值的量程转换电阻与电流计串联时，万用表就成为量度范围不同的伏特计，如图 2.1-1(a)所示；当把不同阻值的量程转换电阻与电流计并联时，万用表就成为量度范围不同的安培计，如图 2.1-1(b)所示；当把干电池、变阻器及不同阻值的量程转换电阻与电流计串联时，万用表就成为量度范围不同的欧姆计，如图 2.1-1(c)所示。

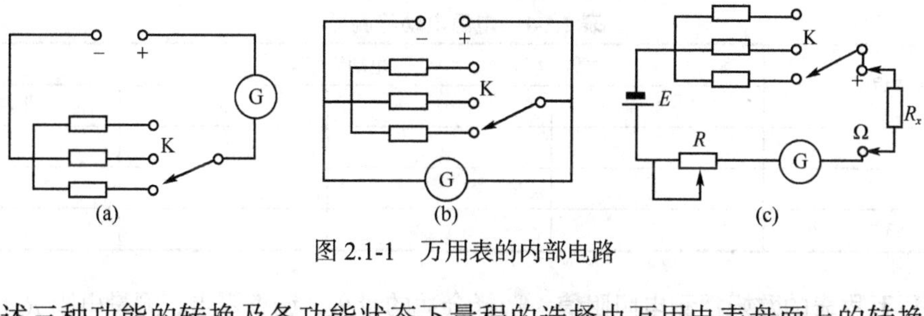

图 2.1-1　万用表的内部电路

上述三种功能的转换及各功能状态下量程的选择由万用电表盘面上的转换旋钮来实现。

量程就是测量的范围，即测量的最大允许值，测量值超过允许范围，就会损坏电表。

在测量前，必须估算好测量的最大值，选择合适的量程，然后才可以进行测量。量程过大会影响测量的准确度，量程太小会损坏电表。如果暂时无法估计待测物理量的量程，则尽可能采用大的量程，然后根据测量结果调整量程。

当通过转换旋钮把万用表转换成欧姆计时，被测电阻 R_x 接在万用电表的“+”和“Ω”两接线柱(有的万用表接在“+”“−”两接线柱)之间，构成了如图 2.1-1(c)所示的串联电路。

被测电阻值越大，电流越小，指针偏转角度越小。R_x 很大($R_x \to \infty$ 时，相当于断路)时，电流极小。因此欧姆计的读数方向与电流计的读数方向相反，其零点在刻度盘的最右侧，最大读数在刻度盘的最左侧。测量前必须对欧姆计进行零点调整(改变量程后仍需进行零点调整)，其方法是将欧姆计的两接线柱之间用导线短路(R_x=0)，左右旋转零点调整旋钮，使指针在欧姆计零点，然后再进行电阻的测量。

在测量前，将功能转换旋钮转到所需测量的相关量程上。用万用表测量直流电压或直流电流时，电表的正接线柱必须接电路中高电势处，负接线柱接低电势处，使电流由正极流入电表。若极性接反会损坏电表。测交流电时不分正负极。

测量电流时，电表必须与被测元件串联；测量电压时，电表必须与被测元件并联，否则会损坏电表。根据所选量程和表盘上相应的刻度线进行读数。测直流、交流和电阻时分别对应三种不同的刻度线。首先根据量程及相应的刻度线计算出该量程下电表的精密度。所谓精密度就是刻度盘最小分格所代表的数值，即为可以准确测量的最小值。然后，根据指针在刻度盘上的位置进行读数。一般来说，万用表的刻度为 50 小格，精密度的计算方法为

$$精密度=\frac{量程}{50格}$$

例如，量程为 10V，则其精密度为$\frac{10\text{V}}{50格}=0.2\text{V}/格$。

最小格的十分之一(即可疑位)为 0.02V。当指针在 13.2 格处，读数应为

$$0.2(\text{V}/格)\times 13.2=2.64\text{V}$$

测量值的有效数字位数由刻度盘的读数确定，各量程的倍率不影响有效数字位数。

【实验内容】

1. 用万用表的电压挡测电源电动势 选择合适的量程，调整零点，测量电源电动势 ε，完成表 2.1-1。

表 2.1-1 电源电动势测量

电源编号	电动势 ε/V			
	1	2	3	平均
1				
2				
3				

2. 用万用表的欧姆挡测电阻阻值 选择合适的量程，调整零点，测量电阻 R_x 的阻值，完成表 2.1-2。

表 2.1-2　电阻测量

电阻编号	电阻值/Ω			
	1	2	3	平均
1				
2				
3				

3. 用万用表的电容挡测电容器的电容值　选择合适的量程，调整零点，测量电容器的电容值，完成表 2.1-3。

表 2.1-3　电容测量

电容编号	电容值/Ω			
	1	2	3	平均
1				
2				
3				

4. 晶体二极管的极性判别　将万用表量程选择旋钮拨至 $R\times1\text{k}$ 挡，调零后用两表笔分别接二极管两极，记下读数。再将两表笔对换位置后记下读数，比较两次读数：若两次阻值均为无穷大，则二极管断路；若两次阻值均为零，则二极管短路；若两次阻值一次大一次小，阻值小的这次，黑表笔接的是二极管的正极，红表笔接的是负极。

5. 判定三极管的型号和极性

(1)判断基极及确定型号。晶体三极管有两个 PN 结，利用它们正反向电阻相差很大可将其极性区别开来。先假定某一管脚为基极(b 极)，然后用黑表笔接上此脚。用红表笔分别搭其余两脚，测得两个 PN 结的电阻均大，则要对换表笔，改用红笔接所设 b 极，黑笔搭其余两脚，若所测得的两 PN 结阻值均小，则假定的基极是正确的。否则需重设一脚为 b 极，重复上述测量。

在上述测量中，红表笔接 b 极，黑表笔搭其余两脚时，两个 PN 结阻值均小者为 PNP 型三极管，而两个 PN 结阻值均较大者为 PNP 型三极管。

(2)判断发射极和集电极。确定出 PNP 型三极管的 b 极后，设剩下两极中某一极为集电极(c 极)，并用红表笔接触它，黑表笔接另一极，再用手捏住 be(b、c 不直接接触，相当于两极间加一电阻)，读出数值。将两表笔调换，再行测量，二次测量阻值较小的一次，红表笔接的是 c 极，黑表笔接的是发射极(e 极)。若是 NPN 型三极管恰好相反。

【注意事项】

(1)每次测量前应把万用表水平放置，观察指针是否指零，指针不指零时用旋具微微调整表头的机械零点螺钉，使指针指零。

(2)测量电阻时被测电路不能带电；测电流时不能用万用表直接接在电源两端测量，以防短路烧坏电表。

(3)当被测电路中的电压和电流的数值以及极性无法估计时，则先将万用表的量程选择旋钮拨至最大位置，测量时用瞬时点接法试一下，根据指针偏转的方向和大小选择量程和表笔接法。

(4) 使用量程旋钮转换量程时，两测试表笔一定要离开被测电路。

(5) 在使用万用表过程中，手不能接触表笔的金属部分(测三极管除外)，以确保测量的准确和人身安全。

(6) 测量电流、电压时，正确的量程应该使表头指针指示在大于量程一半以上的位置，此时所得结果误差较小。

(7) 万用表使用完毕，应将转换开关置于交流电压的最大挡。如果长期不使用，还应将万用表内部的电池取出来，以免电池腐蚀表内其他器件。

【讨论】

(1) 用万用表进行测量时，需要哪些调零?

(2) 为什么不能用万用表测电源内阻?

(3) 测量电压时，万用表“转换开关”绝对不能置于电流挡或电阻挡，为什么?

【知识扩展】

色环电阻是电子电路中最常用的电子元件，色环电阻就是在普通的电阻封装上涂上不一样颜色的色环，用来区分电阻的阻值。保证在安装电阻时不管从什么方向来安装，都可以清楚地读出它的阻值。色环电阻的基本单位有：欧姆(Ω)、千欧(kΩ)、兆欧(MΩ)。1 兆欧(MΩ)=1000 千欧(kΩ)=1000000 欧姆(Ω)。

平常使用的色环电阻可以分为四环和五环，通常用四环。其中四环电阻前二环为数字，第三环表示阻值倍乘的数，最后一环为误差；五环电阻前三环为数字，第四环表示阻值倍乘的数，最后一环为误差。误差通常也是金、银和棕三种颜色，金的误差为 5%，银的误差为 10%，棕色的误差为 1%，无色的误差为 20%，另外偶尔还有以绿色代表误差的，绿色的误差为 0.5%。精密电阻通常用于军事、航天等方面。色环电阻在最早期是为了帮助人们分辨阻值，因为色环电阻尺寸比较大，在当今高度集成的情况下，色环电阻已经用得比较少了。

电阻色环表有一个小口诀：棕一红二橙是三，四黄五绿六为蓝，七紫八灰九对白，黑是零，金五银十表误差(表 2.1-4)。

表 2.1-4 电阻色环表

色环	第一环	第二环	第三环 (数量级)	第四环 (误差环)
黑	0	0	1	
棕	1	1	10	±1%
红	2	2	10^2	±2%
橙	3	3	10^3	
黄	4	4	10^4	
绿	5	5	10^5	±0.5%
蓝	6	6	10^6	±0.2%
紫	7	7	10^7	±0.1%
灰	8	8	10^8	
白	9	9	10^9	±(5～20)%
金			10^{-1}	±5%
银			10^{-2}	±10%
无色环				±20%

四色环电阻：前两条色环用来表示阻值，第三环表示数字后面添加“0”的个数，这三条色环是比较靠近的，而第四环相对距离较大，这是表示误差的。如果电阻色环不好分辨出哪个是第一个色环，最简单的方法就是“第四环”不是金色就是银色，而其他颜色会出现得很少(只对四环电阻有用，五环电阻不适用)。

例如：

(1)红，黄，棕，金：24×10=240(Ω)，误差为5%。

(2)绿，红，黄，银：52×10000=520(kΩ)，误差为10%。

五色环电阻：第一道色环表示阻值的第一位数字；第二道色环表示阻值的第二位数字；第三道色环表示阻值的第三位数字，第四道色环表示阻值的倍乘数；第五道色环表示误差范围。一般五环电阻是相对较精密的电阻。

例如：

(1)红，红，黑，黑，棕：220×1=220(Ω)，误差为1%。

(2)紫，红，棕，红，绿：521×100=52.1(kΩ)，误差为0.5%。

六色环电阻：用六色环表示阻值的电阻，六色环电阻前五色环与五色环电阻表示方法一样，第六色环表示该电阻的温度系数。只在有特定要求的场合下的电子产品才会使用，一般使用非常少。

(赵　元)

2.1.2　数字式万用表的使用

【医学应用】

万用电表是一种多功能、多量程的电学仪表，它可在几个不同量程测量直流电流、交流电流、直流和交流电压、电阻，有的万用电表还增加检测晶体管特性等功能，由于它的功能较多，在实验调试、故障检查工作中使用非常方便。

【实验目的】

(1)了解数字式万用表的结构原理。

(2)学会正确使用数字式万用表测量电学量。

【实验器材】

数字式万用表、直流电源、交流电源、电阻、电容器、晶体二极管、三极管。

仪器介绍：数字式万用表的种类也很多，其面板设置大致相同，都有显示窗、电源开关、转换开关和表笔插孔。不同型号的数字式万用表外观略有不同，但是原理大致相同。

转换开关周围的“Ω”“DCV”“ACV”“ACA”“DCA”符号分别表示电阻挡、直流电压挡、交流电压挡、交流电流挡和直流电流挡。其周围的数值均为量程。各挡测量数据均由显示窗以数字显出。测量时应将电源开关置于“ON”。“COM”是黑表笔插孔。“Ω”“V”和“mA(或10A)”插孔分别是测电阻、电压和电流时红表笔插孔。标有“!”提示处指明了最大(MAX)测量范围，测量时应特别小心。

【实验原理】

数字式万用表是根据模拟量与数字量之间的转换来完成测量的，它能用数字把测量结果显示出来。其原理方框图如图2.1-2所示，主要包括直流电压变换器、模/数转换器、计数器、显示器和逻辑控制电路等部件。直流电压变换器的作用是把被测物理量(如电流、电阻等)变换为电压；模/数转换器则把电压转换为数字量；计数器可对数字量进行运算，再把结果经过译码系统送往显示器进行数字显示；逻辑控制电路主要对整机进行控制及协调各部件的工作，并能使其自动重复进行测量。

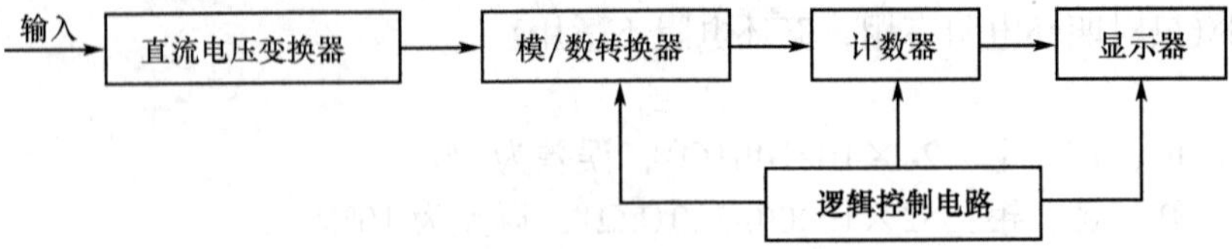

图 2.1-2 数字万用表原理图

【实验内容】

同指针式万用表实验步骤，差别仅在读数窗口。

【注意事项】

(1) 红表笔一定要插入被测量对应的插孔，并注意待测量是否大于“!”处提示范围。

(2) 测量前电源开关置“ON”，测量完时应置“OFF”。

(3) 检查表笔是否接触不良。

【讨论】

(1) 事先不知道被测量为多大时，应选择万用电表的哪一量程试测?是否量程越大越好?

(2) 为什么不能用万用电表测电源内阻?

(3) 测量电压时，万用电表“转换开关”绝对不能置于电流挡或电阻挡，为什么?

【思考】

用万用电表欧姆挡测电阻时，两只手分别捏住两表笔的金属部分，对测量结果有什么影响?

（赵 元）

实验 2.2 示波器的原理与使用

【医学应用】

示波器是利用电子示波管的特性，将人眼无法直接观测的交变电信号转换成图像，显示在荧光屏上以便测量的电子测量仪器。它是观察数字电路实验现象、分析实验中的问题、测量实验结果必不可少的重要仪器。在临床上、医学研究和生物学的研究中应用也十分广泛，比如我们常见的用来显示心电图、脑电图等生物电信号的装置实际上都是示波器，只是比物理实验室里用的更精密而已。

【实验目的】

(1) 了解示波器的主要结构和显示波形的基本原理。

(2) 掌握用示波器观察波形以及测量电压、周期和频率的方法。

(3) 掌握用李萨如图形测量频率。

【实验器材】

示波器、低频信号发生器、导线。

【示波器工作原理】

示波器是一种用途广泛的基本电子测量仪器，用它能观察电信号的波形、幅度和频率等电参数。用双踪示波器还可以测量两个信号之间的时间差，一些性能较好的示波器甚至可以将输入的电信号存储起来以备分析和比较。在实际应用中凡是能转化为电压信号的电学量和非电学量都可以用示波器来观测。

1. 示波器的基本结构 不论何种型号和规格的示波器都包括了如图 2.2-1 所示的几个基本组成部分：示波管[又称阴极射线管(cathode ray tube，CRT)]、垂直放大电路(*Y* 放大)、水平放大电路(*X* 放大)、扫描信号发生电路(锯齿波发生器)、自检标准信号发生电路(自检信号)、触发同步电路、电源等。为了适应各种测量的要求，示波器的电路组成是多样而复杂的，这里仅就共同且主要部分加以介绍。

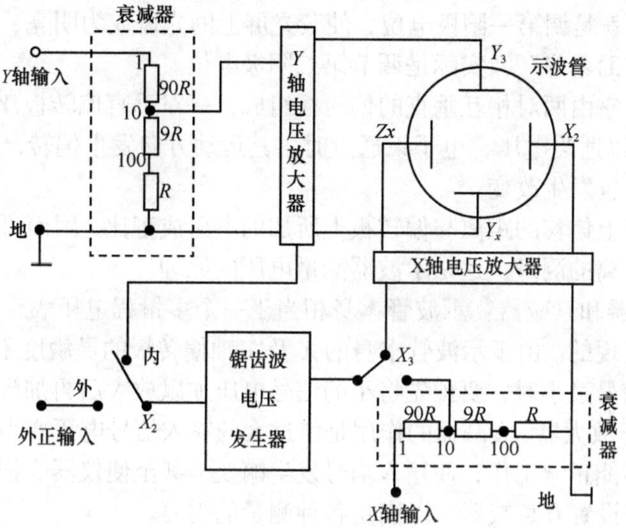

图 2.2-1 示波器的电路结构

(1)示波管：如图 2.2-2 所示，示波管主要包括电子枪、偏转系统和荧光屏三部分，全都密封在玻璃外壳内，里面抽成高真空。下面分别说明各部分的作用。

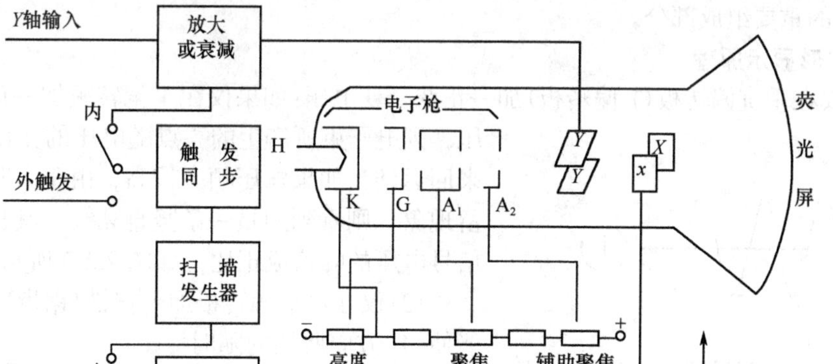

图 2.2-2 示波管的基本结构

1)荧光屏：它是示波器的显示部分，当加速聚焦后的电子打到荧光屏上时，屏上所涂的荧光物质就会发光，从而显示出电子束的位置。当电子停止作用后，荧光剂的发光需经一定时间才会停止，称为余辉效应。

2) 电子枪：由灯丝 H、阴极 K、控制栅极 G、第一阳极 A_1、第二阳极 A_2 五部分组成。灯丝通电后加热阴极。阴极是一个表面涂有氧化物的金属筒，被加热后发射电子。控制栅极是一个顶端有小孔的圆筒，套在阴极外面。它的电位比阴极低，对阴极发射出来的电子起控制作用，只有初速度较大的电子才能穿过栅极顶端的小孔然后在阳极加速下奔向荧光屏。示波器面板上的“亮度”调整就是通过调节电位以控制射向荧光屏的电子流密度，从而改变屏上的光斑亮度。阳极电位比阴极电位高很多，电子被它们之间的电场加速形成射线。当控制栅极、第一阳极、第二阳极之间的电位调节合适时，电子枪内的电场对电子射线有聚焦作用，所以第一阳极也称聚焦阳极。第二阳极电位更高，又称加速阳极。面板上的“聚焦”调节，就是调第一阳极电位，使荧光屏上的光斑成为明亮、清晰的小圆点。有的示波器还有“辅助聚焦”，实际是调节第二阳极电位。

3) 偏转系统：它由两对相互垂直的偏转板组成，一对垂直偏转板 Y，一对水平偏转板 X。在偏转板上加以适当电压，电子束通过时，其运动方向发生偏转，从而使电子束在荧光屏上的光斑位置也发生改变。

光点在荧光屏上偏移的距离与偏转板上所加的电压成正比，因而可将电压的测量转化为屏上光点偏移距离的测量，这是示波器测量电压的原理。

(2) 信号放大器和衰减器：示波管本身相当于一个多量程电压表，这一作用是靠信号放大器和衰减器实现的。由于示波管本身的 X 及 Y 轴偏转板的灵敏度不高（0.1～1mm/V），当加在偏转板的信号过小时，要预先将小的信号电压加以放大后再加到偏转板上。为此设置 X 轴及 Y 轴电压放大器。衰减器的作用是使过大的输入信号电压变小以适应放大器的要求，否则放大器不能正常工作，使输入信号发生畸变，甚至使仪器受损。对一般示波器来说，X 轴和 Y 轴都设置有衰减器，以满足各种测量的需要。

(3) 扫描系统：扫描系统也称时基电路，用来产生一个随时间作线性变化的扫描电压，这种扫描电压随时间变化的关系如同锯齿，故称锯齿波电压，这个电压经 X 轴放大器放大后加到示波管的水平偏转板上，使电子束产生水平扫描。这样，屏上的水平坐标变成时间坐标，Y 轴输入的被测信号波形就可以在时间轴上展开。扫描系统是示波器显示被测电压波形必需的重要组成部分。

2. 波形显示原理

(1) 仅在垂直偏转板（Y 偏转板）加一正弦交变电压：如果仅在 Y 偏转板加一正弦交变电压，则电子束所产生的亮点随电压的变化在 Y 方向来回运动，如果电压频率较高，由于人眼的视觉暂留现象，则看到的是一条竖直亮线，其长度与正弦信号电压的峰值成正比，如图 2.2-3 所示。

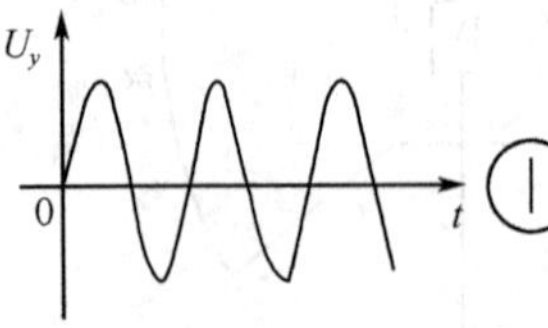

图 2.2-3　在垂直偏转板加一正弦交变电压

(2) 仅在水平偏转板加一扫描（锯齿）电压：为了能使 Y 方向所加的随时间 t 变化的信号电压 $U_y(t)$ 在空间展开，需在水平方向形成一时间轴 t。这一 t 轴可通过在水平偏转板加一如图 2.2-4 所示的锯齿电压 $U_x(t)$，由于该电压在 0～1 时间内随时间呈线性关系达到最大值，使电子束在屏上产生的亮点随时间线性水平移动最后到达屏的最右端。在 1～2 时间内（最理想情况是该时间为零）U_x 突然回到起点（即亮点回到屏的最左端）。如此重复变化，若频率足够高，

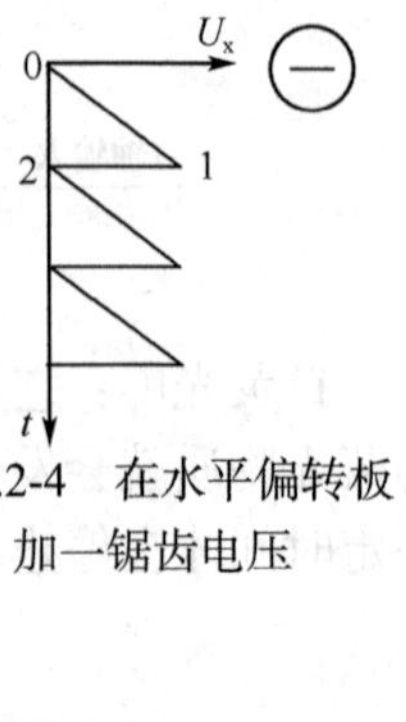

图 2.2-4　在水平偏转板加一锯齿电压

则在屏上形成了一条如图 2.2-4 所示的水平亮线，即 t 轴。

(3) 常规显示波形：如果在 Y 偏转板加一正弦电压(实际上任何所想观察的波形均可)同时在 X 偏转板加一锯齿电压，电子束受竖直、水平两个方向的力的作用下，电子的运动是两相互垂直运动的合成。当两电压周期具有合适的关系时，在荧光屏上将能显示出所加正弦电压完整周期的波形图。

3. 同步原理

(1) 同步的概念。为了显示稳定图形，正弦波与锯齿波的周期相同，一个周期内锯齿波正好扫完了一个周期的正弦曲线。由于锯齿波这时立刻复原，再次重复这一过程，光点所画的轨迹和第一周期的完全重合，所以在屏上显示出一个稳定的波形，这就是所谓的同步。由此可知同步的一般条件为

$$T_x=nT_y \quad (n=1，2，3，\cdots)$$

其中，T_x 为锯齿波周期，T_y 为正弦周期。若 n=3，则能在屏上显示出三个完整周期的波形。如果正弦波和锯齿波电压的周期稍微不同，屏上出现的是一移动着的不稳定图形。这情形可用图 2.2-5 说明。设锯齿波形电压的周期 T_x 比正弦波电压周期 T_y 稍小，如 $T_x = nT_y$，n=7,8。在第一扫描周期内，屏上显示正弦信号 0～4 点之间的曲线段；在第二周期内，显示 4～8 点之间的曲线段，起点在 4 处；第三周期内，显示 8～11 点之间的曲线段，起点在 8 处。这样，屏上显示的波形每次都不重叠，好像波形在向右移动。同理，如果 T_x 比 T_y 稍大，则好像在向左移动。以上描述的情况在示波器使用过程中经常会出现。其原因是扫描电压的周期与被测信号的周期不相等或不成整数倍，以致每次扫描开始时波形曲线上的起点均不一样。

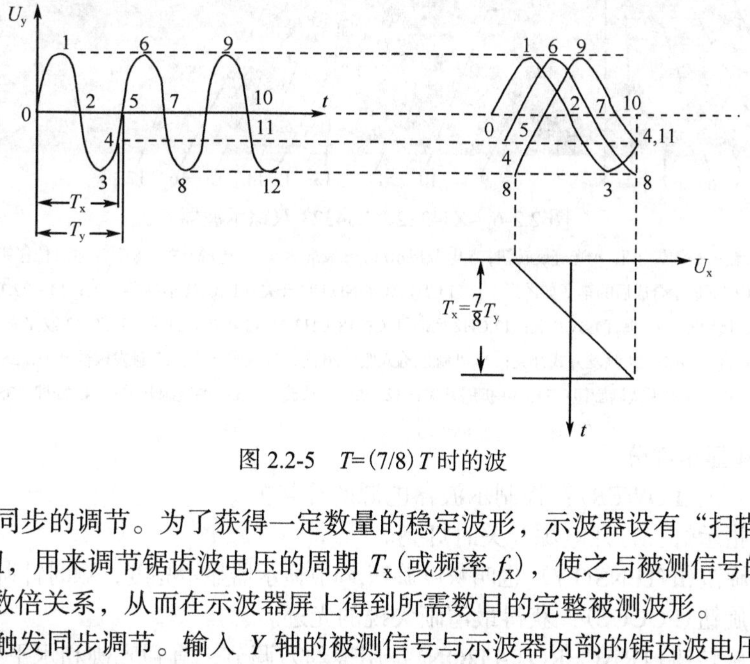

图 2.2-5　T=(7/8) T 时的波

(2) 手动同步的调节。为了获得一定数量的稳定波形，示波器设有“扫描周期”“扫描微调”旋钮，用来调节锯齿波电压的周期 T_x(或频率 f_x)，使之与被测信号的周期 T_y(或频率 f_y) 成整数倍关系，从而在示波器屏上得到所需数目的完整被测波形。

(3) 自动触发同步调节。输入 Y 轴的被测信号与示波器内部的锯齿波电压是相互独立的。由于环境或其他因素的影响，它们的周期(或频率) 可能发生微小的改变。这时虽通过调节扫描旋钮使它们之间的周期满足整数倍关系，但过了一会可能又会变，使波形无法稳定下来。这在观察高频信号时尤其明显。为此，示波器内设有触发同步电路，它从垂直放大电路中取出部分待测信号，输入到扫描发生器，迫使锯齿波与待测信号同步，此称为“内

同步”。操作时，首先使示波器水平扫描处于待触发状态，然后使用“电平”（LEVEL）旋钮，改变触发电压大小，当待测信号电压上升到触发电平时，扫描发生器才开始扫描。若同步信号是从仪器外部输入，则称“外同步”。

（赵　元）

2.2.1　XJ4322，XJ4323 双踪示波器

XJ4322，XJ4323 双踪示波器如图 2.2-6 所示。

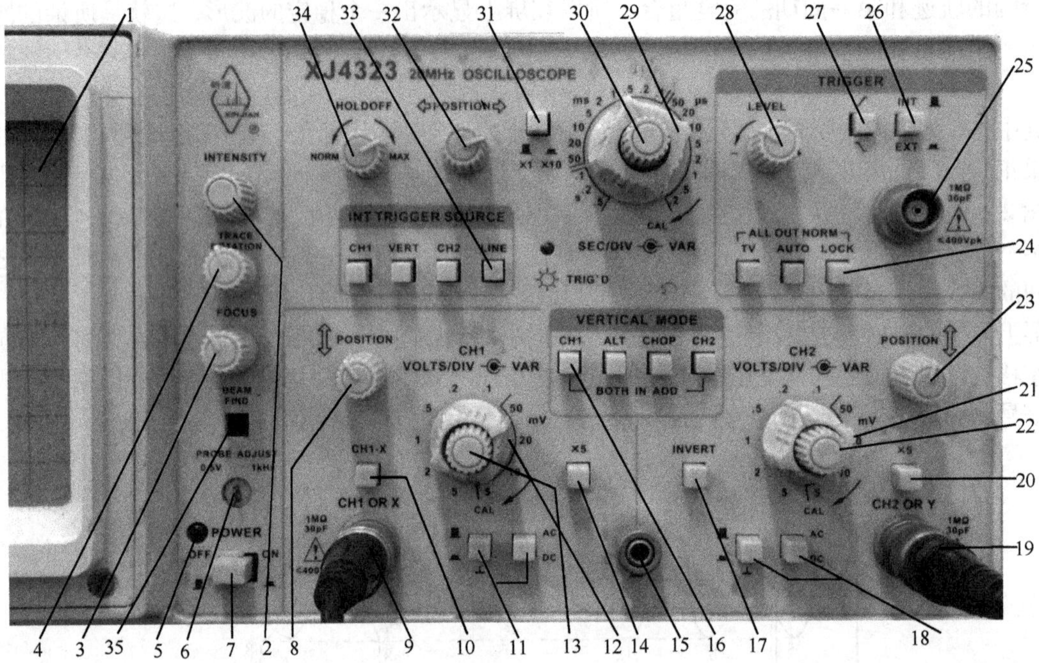

图 2.2-6　XJ4322，XJ4323 双踪示波器

1.显示屏；2.亮度旋钮；3.聚焦旋钮；4.光迹旋转钮；5.电源指示灯；6.校准信号；7.电源开关；8.CH1 垂直位移钮；9.CH1 或 X 输入座；10. 合成按钮（按下显示合成后的李萨如图形）；11.CH1 AC/GND/DC 开关；12.CH1 衰减器开关；13、22.垂直微调旋钮；14、20.×5 扩展开关；15.接地座；16.垂直方式开关；17.CH2 反向开关；18. CH2 AC/GND/DC 开关；19. CH2 或 Y 输入座；21.CH2 衰减器开关；23.CH2 垂直位移钮；24.触发方式开关；25.外触发输入座；26.内、外触发开关；27.触发极性开关；28.触发电平旋钮；29.水平扫描开关；30.水平微调旋钮；31.×10 扩展开关；32. 水平位移旋钮；33. 触发源开关；34. 释抑；35. 迅迹开关

1. 电源和显示部分

(1) 电源开关（POWER）：控制示波器电源的开与关。

(2) 电源指示灯：打开电源开关时灯亮。

(3) 亮度旋钮（INTENSITY）：也叫灰度旋钮，调节显示器显示亮度，顺时针调节增加亮度。

(4) 聚焦旋钮（FOCUS）：获得最清晰尖锐的光迹。

(5) 光迹旋转钮（TRACEROTATION）：用螺丝刀调节，直到光迹和水平格线平行。

(6) 迅迹开并（BEAM FIND）：当无光迹时，按一下次开关应有光迹显示，立即松手。

(7) 电源座：关机时允许插、拔电源线。

2. 垂直放大系统

(1) CH1 或 *X* 输入座：垂直输入端 CH1，在 *X-Y* 方式时，*X* 轴（水平）信号输入端。为

避免仪器受损，所输入信号对地不允许超过400V(DC+ACp-p)。

(2)CH2或*Y*输入座：垂直输入端CH2，在*X-Y*方式时，*Y*轴(垂直)信号输入端。为避免仪器受损，所输入信号对地不允许超过400V(DC+ACp-p)。

(3)CH1 AC/GND/DC开关：选择输入信号到CH1通道的耦合模式。

AC位置：在信号输入座和垂直通道之间用电容连接以阻隔直流信号。

GND位置：信号输入对地连接，建立一个对地参考线。

DC位置：信号输入和通道之间直接连接，这样所有信号都能连接。

(1)CH2 AC/GND/DC开关：选择输入信号到CH2通道的耦合模式。

(2)CH1衰减器开关(VOLTS/DIV)：用于选择垂直CH1偏转灵敏度的调节。

(3)CH2衰减器开关(VOLTS/DIV)：用于选择垂直CH2偏转灵敏度的调节。

(4)垂直微调旋钮(VAR)：在每一挡垂直衰减器中都能连续调节偏转灵敏度。垂直微调钮顺时针旋足为校正位置。

(5)×5扩展开关：如果选择×5扩展，则垂直轴灵敏度扩大5倍，也就是说，测量得到的电压是偏转灵敏度指示值的1/5（实际上最高灵敏度为1mV/div)。

(6)CH1垂直位移钮：调节CH1光迹在屏上的垂直位置，顺时针旋转光迹向上移，逆时针旋转光迹向下移。

(7)CH2垂直位移钮：调节CH2光迹在屏上的垂直位置，顺时针旋转光迹向上移，逆时针旋转光迹向下移。

(8)CH2反向开关(INVERT)：选择反向开关INVERT在按入位置，CH2信号倒相。

(9)垂直方式开关(VERTCAL MODE)：

CH1位置仅显示CH1通道输入信号。

CH2位置仅显示CH2通道输入信号。

(CHOP)断续方式：双踪显示方式一般在信号较低频率时使用。

(ALT)交替方式：双踪显示方式一般在信号较高频率时使用。

ADD位置：显示CH1和CH2信号的代数和。

3. 扫描和触发

(1)水平扫描开关：选择主时基水平扫描速度。

(2)水平微调旋钮(VAR)：在每一水平扫描速度挡均能连续微调扫描速度，只有当水平微调钮顺时针旋到底时，TIME/DIV才处于校准位置。

(3)×10扩展开关：当按入×10扩展钮时，扫描速度扩展10倍，也即扫描时间是TIME/DIV指示值的1/10。

(4)释抑(HOLD OFF)：在扫描结束后提供连续可变的释抑时间，以利于对非周期性信号的同步性能。

(5)水平位移旋钮(POSITION)：调节光迹在屏上的水平位置，顺时针旋转光迹向右移，反之向左移。

(6)触发方式开关：选择扫描触发方式。

AUTO(自动)：位置选择扫描电路自动进行扫描，在没有信号输入或输入信号没有被同步时，屏幕上仍显示扫描基线，自动往复触发扫描的条件是接收到不小于50Hz的信号，并且其他触发控制钮设置正确。

NORM(常态)：位置仅当接收到触发信号和其他的触发设置正确才能扫描。当信号频率低于10Hz时，没有扫描线。

TV 钮：按入 TV 钮允许对电视场信号进行触发。

锁定(LOCK)：触发电平范围被限定在触发信号的幅度之间。

(7)触发源开关(TRIGGER)：可方便地选择触发源。

VERT(垂直)：进入 CH1 或 CH2 的信号时触发信号，假使垂直方式开关在 CH1 通道，那么 CH1 自动成为触发源，假使垂直方式开关在 CH2 通道，那么 CH2 自动成为触发源，当垂直方式开关在 ALT(双踪)在所有 TIME/DIV 档范围内信号交替触发。

CH1：当 CH1 有信号，可选择触发源 CH1。

LINE(电源)：选择电源为触发信号，如果触发信号与市电频率相关，则允许选择电源触发以得到稳定波形。

EXT(外触发)：选择外触发输入座的信号为触发信号。

(8)触发电平旋钮(LEVEL)：选择触发信号的电位，顺时针旋转，触发点移向触发信号的正峰，逆时针旋转，触发点移向触发信号的负峰。

(9)内、外触发开关：选择内、外触发信号源。

EXT(外触发)：选择外触发输入座的信号为触发信号。

(10)触发极性开关：选择正极性或负极性触发信号，作为扫描起始。开关弹出为正极性(上升沿)，按下为负极性(下降沿)。

(11)外触发输入座：提供外触发信号到触发电路。

注意：为避免损坏示波器，外触发输入端对地电压不能超过 400V(DC+ACp-p)。

4. 其他特性

(1)外调制输入(*Z* 轴)：提供信号调制屏亮度，加入正信号时辉度降低，加入负信号时辉度增加。

(2)校准信号(PROBE ADIUST)：提供精确的方波来校准探头和垂直放大系统。

(3)接地座：为分离的地线提供接地端口。

不同型号的示波器的面板设计虽然各不相同，但基本功能键、原理以及操作都大同小异。

(赵　元)

2.2.2 DF4320 型双道示波器

DF4320-20MHZ 双通道示波器(图 2.2-7)，各旋钮的功能如下：

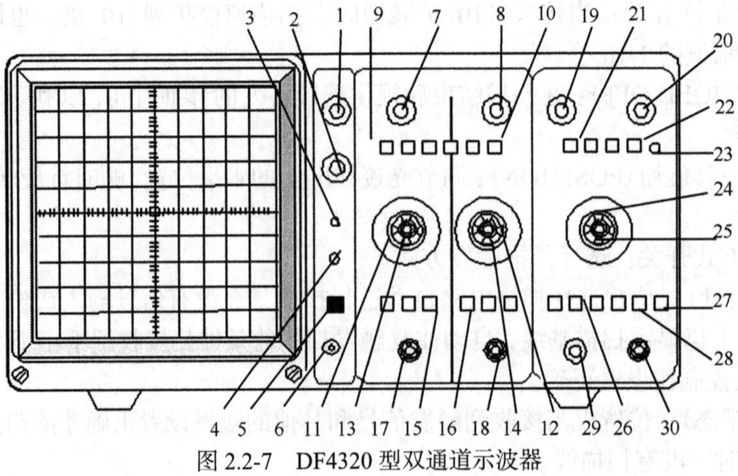

图 2.2-7　DF4320 型双通道示波器

(1)亮度(INTENSITY)：轨迹亮度调节。

(2)聚焦(FOCUS)：轨迹清晰度调节。

(3)轨迹旋转(TRACE ROTAION)：调节轨迹与水平刻度线平行。

(4)电源指示(POWER INDICATOR)：电源接通时指示灯亮。

(5)电源(POWER)：电源接通或关闭。

(6)校准信号(PROBE ADJUST)：提供幅度为 0.5V，频率为 1kHz 的方波信号用于调整探头的补偿及检测垂直和水平电的基本功能。

(7)、(8)垂直移位(VERTICAL POSITION)：调整轨迹在屏幕中垂直位置。

(9)垂直方式(VERTICAL MODE)：垂直通道的工作方式选择。

CH1 或 CH2：通道 1 或通道 2 单独显示。

ALT：两个通道交替显示。

CHOP：两个通道断续显示，用于在扫描速度较低时的双踪显示。

ADD：用于显示两个通道的代数和或差。

(10)通道 2 极性(CH2 NORM/INVERT)：通道 2 的极性转换，垂直方式工作在“ADD”方式时，“NORM”或“INVERT”可分别获得两个通道代数和或差的显示。

(11)、(12)电压衰减(VOLTS/DIV)：垂直偏转灵敏度的调节。

(13)、(14)微调(VARIABLE)：用于连续调节垂直偏转灵敏度。

(15)、(16)耦合方式(AC-GND-DC)：用于选择被测信号馈入至垂直的耦合方式。

(17)、(18)CH1 OR X，CH2 OR Y：被测信号的输入端口。

(19)水平移位(HORIZONTAL POSITION)：用于调节轨迹在屏幕中的水平位置。

(20)电平(LEVEL)：用于调节被测信号在某一电平触发扫描。

(21)触发极性(SLOPE)：用于选择信号上升或下降沿触发扫描。

(22)扫描方式(SWEEP MODE)：扫描方式选择：

自动(AUTO)：信号频率在 20Hz 以上时常用的一种工作方式。

常态(NORM)：无触发信号时，屏幕中无轨迹显示，在被测信号频率较低时选用。

单次(SINGLE)：只触发一次扫描，用于显示或拍摄非重复信号。

(23)被触发或准备指示(TRIG'D READY)：在被触发扫描时指示灯亮，在单次扫描时，灯亮指示扫描电路在触发等待状态。

(24)扫描速率(SEC/DIV)：用于调节扫描速度。

(25)微调、扩展(VARIABLE PULL×5)：用于连续调节扫描速度，在旋钮拉出时，扫描速度被扩大 5 倍。

(26)触发源(TRIGGER SOURCE)：用于选择产生触发的源信号。

(27)、(28)触发耦合(COUPLING)：用于选择触发信号的耦合方式。

(29)接地(⊥)：接地按钮，可用于信号的连接。

(30)外触发输入(EXT INPUT)：在选择外触发工作时触发信号插座。

(赵 元)

2.2.3 EE1641B 函数信号发生器面板分布及功能

EE1641B 型函数信号发生器/计数器是一种通用信号源，它能提供正弦波、锯齿波、方波等多种输出信号和外部测频功能。在模拟电路及数字电路中能提供一定频率与幅值的输入信号。

1. 前面板(图 2.2-8)

(1)频率显示窗口：显示输出信号的频率或外测频信号频率。

(2)幅度显示窗口：显示函数输出信号的幅度。

(3)扫描速率调节旋钮：调节此电位器可以改变内扫描的时间长短。在外测频时，逆时针旋转到底(绿灯亮)，为外输入测量信号经过低通开关进入测量系统。

(4)宽度调节旋钮：调节此电位器可以调节扫频输出的扫频范围。在外测频时，逆时针旋转到底(绿灯亮)，为外输入测量信号经过衰减“20dB”进入测量系统。

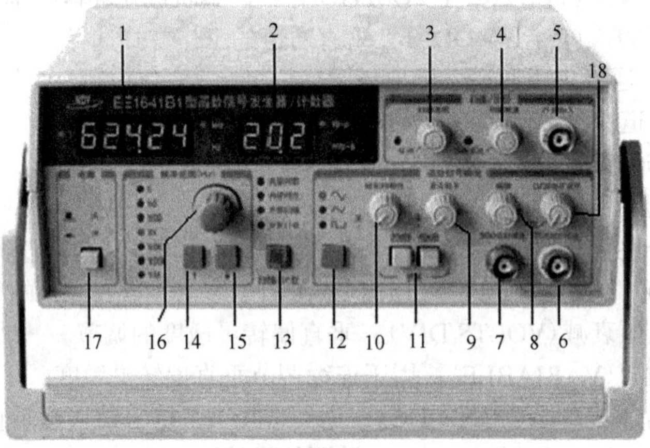

图 2.2-8　EE1641B 函数信号发生器

(5)外部输入插座：当“扫描/计数键”功能选择在外扫描状态或外测频功能时，外扫描控制信号或外测频信号由此输入。

(6)TTL/CMOS 信号输出端：标准的 TTL 电平和幅度为 3～15Vpp 的 CMOS 电平，输出阻抗为 600Ω。

(7)函数信号输出端：输出多种波形受控的函数信号，输出幅度 20Vpp(1MΩ 负载)、10Vp-p(1MΩ 负载)。

(8)函数信号输出幅度调节旋钮：调节范围 20dB。

(9)函数信号输出信号直流电平预置调节旋钮：调节范围为−5～+5V(50Ω 负载)，当电位器处在中心位置时，则为 0 电平。

(10)输出波形，对称性调节旋钮：调节此旋钮可改变输出信号的对称性。当电位器处在中心位置或“OFF”位置时，则输出对称信号。

(11)函数信号输出幅度衰减开关：“20dB”“40dB”键均不按下，输出信号不经衰减，直接输出到插座口。“20dB”“40dB”键分别按下，则可选择 20dB 或 40dB 衰减。

(12)函数输出波形选择按钮：可选择正弦波、三角波或脉冲波输出。

(13)“扫描/计数”按钮：可选择多种扫描方式或外测频方式。

(14)上平段选择按钮：每按一次此旋钮，输出频率向上调整 1 个频段。

(15)下平段选择按钮：每按一次此旋钮，输出频率向下调整 1 个频段。

(16)频率调节旋钮：调节此旋钮可改变输出频率。

(17)整机电源开关：此按键扳下时，机内电源接通，整机工作。

(18)CMOS 电平调节旋钮：“关”位置时，信号输出端 6 输出标准 TTL 电平；“开”位置时，CMOS 电平调节范围 3～15Vpp。

2. 后面板说明

(1) 电源插座(AC220V)：交流电 220V 输入插座。

(2) 电源插座(FUSEO.5A)：交流电 220V 进线保险丝管座，座内保险容量为 0.5A。

【实验内容】

1. 开机前的准备及面板一般功能的检查

(1) 将面板上相关控制件按表 2.2-1 的要求设置。

表 2.2-1　开机前的准备

控制件名称	作用位置	控制件名称	作用位置
亮度(INTENSITY)	居中	输入耦合(AC-GND-DC)	DC
聚焦(FOCUS)	居中	扫描方式(SWEEP MODE)	自动(AUTO)
位移(三只)(POSITION)	居中	触发极性(SLOPE)	上升沿
垂直方式(MODE)	CH1	扫描速率(SEC/DIV)	0.5ms
电压衰减(VOLTS/DIV)	0.1V(X)	触发源(TRIGGER SOURCE)	CH1
衰减微调(VARIABLE)	顺时针到底	耦合方式(COUPLING)	AC 常态

(2) 按下 POWER 键，接通电源，电源指示灯(POWER INDICATOR)亮，预热 2min 左右，屏幕上出现一条水平亮线，分别调整亮度和聚焦旋钮，使线的亮度适中(不能过亮)、清晰。

(3) 用连接电缆将机内提供的校准信号(PROBE ADJUST)(1000Hz、0.5V)输入至 CH1 通道。

(4) 调节电平旋钮(LEVEL)使波形稳定，分别调节垂直移位旋钮(VERTICAL POSITION)和水平移位旋钮(HORIZONTAL POSITION)至合适位置，此时屏幕上出现 5 个完整的方波信号，水平方向占 10 个格，竖直方向幅度占 5 个格。

(5) 将连接电缆换至 CH2 通道，表 2.2-1 中的垂直方式也换至 CH2，重复(1)～(4)操作，应观察到相同的结果。

2. 正弦交流电电压有效值的测量

(1) 接通 DF1027A 型低频信号发生器，使之输出频率为 2.0kHz 的正弦交流信号。

(2) 将信号输入至 CH1 或 CH2 通道，垂直方式选用相应的通道。

(3) 调整触发电平，使波形稳定。

(4) 调整扫描速率，使屏幕显示几个稳定波形。

(5) 调整垂直位移，使波形的底部在屏幕中某一水平坐标上。

(6) 调整水平位移，使波形的顶部在屏幕中央的垂直坐标上。

(7) 设置电压衰减器为 1.0V/div，调整低频信号发生器的输出幅度，使屏幕上信号波形的峰-峰值占 5.4 个格。

(8) 按下式计算被测信号的有效值：垂直方向的格数×电压衰减因数×$\sqrt{2}/4$，将测得结果记入表 2.2-2 中。

(9) 表 2.2-2 要求设定(1)、(7)各量，重复(1)～(8)，将测得结果记入表 2.2-2 中。

表 2.2-2　正弦交流电电压有效值的测量

输入频率/kHz	电压衰减/(V/div)	电压峰-峰值格数	电压有效值/V
2.0	1.0	5.4	
10.0	2.0	4.6	
100.0	0.5	4.0	

3. 正弦交流电频率的测量

(1) 电压衰减置 1V/div，调整低频信号发生器电压输出，使屏幕上的波形幅度为 4 格。

(2) 扫描速率置 1ms/div，调整低频信号发生器频率输出，使屏幕上的波形每个周期为 2.0 格。

(3) 调整触发电平，使波形稳定。

(4) 分别调整垂直位移和水平位移，使波形中需测量的两顶点位于屏幕中央的水平刻度线上。

(5) 测量两顶点间的水平距离的格数，则周期 T 可按下式计算：

$$T = \text{两顶点间的水平距离的格数} \times \text{扫描速率}$$

其中，频率 $f = 1/T$（注意 T 的单位要换算成秒，频率的单位才是赫兹）。将计算结果计入表 2.2-3 中。

(6) 按表 2.2-3 要求设定 (2) 中各量，重复 (1)～(5)，将测得结果记入表 2.2-3 中。

表 2.2-3　正弦交流电频率的测量(衰减 1V/div，幅度 4 个格)

扫描速率/(ms/div)	格数/周期	测量频率/Hz	显示频率/Hz
1	2.0		
0.2	2.5		
50 (μs/div)	2.0		

4. 方波信号电压幅值的测量

(1) 将低频信号发生器输出的 1.5kHz 方波信号输入至 CH1 通道。

(2) 示波器电压衰减置 2V/div，扫描速率置 0.2ms/div。

(3) 调整低频信号发生器输出电压，使屏幕上电压幅度占 2 个格。

(4) 按公式“垂直方向的格数×电压衰减因数”计算电压幅值记入表 2.2-4 中。

表 2.2-4　方波信号电压幅值和频率的测量(电压衰减 2V/div)

输入频率/kHz	扫描速率	电压幅值格数	电压幅值/V	—
1.500	0.2 (ms/div)	2.00		—
输入频率/kHz	扫描速率	周期格数	周期/ms	频率/kHz
1.500	0.5 (ms/div)			
30.00	20 (μs/div)			

5. 方波信号频率的测量

(1) 将低频信号发生器输出的 1.5kHz 方波信号输入至 CH1 通道。

(2) 示波器电压衰减置 2V/div，扫描速率置 0.5ms/div，扫描微调旋钮拉出（仍保持顺时针到底），即扫描倍率×5。

(3) 测出一个周期所占的格数，按公式 $T =$ 格数×扫描速率/5 计算周期，再根据 $f = 1/T$ 计算频率，计算结果记入表 2.2-4 中。

(4) 输入频率改为 30.00kHz，扫描速率置 20μs/div，其他条件不变，重复 (1)～(3)。

6. 直流电压的测量

(1) 撤掉输入信号，屏幕显示一扫描基线。

(2) 设置被选用通道的耦合方式为“GND”。

(3) 调节垂直位移，使扫描线与某一水平坐标重合，定义此时的电压为零。

(4)将待测直流电信号(1.5V 干电池正极接红夹，负极接黑夹)馈入 CH1 通道。

(5)输入耦合置“DC”，电压衰减“0.5V/div”(微调顺时针到底)。

(6)测量扫描线在垂直方向偏移基线的距离。

(7)按下式计算被测直流电压值：V= 垂直方向格数×电压衰减因数×偏转方向(“+”或“−”)，将计算结果记入表 2.2-5 中。

(8)将(4)中正、负极性互换，重复(1)～(7)。

表 2.2-5 直流电压的测量

Y 轴衰减/(V/div)	接入方式	电压幅值格数	电压值
0.5	正向		
0.5	反向		

7. 两信号的加减

(1)设置垂直方式为“ALT”，CH2 极性置“NORM”。

(2)将机内检测信号分别输入“CH1”“CH2”通道。

(3)两个电压衰减皆置于“0.2V/div”，调节垂直位移，使两个信号波形的垂直位置靠近屏幕中央。

(4)将垂直方式置换成“ADD”，即得到两个信号的代数和显示。

(5)将“NORM”置换成“INVERT”，得到两个信号的代数差显示。

(6)在坐标纸上画出运算前后的波形图。

【注意事项】

(1)为了保护荧光屏不被灼伤，示波器上光点的亮度不可调得太强，也不能让亮点长时间停在荧光屏的一点上。

(2)示波器上所有开关与旋钮都有一定的强度和调节角度，调节时不要用力过猛。

(3)注意公共端的使用，接线时严禁短路。

【讨论】

(1)示波器为什么能显示被测信号的波形？

(2)荧光屏上无光点出现，有几种可能的原因？怎样调节才能使光点出现？

(3)荧光屏上波形移动，可能是什么原因引起的？

(赵 元)

实验 2.3 用李萨如图形测交流电的频率

【实验目的】

(1)了解示波器中李萨如图形出现的原理。

(2)掌握用示波器观察波形以及测量电压、周期和频率的方法。

(3)掌握用李萨如图形测量信号频率的方法。

【实验器材】

示波器、低频信号发生器、导线。

【实验原理】

如果示波器的 X 和 Y 输入是频率相同或成简单整数比的两个正弦电压，则屏上将呈现特殊的光点轨迹，这种轨迹图称为李萨如图。图 2.3-1 所示为 $f_y : f_x = 2 : 1$ 的李萨如图形。频率比不同，将形成不同的李萨如图形。图 2.3-2 所示为频率比成简单整数比值的几组李萨如图形。从中可总结出如下规律：如果作一个限制光点 x、y 方向变化范围的假想方框，则图形与此框相切时，横边上切点数 N_x 与竖边上的切点数 N_y 之比恰好等于 Y 和 X 输入的两正弦信号的频率之比，即 $f_y : f_x = N_x : N_y$。但若出现图 2.3-2(b)或(f)所示的图形，有端点与假想边框相接时，应把一个端点计为 1/2 个切点。所以利用李萨如图形能方便地比较两正弦信号的频率。若已知其中一个信号的频率，数出图上的切点数 N_x 和 N_y，便可计算出另一待测信号的频率。

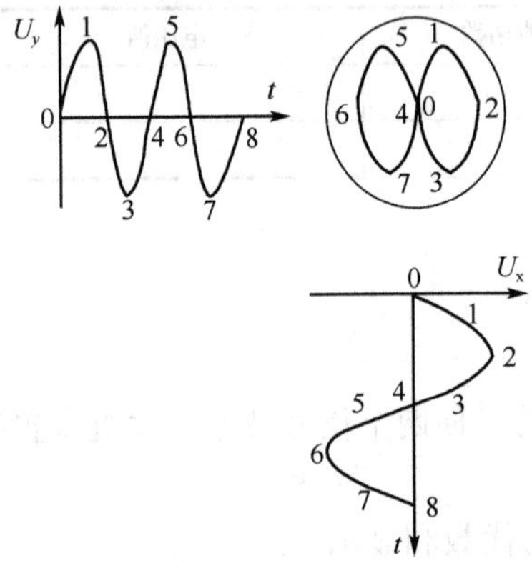

图 2.3-1　李萨如图 $f_y : f_x = 2 : 1$

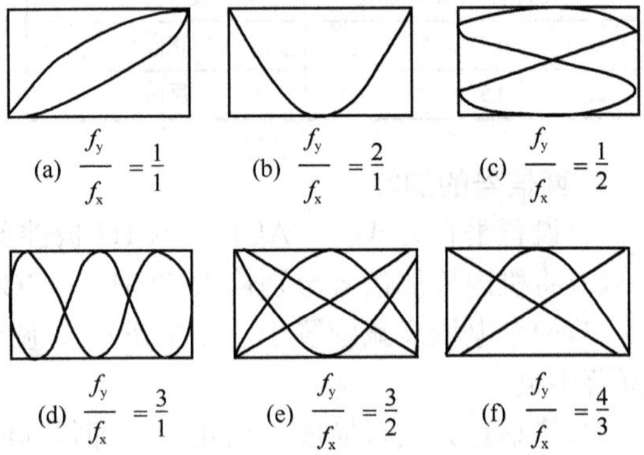

图 2.3-2　李萨如图 $f_y : f_x = N_x : N_y$

【实验内容】

1. 用示波器观察李萨如图形

(1)将信号 1 的电压接在 X 轴输入，信号 2 接在 Y 轴输入。

(2)按下“CH1-X”，让两个信号耦合。

(3)预先把示波器的“扫描范围”旋钮旋到“连续”，“X 轴增幅”旋到中间位置，反时针方向旋“灰度”旋钮至尽头，“X 轴移位”及“Y 轴移位”旋到中间位置。然后接通电源，预热约 3min 后，顺时针方向旋转“灰度”旋钮，直到屏上出现扫描线。调节“聚焦”“X 轴增幅”“X 轴移位”“Y 轴移位”等旋钮，使扫描线最细，位置居中，长短稍小于屏的直径，亮度适中，能看得清楚，但不可过亮。

(4)接通信号发生器电源并调节相关的旋钮，使待测信号的频率与信号发生器的频率成简单的整数比(1：1、1：2、2：1、2：3)，使荧光屏上出现稳定图形。

(5)读出并记录信号发生器所指示的频率。

将实验的数据记录在表 2.3-1 中。

表 2.3-1　示波器观察李萨如图形

X 轴频率/kHz	Y 轴频率/kHz	$f_y : f_x$	李萨如图形
1.0	1.0		
1.0	2.0		
1.0	0.5		
1.0	1.5		

2. 用李萨如图形测交流电的频率

(1)将待测频率信号的电压接在 Y 轴输入上，信号发射器的信号接在 X 轴输入，X 轴衰减剥离扫描挡。

(2) 按下“CH1-X”按钮，让两个信号耦合。

(3) 预先把示波器的“扫描范围”旋钮旋到“连续”，“X轴增幅”旋到中间位置，反时针方向旋“灰度”旋钮至尽头，“X 轴移位”及“Y 轴移位”旋到中间位置。然后接通电源，预热约 3min 后，顺时针方向旋转“灰度”旋钮，直到屏上出现扫描线。调节“聚焦”“X 轴增幅”“X 轴移位”“Y 轴移位”等旋钮，使扫描线最细，位置居中，长短稍小于屏的直径，亮度适中，能看得清楚，但不可过亮。

(4) 观察亮点扫描：“扫描范围”旋钮由高频率逐步旋到较低频率，每旋低一挡就再旋“扫描微调”使扫描频率发生变化。

(5) 观察波形：示波器的“Y 轴衰减”旋到“10”，“Y 轴增幅”旋到中间位置，“整步选择”旋到“内”，“整步增幅”反时针旋至尽头。

(6) 接通信号发生器电源并调节相关的旋钮，使待测信号的频率与信号发生器的频率成简单的整数比（1∶1、1∶2、2∶1、2∶3），使荧光屏上出现稳定图形。

(7) 读出信号发生器所指示的频率，同时记下图形水平方向和垂直方向的切点数目，用公式 $f_y : f_x = N_x : N_y$ 计算出待测信号的频率。

(8) 改变信号发生器的频率三次，调出李萨如图形，求出待测信号频率的平均值。

将实验的数据记录在表 2.3-2 中。

表 2.3-2 用李萨如图形测交流电的频率

f_x(kHz)	李萨如图形	N_x	N_y	f_y 读数 (kHz)	$f_y=\frac{N_x}{N_y}f_x$ /kHz			
					1	2	3	平均

【注意事项】

(1) 每次李萨如图形要调到图形变化最缓慢时再读数。

(2) 同一个待测信号，通过多次改变信号发生器的频率从而改变频率之比，实现对同一待测信号进行多次测量。

【讨论】

(1) 用李萨如图形测量交流电频率时，为什么要按下“CH1-X”按钮？

(2) 在用李萨如图形测频率中，当 X 与 Y 偏转板上的正弦电压频率相等时，屏上图形还在时刻转动，为什么？

（赵　元）

实验 2.4 用板式电位差计测电源电动势

【实验目的】

(1) 了解电位差计的结构，正确使用电位差计。

(2) 理解电位差计的工作原理——补偿原理。

(3) 掌握线式电位差计测量电池电动势的方法。

(4) 熟悉指针式检流计的使用方法。

【实验仪器】

板式电位差计、检流计、滑线变阻器、电阻箱、标准电池、待测电池、稳压电源、单刀开关、单刀(双刀)双掷开关。

【实验原理】

电源的电动势在数值上等于电源内部没有净电流通过时正负两极间的电压。如果直接将电压表连接电源两端测量电源电动势，因具有内阻 r_0 的电源内部有电流 I 流过，而不可避免地产生电势降 Ir_0，所以实际测量值是端电压($U=E-Ir_0$)而不是电动势 E。显然，为了能够准确地测量电源的电动势，必须使通过电源的电流 I 为零。此时，电源的端电压 U 才等于其电动势 E。怎样才能使电源内部没有电流通过而又能测定电源的电动势呢？这就要用到下面介绍的补偿法。

1. 补偿原理 如图 2.4-1 所示，把电动势分别为 E_s、E_x 的电源和检流计 G 连成闭合回路。电路中的电流流向有三种情况：①当 $E_s<E_x$ 时，电流方向如图所示，检流计指针偏向一边；②当 $E_s<E_x$ 时，电流方向与图示方向相反，检流计指针偏向另一边；③只有当 $E_s=E_x$ 时，回路中才没有电流，此时 $i=0$，检流计指针不偏转，我们称这两个电动势处于补偿状态。反之，若 $i\neq0$，则 $E_s\neq E_x$。

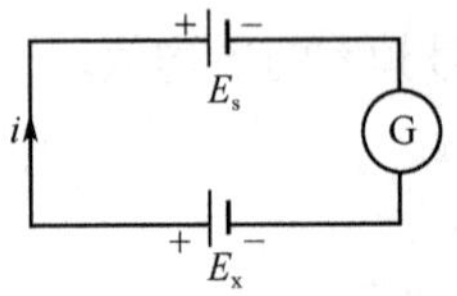

图 2.4-1　补偿电路

2. 电位差计的工作原理 如图 2.4-2 所示，AB 为一根粗细均匀的电阻丝(单位长度的电阻相同，故单位长度上的电势降也相等)，与滑线变阻器 R_p 及工作电源 E、电源开关 K_1 组成的回路 $E–A–B–R_p–K_1–E$ 称为工作回路，由它提供稳定的工作电流 I_0；由待测电源 E_x、检流计 G、电阻丝 CD 构成的回路 $C–G–E_x–K_2–D–C$ 称为测量回路；由标准电源 E_s、检流计 G、电阻丝 CD 构成的回路 $C–G–E_s–K_2–D–C$ 称为定标(或校准)回路。滑线变阻器 R_p 用来调节工作电流 I_0 的大小，电流 I_0 的变化可以改变电阻丝 AB 单位长度上电位差 U_0 的大小。C 和 D 为 AB 上的两个活动接触点，可以在电阻丝上移动，以便从 AB 上取适当的电位差来与测量支路上的电位差(或电动势)补偿。

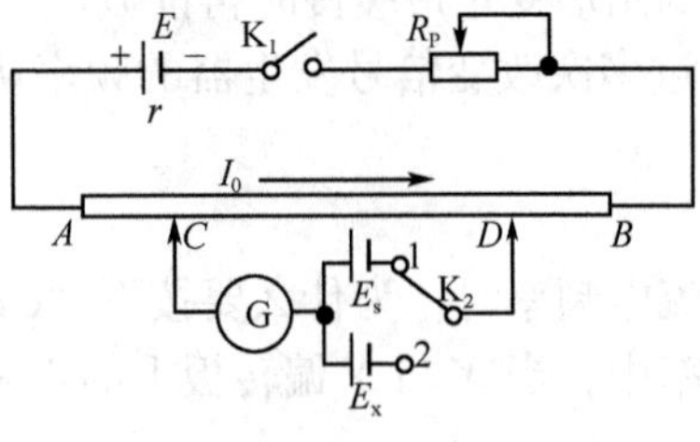

图 2.4-2　电位差计原理图

当电键 K_1 接通，K_2 既不与 E_x 接通也不与 E_s 接通时，流过 AB 的电流 I_0 和 CD 两端的电压分别为

$$I_0=\frac{E}{R_p+R_{AB}+r} \tag{2.4-1}$$

$$U_{CD}=U_C-U_D=I_0R_{CD}=\frac{E}{R_p+R_{AB}+r}R_{CD} \tag{2.4-2}$$

式中，r 为电源 E 的内阻。当电键 K_2 倒向 1 时，则电阻丝 AB 与标准电源 E_s 和检流计 G 接通，校准电路接通，调节 C、D 两点间的长度。此时若 $U_{CD}>E_s$，标准电池充电，检流计的指针发生偏转；若 $U_{CD}<E_s$，标准电池放电，检流计的指针反向偏转；若 $U_{CD}=E_s$，检流计的指针指零，标准电池无电流流过，则 U_{CD} 就是标准电池的电动势，此时称电位差计达到了平衡。令 C、D 间长度为 l_s，因为电阻丝各处粗细均匀、电阻率都相等，则电阻丝单位长度上的电压降为 E_s/l_s。

(1)电位差计的定标：我们把调整工作电流 I_0 使单位长度电阻丝上电位差为 U_0 的过程称为电位差计定标。为了能相当精确地测量出未知的电动势或电压，一般采用标准电池定标法。

图 2.4-2 中电键 K_2 倒向 1 时接通 $C-G-E_s-K_2-D-C$ 回路，称为定标(或校准)回路。实验室常用的标准电池的电动势常温下为 $E_s=1.0186V$(标准电源 E_s 的电动势与温度有关，不同温度下的电动势可以查表得到)，U_0 可先选定，例如，若测得每单位长度(1m)电阻丝上的电位差为 $U_0=E/(R_{AB}l_{AB})=0.2000V\cdot m^{-1}$，则应使 C、D 两点之间的电阻丝长度为

$$l_s=\frac{E_s}{U_0}=\frac{1.0186}{0.2000}=5.0930(m) \tag{2.4-3}$$

然后调节滑线变阻器 R_p，用以调整工作电流 I_0，使 C、D 上的电位差 U_{CD} 和 E_s 相互补偿，使电位差计达到平衡。经过这样调节后，每单位长度电阻丝上的电位差就确定为 0.2000V，即 $U_0=0.2000\ V\cdot m^{-1}$。此时电位差计的定标工作就算完成。经过定标的电位差计可以用来测量不超过 U_{AB} 的电动势(或电压)。

(2)测量：在保证工作电流 I_0 不变的条件下将 K_2 拨向 2，则 CD 两点间改接了待测电源 E_x，一般情况下 $E_s\neq E_x$，因此检流计的指针将左偏或右偏，电位差计失去了平衡。此时若合理移动 C 和 D 点的位置以改变 U_{CD} 直到检流计指针指零，则 $U_{CD}=E_x$，电位差计又重新达到平衡。设 C、D 两点之间的距离为 l_x，则待测电池的电动势为

$$E_x=U_0l_x=\frac{l_x}{l_s}E_s \tag{2.4-4}$$

而电位差计定标后每单位长度上电位差为 $U_0=E_s/l_s$ （U_0 可在实验前先选定)。

所以，调节电位差计平衡后，只要准确量取 l_x 值就很容易得到待测电源的电动势。这就是用补偿法测电源电动势的原理。

【实验仪器】

板式电位差计如图 2.4-3 所示，AB 为粗细均匀的电阻线，全长为 11m，往复绕在木板 0，1，2，…，10 的 11 个接线插孔上，每两个插孔间电阻线长 1m，剩余的 1m 电阻线 OB 下面固定一根标有毫米刻度的米尺。利用插头 C 选插在 0～10 号插孔中任意一个位置，接头 D 在 OB 上滑动，接头 C、D 间电阻线长度在 0～11m 范围内连续可调。例如，要取接头 C、D 间电阻线长度为 5.0930m，可将 C 插在插孔“5”中，滑键 D 的触头按在米尺 0.0930m 处。这时接头 C、D 之间的电阻线长即为所要的 5.0930m。

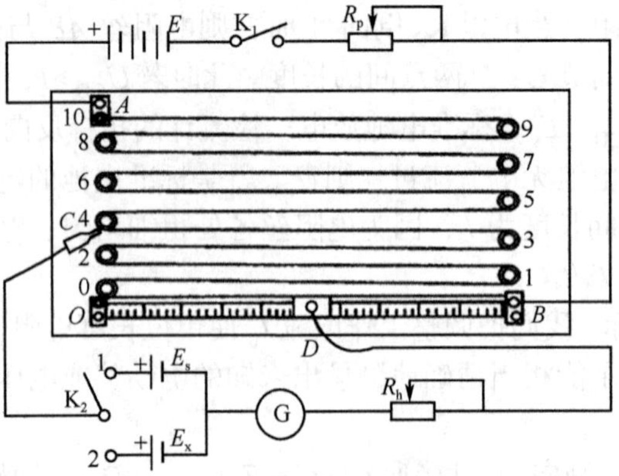

图 2.4-3 板式电位差计原理图

【实验内容】

(1)测量前的准备：观察、熟悉仪器装置后，按图 2.4-3 连接好电路(注意所有的电源必须都是反接，即正极接正极，不可接错)，各开关K_1、K_2处于断开位置。工作电源E用直流稳压电源，R_h为保护电阻，用以保护标准电池和检流计，R_p为滑线变阻器，E_s为标准电源，E_x为待测电源，G 为检流计。保护电阻R_h、滑线变阻器R_p均置于阻值最大的位置。

(2)给电位差计定标：选定电阻丝单位长度上的压降U_0值，计算出l_s。将K_2倒向“1”，“C”插入适当的插孔，调节“D”，使 CD 间电阻丝长度等于l_s。然后接通K_1，改变滑线变阻器R_p使工作电流I_0慢慢增大，同时断续按下滑动触头“D”，直到 G 的指针不偏转。然后将R_h滑动端移动到阻值为零位置，再次细调R_p，并断续按下触头“D”，使 G 的指针不偏转，此时电阻丝每单位长度上的电位差为U_0，此时电位差计定标完毕。这时断开K_1，将保护电阻R_h的滑动端恢复到阻值最大位置。

(3)测量电源电动势

粗调：K_2倒向“2”，估算l_x大约应取的长度，将“C”插入适当的插孔。

细调：接通K_1，移动滑动键并断续按下滑动触头，直到 G 的指针基本不偏转。

技巧：该步骤采用先找到 G 的指针向相反方向偏转的两个状态，然后用逐渐逼近的方法可以迅速找到平衡点。

微调：使保护电阻R_h的取值为零，微调触点 D 的位置，调至完全平衡，记录l_x的长度。

(4)计算E_x的值，公式如下：

$$E_x = U_0 l_x = \frac{l_x}{l_s} E_s$$

(5)重复步骤(2)和(3)进行 5 次测量，测量数据计入表格。测量定标时可将U_0改为其他值。

【注意事项】

(1)检流计不能通过较大电流，因此在 C、D 接入时，电键 D 按下的时间应尽量短。

(2)接线时，所有电池的正、负极不能接错，否则补偿回路不可能调到补偿状态。

(3)标准电池应防止震动、倾斜等，通过的电流不允许大于 5μA，严禁用电压表直接测量它的端电压，实验时接通时间不宜过长；更不能短路。

【数据处理】

(1) 记下实验所用标准电池的电动势 E_s 和定标后的 U_0：

$E_s =$______，　$U_0 = \frac{E_s}{l_s} =$______。

(2) 数据记录表格（表 2.4-1）。

表 2.4-1

测量项目 / 测量次数	电阻丝长度 l_x	待测电动势 E_x	$\bar{E}_x$
1			
2			
3			
4			
5			

(3) 请计算出待测电源的平均绝对误差 $\Delta\bar{E}_x$ 和相对误差 $\Delta\bar{E}_x/\bar{E}_x$ 的值。

(4) 分析指出用板式电位差计测未知电动势的系统误差所在。

【思考】

(1) 在连接电路时该注意些什么？怎样快速找到合适的 D 点使测量电路达到平衡？

(2) 请简述工作电路、校准电路和测量电路各自的作用。

(3) 电路中的两个滑动变阻器各起着什么作用?

(4) 实验中，发现检流计指针始终朝一个方向偏转的现象，分析其原因。

（鲍　艳）

实验 2.5　惠斯通电桥测电阻

【医学应用】

医学诊断仪器依赖于对人体组织的电磁学参量的精确测量，其基础是依据物理学原理实现对电阻、电容、电流等物理学参量的精确测量，利用桥式电路来测量负载的电阻值是一种典型方法。

【实验目的】

(1) 理解桥式电路精确测量电阻的基本原理。

(2) 掌握用惠斯通电桥测电阻的方法。

(3) 了解电桥灵敏度及其对测量准确度的影响。

【实验器材】

待测电阻、直流稳压电源、电阻箱、检流计、滑线电阻器、开关、导线等。

【实验原理】

通常采用万用表来测电阻，由于电表本身不可避免地存在误差，所得结果精度不高。电桥是一种用比较方法来测量的仪器，即将未知量与已知量相比较进行测量，具有较高的灵敏度和准确度。惠斯通电桥是其中最基本的一种。

1. 惠斯通电桥的测量原理　惠斯通电桥是一种直流单臂电桥，适用于测量中值电阻，

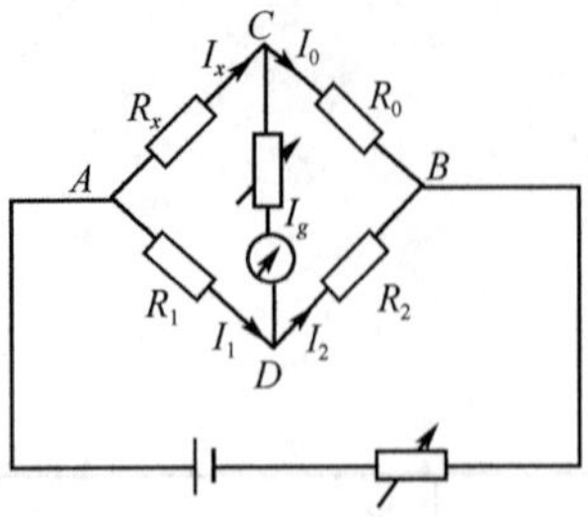

图 2.5-1　惠斯通电桥

其基本原理如图 2.5-1 所示。

电阻R_0、R_1、R_2、R_x构成电桥的四个臂，G 为灵敏电流计(检流计)，用以检查 C、D 之间桥路是否有电流通过。通过调节R_0、R_1、R_2的阻值，可以使得检流计 G 中无电流通过，电桥处于平衡状态。此时，C、D 两点电势相等，则有

$$I_x R_x = I_1 R_1 \qquad \frac{R_x}{R_1} = \frac{I_1}{I_x}$$

$$I_0 R_0 = I_2 R_2 \qquad \frac{R_0}{R_2} = \frac{I_2}{I_0}$$

由于$I_g = 0$，这时$I_x = I_0$，$I_1 = I_2$，故$\frac{I_1}{I_x} = \frac{I_2}{I_0}$，可得

$$\frac{R_x}{R_1} = \frac{R_0}{R_2}$$

$$R_x = \frac{R_1}{R_2} R_0 = KR_0 \tag{2.5-1}$$

式中，R_x为待测电阻，K称为比率，R_0为比较臂。

2. 电桥不等臂误差的消除　采用自组电桥的比例臂(R_1和R_2)电阻一般采用电阻箱，阻值存在误差。当取$K=1$时，R_1和R_2实际并不是严格相等，存在不等臂误差，为消除该系统误差，实验中需采用交换测量法。先测得一个R_x值，然后交换R_1和R_2的位置，按同样方法测得R_x'，两次测量中，电桥平衡时分别有

$$R_x = \frac{R_1}{R_2} R_0 ,\quad R_x' = \frac{R_2}{R_1} R_0$$

则有

$$\bar{R}_x = \sqrt{R_x \cdot R_x'} \tag{2.5-2}$$

此结果与比例臂阻值无关。

3. 电桥灵敏度　由于惠斯通电桥是采用待测电阻与标准电阻相比较的方法，需要判断桥路上灵敏电流计有无偏转，所以对检流计的灵敏度有比较高的要求。电桥灵敏度是指当电桥偏离平衡状态时，电桥本身的敏感程度。在实际测量中，电桥是否达到精确的平衡状态，由检流计指针是否有可观察的偏转来判断。检流计的灵敏度是有限的，当指针的偏转小于 0.1 格时，人眼就难以察觉。当电桥平衡时，设某一桥臂的电阻是 R，若将 R 改变一个微小量ΔR，电桥失去平衡，将有电流通过检流计，如果该电流很小不足以引起可观察的检流计指针偏转，则电桥仍被认为是平衡的。为了定量表示检流计的误差，引入电桥灵敏度：

$$S = \frac{\Delta n}{\Delta R / R} \tag{2.5-3}$$

式中，ΔR 为电桥平衡后电阻 R 的微小改变量，Δn 为电阻 R 变化后检流计偏离平衡位置的格数，S 表示电桥对桥臂电阻相对不平衡值的反应能力。

实验室中通常采用自组式惠斯通电桥、箱式电桥以及划线式电桥来完成对未知电阻的测量。本实验采用自组式惠斯通电桥。

【实验内容】

(1)合理布置仪器，按线路图 2.5-1 连接导线，注意其中 R_0、R_1、R_2 使用电阻箱，滑线变阻器起限流作用，实验前置于最大阻值。输出电压 5V。

(2)取 $R_1/R_2=1$，先用万用表粗测 R_x 阻值，调节 $R_0\approx R_x$，接通电源；点按检流计电计钮，调节 R_0 使电桥平衡。记录 R_0 的读数。

(3)交换 R_1 和 R_1 的位置，重复步骤(2)，记下 R_0 的读数，根据公式计算 $R_x=\sqrt{R_0R_0'}$，求出待测电阻 R_x。

(4)改变倍率 K，重复步骤(2)、(3)，完成在不同倍率下对 R_x 的多次测量并记录结果。

【实验结果】

实验结果填入表 2.5-1。

表 2.5-1　惠斯通电桥测电阻实验数据表

倍率 K / 测量值						
R_0						
R_0'						
R_x						

计算算术平均值并求绝对误差和相对误差：

$\bar{R}_x=$________，$\Delta\bar{R}_x=$________，$E=$________。

【注意事项】

(1)自组电桥时，应先接入四个桥臂，再桥接支路，最后接入电源。

(2)用电桥测电阻之前，先用万用表粗测待测电阻阻值，以确保 $R_0\approx R_x$，保护检流计。

【思考】

(1)电桥灵敏度与哪些因素有关，是否越灵敏越好?

(2)怎样消除比例臂上两个电阻不准确所造成的系统误差。

(李建雄)

实验 2.6　静电场的描绘

【医学应用】

生物体内存在大量的电荷，而电荷会在空间中产生电场。电场强度和电势是描述电场性质的两个重要物理量。生物电场是生物机体在进行生理活动时所显示出的电现象，这种现象是普遍存在的。正常人的心脏、肌肉、视网膜、大脑的生物电变化都是有规律的。将人体的心电图、脑电图、肌电图、视网膜电图与健康人作比较，就可以发现疾病所在。另外，科学研究证明，适当强度的电场对人体内各部位组织细胞会产生有利影响，这就是高频电疗的物理基础。所以研究电场的性质，测量电场强度和电势对了解生物电信号是至关重要的。

2.6.1　空气中静电场的模拟

【实验目的】

(1)了解模拟法描绘静电场的原理。

(2)了解静电场中电场和电势的关系。

(3)掌握用导电纸电流场研究静电场，描绘给定的模拟电场的等势线和电场线。

【实验器材】

1. 实验器材 EQC-2 型双层式静电场测绘仪一套，直流稳压电源(10V，1A)一台，电压表、导线等。

2. 仪器介绍 EQC-2 型电场描绘仪(包括导电玻璃、双层固定支架、同步探针等)，如图 2.6-1 所示，支架采用双层式结构，上层放记录纸，下层放导电玻璃。电极已直接制作在导电玻璃上，并将电极引线接出到外接线柱上，电极间制作有电导率远小于电极且各向均匀的导电介质。接通直流电源(10V)就可进行实验。在导电玻璃和记录纸上方各有一探针，通过金属探针臂把两探针固定在同一手柄座上，两探针始终保持在同一铅垂线上。移动手柄座时，可保证两探针的运动轨迹是一样的。由导电玻璃上方的探针找到待测点后，按一下记录纸上方的探针，在记录纸上留下一个对应的标记。移动同步探针在导电玻璃上找出若干电位相同的点，由此即可描绘出等位线。

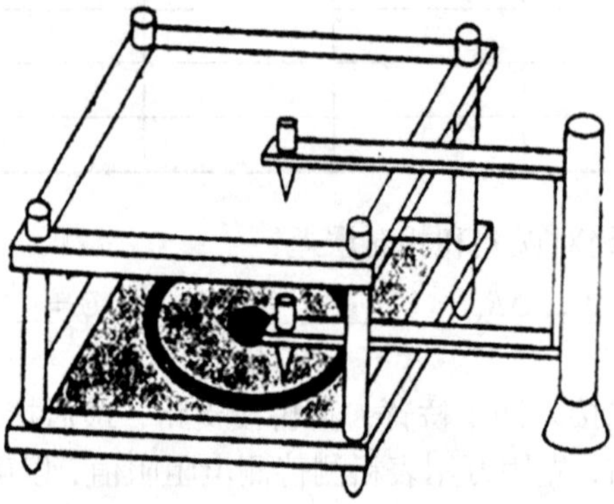

图 2.6-1 EQC-2 型电场描绘仪

描绘仪电源：描绘仪电源可提供 0～12V 连续可调的稳定电压并由数字表头显示其电压值。实验时将电源电压输出连接到电极板的电压输入端，探针连接到测试表头输入端，当电极加电压后，将探针在导电玻璃表面移动，测试电压表就会显示对应坐标点的电位值。测等势线时，先设定一个电位值(如 1V、2V、…)，右手握住探针在导电玻璃表面平稳移动，记录相同电位的坐标点并在方格纸上记录之，连接相应的等电位点就形成等势线。

【实验原理】

1. 模拟的理论依据 模拟法在科学实验中有着极其广泛的应用，其本质是用一种易于实现、便于测量的物理状态或过程的研究去代替另一种不易实现、不便测量的状态或过程的研究。

为了克服直接测量静电场的困难，我们可以仿造一个与待测静电场分布完全一样的电流场，用容易直接测量的电流场去模拟静电场。

静电场与稳恒电流场本是两种不同的场，但是它们两者之间在一定条件下具有相似的空间分布，即两种场遵守的规律在形式上相似。它们都可以引入电位 U；它们都遵守高斯定理。对静电场，电场强度在无源区域内满足以下积分关系：

$$\oint_s E\cdot \mathrm{d}s=0\,,\qquad \oint_l E\cdot \mathrm{d}l=0$$

而对于稳恒电流场，电流密度矢量 J 在无源区域内也满足类似的积分关系：

$$\oint_s J\cdot \mathrm{d}s=0\,,\qquad \oint_l J\cdot \mathrm{d}l=0$$

由此可见，E 和 J 在各自区域中满足同样的数学规律。若稳恒电流场空间内均匀地充满了电导率为 σ 的导体，导体内的电场强度 E' 与电流密度矢量 J 之间遵循欧姆定律

$$J=\sigma E'$$

因而，E 和 E' 在各自的区域中也满足同样的数学规律。在相同边界条件下，由电动力学的理论可以严格证明：像这样具有相同边界条件的相同方程，其解也相同。因此，我们可以用稳恒电流场来模拟静电场。也就是说静电场的电场线和等势线与稳恒电流场的电流密度矢量和等位线具有相似的分布，所以测定出稳恒电流场的电位分布也就求得了静电场的电场分布。

2. 模拟长同轴圆柱形电缆的静电场　利用稳恒电流场与相应的静电场在空间形式上的一致性，则只要保证电极形状一定，电极电位不变，空间介质均匀，在任何一个考察点，均应有"$U_{稳恒}=U_{静电}$"或"$E_{稳恒}=E_{静电}$"。下面以同轴圆柱形电缆的电场和相应的模拟场——稳恒电流场来讨论这种等效性。

如图 2.6-2(a)所示，在真空中有一半径为 r_a 的长圆柱形导体 A 和一个内径为 r_b 的长圆筒形导体 B，它们同轴放置，分别带等量异号电荷。由高斯定理可知，在垂直于轴线的任一个截面 S 内，都有均匀分布的辐射状电场线，这是一个与坐标 Z 无关的二维场。在二维场中电场强度 E 平行于 XY 平面，其等位面为一簇同轴圆柱面。因此，只需研究任一垂直于横截面上的电场分布即可。

如图 2.6-2(b)所示，距轴心 O 半径为 r 处的各点电场强度为

$$E=\frac{\lambda}{2\pi\varepsilon_0 r}$$

式中，λ 为 A(或 B)的电荷线密度。其电位为

$$U_r=U_a-\int_{r_a}^{r}E\cdot \mathrm{d}r=U_a-\frac{\lambda}{2\pi\varepsilon_0}\ln\frac{r}{r_a} \tag{2.6-1}$$

若 $r=r_b$ 时 $U_b=0$，则有

$$\frac{\lambda}{2\pi\varepsilon_0}=\frac{U_a}{\ln\dfrac{r_b}{r_a}}$$

代入式(2.6-1)得

$$U_r=U_a\frac{\ln\dfrac{r_b}{r}}{\ln\dfrac{r_b}{r_a}} \tag{2.6-2}$$

距中心 r 处场强为

$$E_r=-\frac{\mathrm{d}U_r}{\mathrm{d}r}=\frac{U_a}{\ln\dfrac{r_b}{r_a}}\cdot\frac{1}{r} \tag{2.6-3}$$

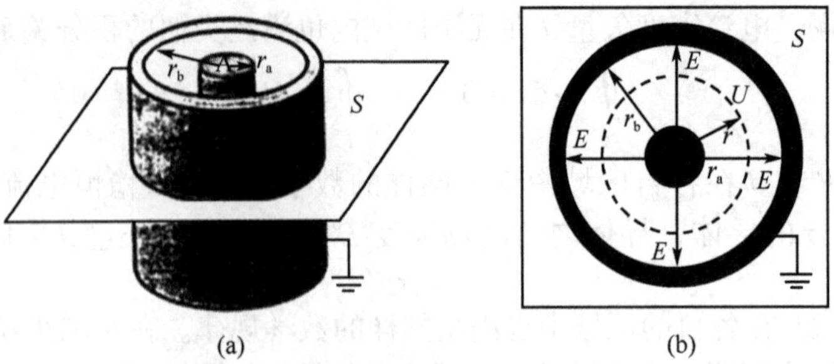

图 2.6-2　同轴电缆及其静电场分布

若上述圆柱形导体 A 与圆筒形导体 B 之间不是真空，而是均匀地充满了一种电导率为σ的不良导体，且 A 和 B 分别与直流电源的正负极相连，如图 2.6-3 所示，则在 A、B 间将形成径向电流，建立起一个稳恒电流场E_r'。可以证明不良导体中的电场强度E_r'与原真空中的静电场E_r是相同的。

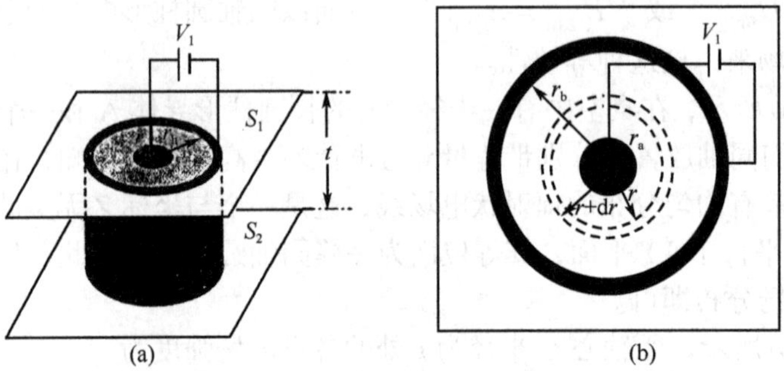

图 2.6-3　同轴电缆的模拟模型

取厚度为 t 的圆柱形同轴不良导体片来研究。设材料的电阻率为ρ（$\rho=1/\sigma$），则从半径为 r 的圆周到半径为 $r+\mathrm{d}r$ 的圆周之间的不良导体薄块的电阻为

$$\mathrm{d}R=\frac{\rho}{2\pi t}\cdot\frac{\mathrm{d}r}{r} \tag{2.6-4}$$

半径 r 到 r_b 之间的圆柱片电阻为

$$R_{r}r_{b}=\frac{\rho}{2\pi t}\int_{r}^{r_b}\frac{\mathrm{d}r}{r}=\frac{\rho}{2\pi t}\ln\frac{r_b}{r} \tag{2.6-5}$$

由此可知，半径 r_a 到 r_b 之间圆柱片的电阻为

$$R_{r_a r_b}=\frac{\rho}{2\pi t}\ln\frac{r_b}{r_a} \tag{2.6-6}$$

若设$U_b=0$，则径向电流为

$$I=\frac{U_a}{R_{r_a r_b}}=\frac{2\pi t U_a}{\rho\ln\frac{r_b}{r_a}} \tag{2.6-7}$$

距中心 r 处的电位为

$$U_r=IR_{r_a r_b}=U_a\frac{\ln\frac{r_b}{r}}{\ln\frac{r_b}{r_a}} \tag{2.6-8}$$

则稳恒电流场 E_r' 为

$$E_r = -\frac{dU_r}{dr} = \frac{U_a}{\ln\frac{r_b}{r_a}} \cdot \frac{1}{r} \tag{2.6-9}$$

可见式(2.6-8)与式(2.6-2)具有相同形式，说明稳恒电流场与静电场的电位分布函数完全相同，即柱面之间的电位 U_r 与 $\ln r$ 均为直线关系，并且 U_r/U_a 即相对电位仅是坐标的函数，与电场电位的绝对值无关。显而易见，稳恒电流的电场 E' 与静电场 E 的分布也是相同的，因为

$$E' = -\frac{dU_r'}{dr} = -\frac{dU_r}{dr} = E$$

实际上，并不是每种带电体的静电场及模拟场的电位分布函数都能计算出来，只有在 σ 分布均匀而且几何形状对称规则的特殊带电体的场分布才能用理论严格计算。上面只是通过一个特例，证明了用稳恒电流场模拟静电场的可行性。

【实验内容】

描绘两个带电系统静电场的等势线和电场线：

(1)取两个点电荷的电极板插入实验仪左侧的接线柱上，接入电源，右侧坐标格上放上硫酸纸并用磁条压平，将探针插入探测电压的正极，探测电压的负极与电源的负极相连。

(2)调电源电压为 10V，分别记录 1V、3V、5V、7V、9V 等势线各点的坐标，并在右侧硫酸纸上标出对应的点，每条等势线至少取 8 个等势点。

(3)将电势相等的点连成光滑的曲线即成为一条等势线，共描绘 5 条等势线，分别对应 1V、3V、5V、7V、9V 等电势。

(4)根据电场线与等势线正交的关系，由正电荷向负电荷画出相应的电场线分布图。

重复(1)～(4)步骤，将电源电压调整为 12V、14V，共完成三张模拟曲线。

【注意事项】

(1)实验时应保证探针与玻璃有良好软接触，同时应避免重压，否则容易造成导电橡胶探头破裂。

(2)为避免接触电阻对探测的影响，下探针应与导电液接触良好，而上探针应尽量与坐标纸面垂直。

(3)电势点的取值尽量不要接近零或最大电压值。

【讨论】

(1)用稳恒电流场模拟静电场的理论依据是什么？

(2)如果电源电压改变，等势线和电场线的形状是否发生变化？

(3)分析影响探测结果的各种因素。

(4)等势线理论上应该是圆形，但是如果实际测量不为圆形，是什么原因导致的？

（赵　元）

2.6.2　静电场的描绘

【实验目的】

(1)了解模拟法描绘静电场的依据及描绘方法。

(2)描绘几种静电场的等位线。

(3)加深对静电场、稳恒电流场的了解。

【实验器材】

THME-2 型静电场描绘实验仪(图 2.6-4)。

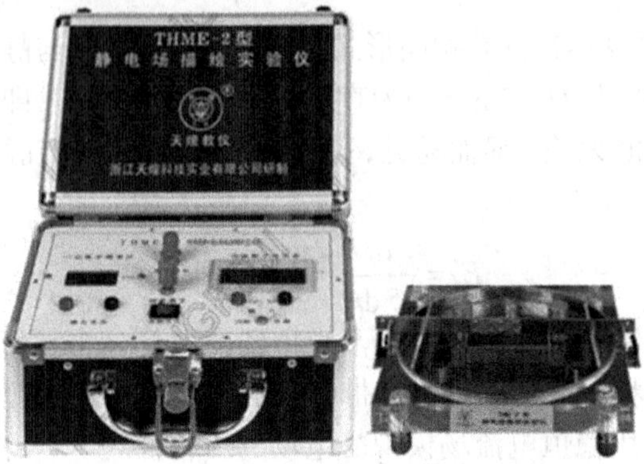

图 2.6-4　THME-2 型静电场描绘实验仪

【实验原理】

实验原理同空气中静电场的模拟。

【实验内容】

1. 模拟长同轴电缆中的静电场　模拟同轴电缆内静电场时，采用圆柱电极和水槽内的圆环电极(圆柱电极半径为 a=1cm，圆环的内半径为 b=13.8cm)，电路连接如图 2.6-5 所示，则有

$$U_{\mathrm{r}}=U_0\frac{\ln\frac{b}{r}}{\ln\frac{b}{a}} \tag{2.6-10}$$

为计算方便，式(2.6-10)常改写为

$$r=b\left(\frac{b}{a}\right)^{-\frac{U_{\mathrm{r}}}{U_0}} \tag{2.6-11}$$

式中，a=1cm 为圆柱电极半径，b=13.8cm 为圆环内半径，r 为测量点与圆电极中心点的距离。

对于本实验用仪器，以 cm 作为长度单位，则因为制造时已使 a=1cm，故式(2.6-11)可简化为

$$r=b^{1-\frac{U_{\mathrm{r}}}{U_0}} \tag{2.6-12}$$

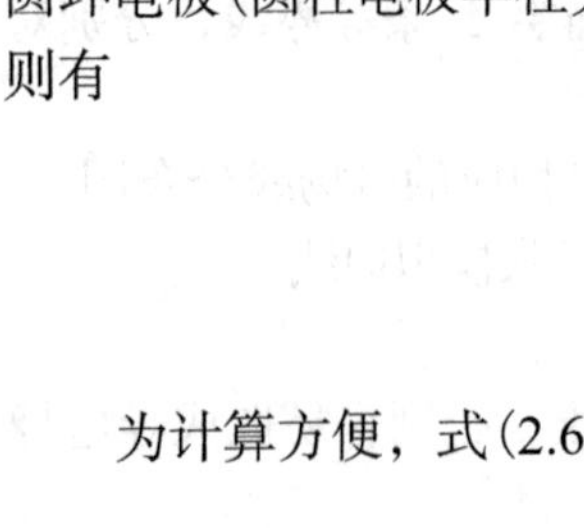

图 2.6-5　同轴电缆模型

实验步骤如下：

(1)把圆柱电极放置在水槽坐标板中心，圆环电极放置在水槽周沿，用导电杆将它们压住。

(2)倒入干净自来水，自来水的深度应和小圆柱上刻划的细线大致对齐。

(3)通过调节三个水平调节螺钉，并观察水平泡，将装置调水平。

(4)通过水槽上的两个接线柱，给电极施加电压 U_0，并且把

输出的频率调节到 200Hz 左右，幅度为 5～8V，以下各实验均相同。

(5)在坐标板上选取某个半径为 r 的同心圆，在该圆周上选取若干个测量点。用探针测出这些点的电压 U_r。

(6)此圆即为长同轴电缆横截面中静电场的一个等位线。此等位线应具有的理论电压可由式(2.6-10)求出。其上各点的实测电压与理论电压间的误差即为该次测量的误差。

(7)换取不同半径的同心圆，重复以上测量。

(8)各次实测电压误差的平均值，即为本次实验总的误差。因探针具有 0.1cm 的半径，所以计算 r 时应减去探针的半径。

(9)依据电场线与等位线处处垂直的原理，描绘出静电场分布图。

2. 模拟长平行圆柱间的静电场　上述的长直同轴电缆内静电场基本上被封闭在电极之内，电极外电场极弱，所以模拟比较准确。本次测绘的长平行圆柱间的静电场如图 2.6-6 所示。由于水槽的面积有限，水槽边缘的电流线无法流到水槽外部去，只能平行于水槽壁流动，无法模拟无限大空间内的电场线分布，这样，水槽边缘部分的模拟失真较大，只有中央部分的测绘才是比较准确的。

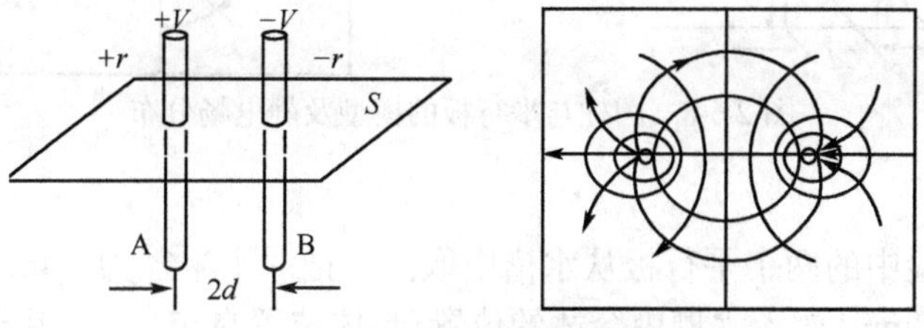

图 2.6-6　长平行圆柱的模型及静电场分布

实验步骤：

(1)把上个实验中所用电极从水槽中取出。

(2)把两个大的圆柱(半径均为 14mm)放在导电杆下合适的位置(具体位置自定，中心距为 4～5cm)，并用导电连杆将其分别压住，使其接触良好。

(3)把实验箱上的电源接到水槽的两个电极 A、B 施加电压 U_0。

(4)测量坐标(0，−1)点的电压值，并记录此值 U_i。

(5)用探针沿槽底的坐标均匀地选取若干个电压同为 U_i 的等位点。记下这些点的坐标值。

(6)换取不同的坐标点，如(−1，−1)、(+1，+1)等。

(7)根据以上测量，画出静电场分布图。

3. 平行板间的静电场　平行板间静电场的示意图如图 2.6-7 所示。

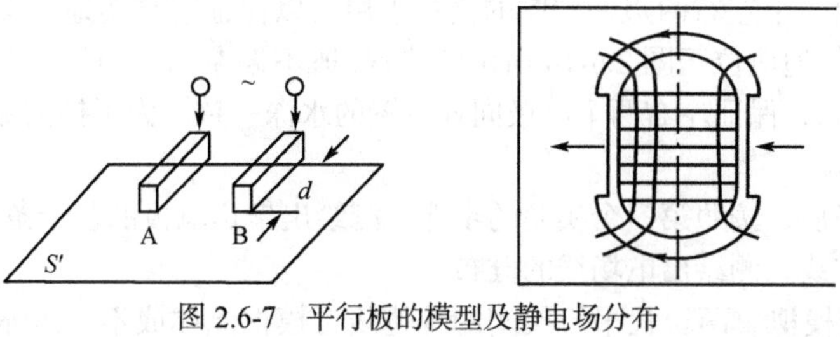

图 2.6-7　平行板的模型及静电场分布

实验步骤：

(1)把上个实验中的两个圆柱从水槽中取出，把两块平行板(长度均为160mm，两平行板间距离为80～120mm)放入水槽中合适的位置(具体位置自定)，并用导电连杆将其压住，使其接触良好。

(2)把实验箱上的电源接到水槽的两个电极A、B，并施加电压U_0。

(3)用探针沿槽底的坐标均匀地选取若干个电压同为U_i的等位点，记下这些点的坐标值。

(4)换取不同的U值，重复以上测量。

(5)根据以上测量，画出静电场分布图。

4. 模拟长圆柱与平板之间的静电场 其静电场如图2.6-8所示。

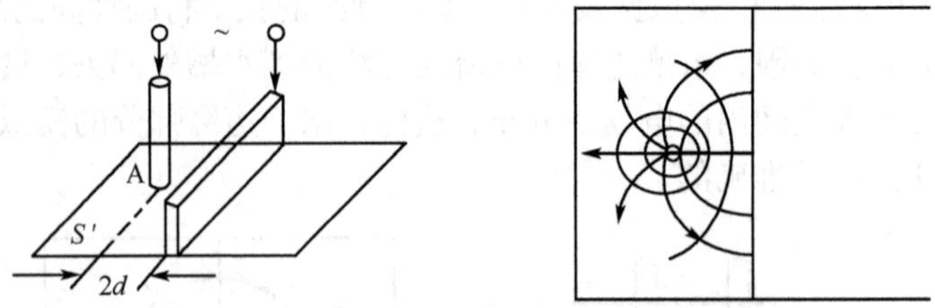

图2.6-8 圆柱与平行板的模型及静电场分布

实验步骤：

(1)把上个实验中的两个平行板从水槽中取出，把一个半径为14mm的圆柱和一块平行板(长度均为160mm)放入水槽中合适的位置(具体位置自定)。并用导电连杆将其压住，使其接触良好。

(2)把实验箱上的电源接到水槽的两个电极A、B，并施加电压U_0。

(3)用探针沿槽底的坐标均匀地选取若干个电压同为U_i的等位点，记下这些点的坐标值。

(4)换取不同的U值，重复以上测量。

(5)根据以上测量，画出静电场分布图。

5. 模拟示波管内聚焦电极间静电场描绘 为了让仪器和测量简单一些，对实验作了如下简化：由于所测静电场是轴对称的，故只测半个静电场的电位分布，如图2.6-9中的右边虚线框所示。

实验步骤：

(1)将两个“L”形聚焦电极放入水槽(图2.6-10)，用导电杆压住两个电极。

(2)把水槽的A、B两端调高，C、D两端调低，使水槽里的水形成一边厚、一边薄的楔形。E、F连线表示水槽中水的边界，边界上部无水。

(3)为了调出一个左右两边一样厚的楔行水层，以保证能真实地模拟聚焦电场，注意此时水准泡中的气泡应位于图2.6-10所示的位置，既不偏左，也不偏右，同时还应测量“L”形电极下端的水深，保证左右两个电极同处位置的水深一致。为了提高测量精度，水的深度应尽量大一些。

(4)调整完毕后，按照第三个实验的步骤，测绘出聚焦电极的若干条等位线。

(5)依据等位线，测绘出电场线的分布。

6. 速度场的模拟 两块长平行板间的等位线可模拟流体或不可压缩气体的速度场中的流线。在其间置入一块机翼截面形状的模块后，机翼模块上下表面外的等位线的形状和

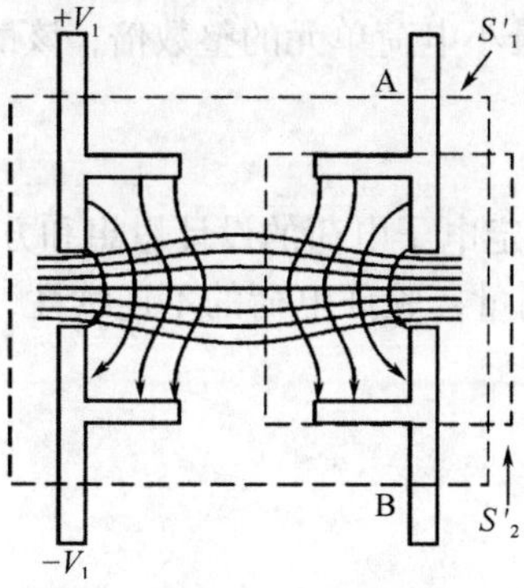

图 2.6-9　聚焦电极模型图

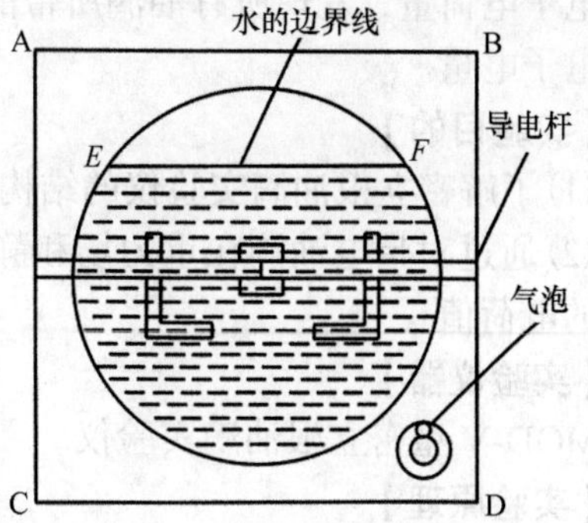

图 2.6-10　聚焦电极的安装示意图

疏密程度立即发生不同的变化，反映出流经机翼上下表面的气流的速度的变化。如图 2.6-11 所示，置入其他形状的模块，如圆柱，则产生不同的变化。模块置放位置的不同，也会引起等位线变化。如平板截面形模块平行于等位线置入，只会引起等位线很小的变化。垂直于等位线置入，则会使等位线分布发生很大的变化。这反映出平板在水流或气流中，如平行于来流方向，则受到的阻力很小；如垂直于来流方向，则会受到很大的冲击阻力。

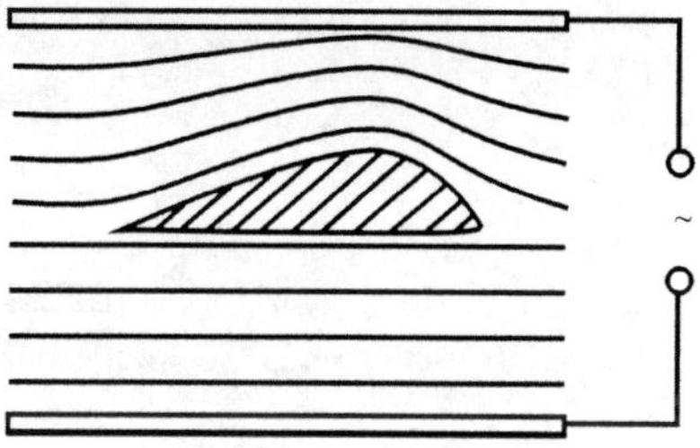

图 2.6-11　机翼模型

实验步骤：

(1)参照第二个实验，将平行板电极放置好，电极之间的间距约为机翼模块厚度的三倍。

(2)在电极中间平行地放入机翼模块。

(3)按照第二个实验的步骤，测绘出一系列等位线，这些等位线即表示流体场中的流线。

【注意事项】

(1)实验前应将水槽坐标板和电极等清洗干净。

(2)水槽水平调节时应先让水平泡斜对面的支点悬空，调节其他三个支点，将水槽调节好水平后，再把悬空的支点落实。

(3)测量时应保持探针和水面垂直，否则会引起测量误差。

(4)接线时应注意电源输出的红色插孔接到水槽上的红色插孔。

(5)做除第一个实验以外的其他实验时，应将水槽里面的大圆环取出。

【讨论】

(1)用稳恒电流场模拟静电场的依据是什么？

(2)电场线与等位线有何关系？电场线起于何处？止于何处？

(3)电极的电导率为什么要远大于电介质的电导率？

(4)改变电源输出的频率，对模拟的效果会有什么影响？从理论上加以分析。

（赵　元）

实验 2.7　密立根油滴实验

【背景介绍】

1907～1913 年，美国物理学家密立根用在电场和重力场中运动的带电油滴进行实验，测定电子电荷量，发现所有油滴所带的电量均是某一最小电荷单元的整数倍，该最小电荷值即电子电量。

【实验目的】

(1) 了解密立根油滴实验仪的结构以及利用油滴测定电子电荷的设计思想和方法。

(2) 通过对带电油滴在重力场和静电场中运动的测量，验证电荷的不连续性，并测定电子的电荷值。

【实验仪器】

MOD-V 型密立根油滴实验仪。

【实验原理】

实验室采用 MOD-V 型密立根油滴实验仪可采用静态(平衡)测量法和动态(非平衡)测量法，本实验采用前者进行测量。

静态(平衡)测量法　用喷雾器将油喷入两块相距为 d 的水平放置的平行极板之间。油在喷射撕裂成油滴时，一般都是带电的。设油滴的质量为 m，所带的电荷为 q，两极板间的电压为 U，则油滴在平行极板间将同时受到重力 mg 和静电力 qE 的作用(图 2.7-1)。

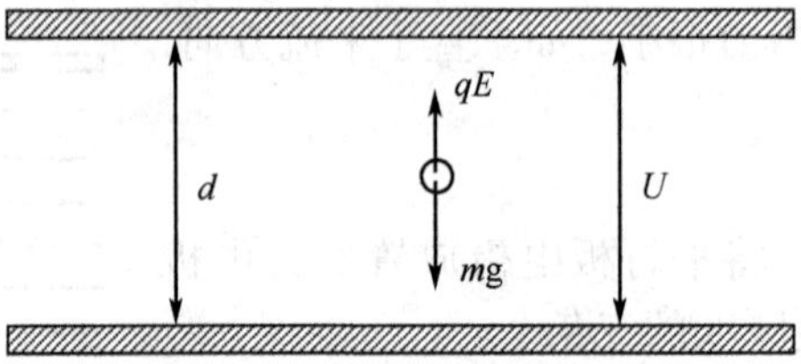

图 2.7-1　静态平衡测量示意图

如果调节两极板间的电压 U，可使该两力达到平衡，这时

$$mg = qE = qU/d \tag{2.7-1}$$

从上式可见，为了测出油滴所带的电量 q，除了需测定 U 和 d 外，还需要测量油滴质量 m。因 m 很小，需用如下特殊方法测定：平行极板不加电压时，油滴受重力作用而加速下降，由于空气阻力的作用，下降一段距离达到某一速度 υ_g 后，阻力 f 与重力 mg 平衡，如图 2.7-2 所示(空气浮力忽略不计)，油滴将匀速下降。根据斯托克斯定律，油滴匀速下降时

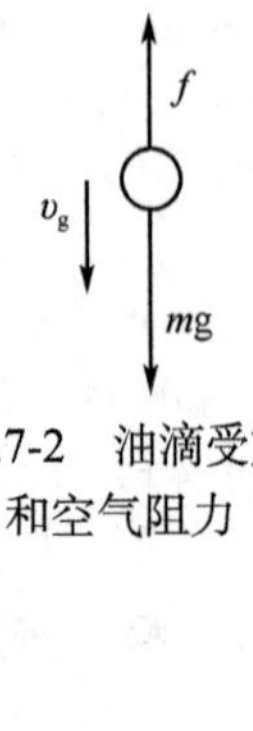

图 2.7-2　油滴受重力和空气阻力

$$f = 6\pi r\eta\upsilon_g = mg \tag{2.7-2}$$

式中，η 是空气的黏滞系数，r 是油滴的半径(由于表面张力的原因，油滴总是呈小球状)。设油的密度为 ρ，油滴的质量 m 可以用下式表示：

$$m = \frac{4}{3}\pi r^3\rho \tag{2.7-3}$$

由式(2.7-2)和式(2.7-3)，得到油滴的半径

$$r = \sqrt{\frac{9\eta\upsilon_g}{2\rho g}} \tag{2.7-4}$$

对于半径 r 小到 10^{-6}m 的小球，空气的黏滞系数应作如下修正：

$$\eta' = \frac{\eta}{1+\frac{b}{pr}}$$

相应的斯托克斯定律应改为

$$f = \frac{6\pi r\eta \upsilon_g}{1+\frac{b}{pr}}$$

式中，b 为修正常数，$b = 6.17\times10^{-6}\,\text{m}\cdot\text{cmHg}$；$p$ 为大气压强，单位用厘米汞柱（cmHg）。得

$$r = \sqrt{\frac{9\eta\upsilon_g}{2\rho g\left(1+\frac{b}{pr}\right)}} \tag{2.7-5}$$

式(2.7-5)根号中还包含油滴的半径 r，但因它处于修正项中，不需十分精确，因此可用式(2.7-4)计算。将式(2.7-5)代入式(2.7-3)，得

$$m = \frac{4}{3}\pi\left[\frac{9\eta\upsilon_g}{2\rho g\left(1+\frac{b}{pr}\right)}\right]^{\frac{3}{2}}\rho \tag{2.7-6}$$

至于油滴匀速下降的速度 υ_g，可用下法测出：当两极板间的电压 U 为零时，设油滴匀速下降的距离为 l，时间为 t_g，则

$$\upsilon_g = l/t_g \tag{2.7-7}$$

将式(2.7-7)代入式(2.7-6)，式(2.7-6)代入式(2.7-1)，得

$$q = \frac{18\pi}{\sqrt{2\rho g}}\left[\frac{\eta l}{t\left(1+\frac{b}{pr}\right)}\right]^{\frac{3}{2}}\frac{d}{U} \tag{2.7-8}$$

式(2.7-8)是用平衡测量法测定油滴所带电荷的理论公式。

相应数据：

油的密度：$\rho = 981\ \text{kg}\cdot\text{m}^{-3}$；

重力加速度：$g = 9.80\ \text{m}\cdot\text{s}^{-2}$；

空气的黏滞系数：$\eta = 1.83\times10^{-5}\ \text{kg}\cdot\text{m}^{-1}\cdot\text{s}^{-1}$；

修正常数：$b = 6.17\times10^{-6}\ \text{m}\cdot\text{cmHg}$；

大气压强：$p = 76.0\ \text{cmHg}$；

平行板电极间距：$d = 5.00\times10^{-3}\ \text{m}$。

【实验内容】

1. 调整仪器 调节仪器底部螺丝，使水平泡指示水平，即油滴盒处于水平状态。预热10min，在预热时可观察测量显微镜，如果分划板位置不正，则转动目镜头，将分划板放正。调节接目镜，使分划板刻线清晰。

用喷雾器向油雾室喷油，转动显微镜的调焦手轮，使屏幕上出现清晰的油滴图像。

2. 练习测量

(1)练习控制油滴。将仪器面板右侧的拨动开关置于“平衡”挡，调节极板间的平衡电压，使屏幕上保留一个清晰的油滴。通过调节平衡电压或将拨动开关置于“升降”挡，调节“升降电压调节”电位器，使油滴到达合适的位置。

(2)练习测量油滴运动的时间。将计时器清零，记录平衡电压，将拨动开关置于“测量”挡(极板之间短路，电压为零)，此时计时器开始计时，当油滴到达所需位置时，再将拨动开关置于“平衡”挡，此时计时器计停，记录油滴运动的时间。

(3)练习选择油滴。油滴体积太大，则带电量通常也较多，下降速度比较快，时间不容易测量准确。油滴体积太小，则布朗运动明显。通常可以选择平衡电压在 200V 以上，在 10s 左右时间内匀速下降 2mm 的油滴，其大小和带电量都比较合适。

3. 正式测量 采用静态平衡测量法时，需要测量两个量，即平衡电压 U，油滴匀速下降一段距离所用的时间 t_g，仔细调节“平衡电压”旋钮，使油滴置于分划板上某条横线附近，以便准确判断出这颗油滴是否平衡。

当调节油滴处于平衡后，选定测量的一段距离，然后将开关拨向“下降”，使油滴自由下落。

测量油滴匀速下降经过选定测量距离所需时间。

测量完一次后，应把开关拨向“平衡”，做好记录后，再拨向“提升”，加大电场使油滴回到原来高度，为下次测量做好准备。

对同一颗油滴应进行 3～5 次测量，而且每一次测量都要重新调整平衡电压。用同样的方法对多颗油滴进行测量。将结果记录在表 2.7-1。

表 2.7-1

n	1	2	3	4	5
u/V					
t/s					
q/C					

利用记录油滴运动时间，测量多组数据，用求最大公约数法或作图法得到单位电荷。

MOD-V 型密立根油滴实验仪技术参数：
平均相对误差：≤ 3%；
板极电压：DC 0 ～ 400V；
升降电压：DC 200V 左右；
板极间距：5mm；
计时器范围：0～ 99.9s；
显微镜放大倍数：30×；
工作电源：AC 220V±10%，50Hz。

【注意事项】

(1)实验中油滴盒上下电极间有高压产生，勿将油雾杯取下以防触电。

(2)喷油雾时喷雾器应竖拿，喷雾器对准油雾室的喷雾口，轻轻喷入少量油即可，切勿将喷雾器插入油雾室。

【思考】

实验中如何保证油滴做匀速运动。

（范 灼）

实验 2.8 电子束实验

【医学应用】

电子束实验是了解示波器工作原理，观察电子在外电场以及磁场中运动规律的基础实验，也是测量物理学常数荷质比的一种常用手段。同时，该实验对于了解 X 射线管工作机制也有借鉴作用。

【实验目的】

(1) 掌握带电粒子在电磁场中的运动规律，理解电子束的电偏转、电聚焦、磁偏转、磁聚焦的原理。

(2) 掌握测量电子荷质比的一种方法。

【实验原理】

1. 示波管的简单介绍 示波管结构如图 2.8-1 所示，包括以下几部分：

(1) 电子枪，由阴极发射电子，由加速电场将电子加速到一定速度，并通过栅极将其聚焦成电子束。

(2) 水平偏转电极和垂直偏转电极。

(3) 荧光屏，用来显示电子束的轰击点。

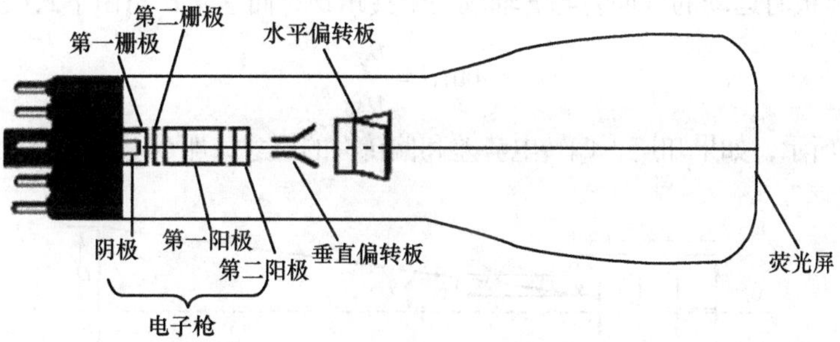

图 2.8-1 小型示波管外形示意图

所有部件全都密封在一个抽成高真空的玻璃外壳里，目的是避免电子与气体分子碰撞而引起电子束散射。接通电源后，灯丝发热，阴极发射电子。栅极加上相对于阴极的负电压，它有两个作用：①调节栅极电压的大小控制阴极发射电子的强度，所以栅极也叫控制极；②栅极电压和第一阳极电压构成一定的空间电位分布，使得由阴极发射的电子束在栅极附近形成一个交叉点。第一阳极和第二阳极的作用一方面构成聚焦电场，使得经过第一交叉点又发散了的电子在聚焦场作用下又会聚起来；另一方面使电子加速，电子以高速打在荧光屏上，屏上的荧光物质在高速电子轰击下发出荧光，荧光屏上的发光亮度取决于到达荧光屏的电子数目和速度，改变栅压及加速电压的大小都可控制光点的亮度。水平偏转板和垂直偏转板是互相垂直的平行板，偏转板上加以不同的电压，用来控制荧光屏上亮点的位置。

2. 电子的加速和电偏转 为了描述电子的运动，我们选用了一个直角坐标系，其 z 轴沿示波管管轴，x 轴是示波管正面所在平面上的水平线，y 轴是示波管正面所在平面上的竖直线。

从阴极发射出来通过电子枪各个小孔的一个电子，它在从阳极 A_2 射出时在 z 方向上具有速度 υ_z； υ_z 的值取决于 K 和 A_2 之间的电势差 $U_2 = U_B + U_C$ （图 2.8-2）。

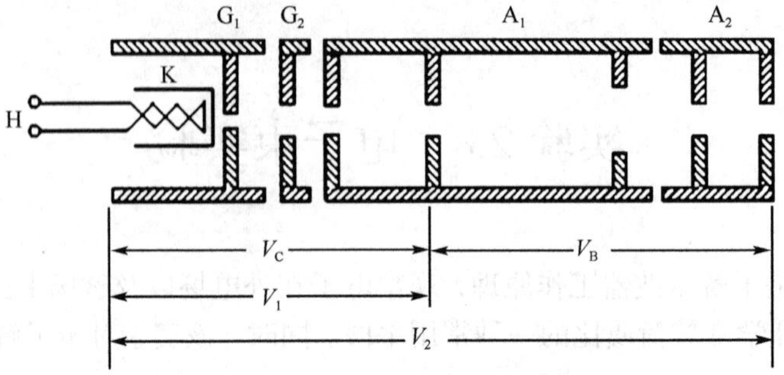

图 2.8-2　电子枪电极结构图

电子从 K 移动到 A_2，势能降低了 eU_2；因此，如果电子逸出阴极时的初始动能可以忽略不计，那么它从 A_2 射出时的动能 $\frac{1}{2}m\upsilon_z^2$ 就由下式确定：

$$\frac{1}{2}m\upsilon_z^2 = eU_2 \tag{2.8-1}$$

此后，电子再通过偏转板之间的空间。如果偏转板之间没有电势差，那么电子将笔直地通过。最后打在荧光屏的中心(假定电子枪瞄准了中心)形成一个小亮点。但是，如果两个垂直偏转板(水平放置的一对)之间加有电位差 U_d，使偏转板之间形成一个横向电场 E_y，那么作用在电子上的电场力便使电子获得一个横向速度 υ_y，但却不改变它的轴向速度分量 υ_z，这样，电子在离开偏转板时运动的方向将与 z 轴成一个夹角 θ，而这个 θ 角由下式决定：

$$\tan\theta = \frac{\upsilon_y}{\upsilon_z} \tag{2.8-2}$$

如图 2.8-3 所示，如果知道了偏转电势差和偏转板的尺寸，那么以上各个量都能计算出来。

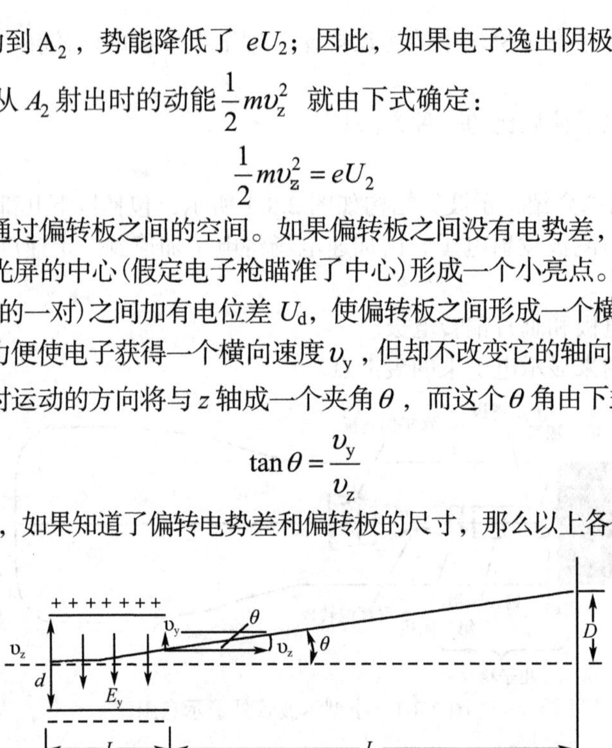

图 2.8-3　电子在电场中的运动

设距离为 d 的两个偏转板之间的电势差 U_d 在其中产生一个横向电场 $E_y = U_d / d$，从而对电子作用一个大小为 $F_y = eE_y = eU_d / d$ 的横向力。在电子从偏转板之间通过的时间 Δt 内，这个力使电子得到一个横向动量 $m\upsilon_y$，而它等于力的冲量，即

$$m\upsilon_y = F_y\Delta t = eU_d\frac{\Delta t}{d} \tag{2.8-3}$$

于是

$$\upsilon_y = \frac{e}{m}\frac{U_d}{d}\frac{l}{\upsilon_z} \tag{2.8-4}$$

然而，这个时间间隔Δt，也就是电子以轴向速度υ_z通过距离l(l等于偏转板的长度)所需要的时间，因此$l=\upsilon_z\Delta t$。由这个关系式解出Δt，代入冲量-动量关系式，结果得

$$\upsilon_y=\frac{e}{m}\frac{U_d}{d}\frac{l}{\upsilon_z} \tag{2.8-5}$$

这样，偏转角θ就由下式给出：

$$\tan\theta=\frac{\upsilon_y}{\upsilon_z}=\frac{eU_d l}{dm\upsilon_z^2} \tag{2.8-6}$$

再把能量关系式(2.8-1)代入上式，最后得到

$$\tan\theta=\frac{U_d}{U_2}\frac{l}{2d} \tag{2.8-7}$$

这个公式表明，偏转角随偏转电位差U_d的增加而增大，而且偏转角也随偏转板长度l的增大而增大，偏转角与d成反比，对于给定的总电位差，两偏转板之间距离越近，偏转电场就越强。最后，降低加速电位差$U_2=U_B+U_C$也能增大偏转，这是因为这样就减小了电子的轴向速度，延长了偏转电场对电子的作用时间。此外，对于相同的横向速度，轴向速度越小，得到的偏转角就越大。

电子束离开偏转区域以后便又沿一条直线行进，这条直线是电子离开偏转区域那一点的电子轨迹的切线。这样，荧光屏上的亮点会偏移一个垂直距离D，而这个距离由关系式$D=L\tan\theta$确定；这里L是偏转板到荧光屏的距离(忽略荧光屏的微小的曲率)，如果更详细地分析电子在两个偏转板之间的运动，我们会看到：这里的L应从偏转板的中心量到荧光屏。于是我们有

$$D=L\frac{U_d}{U_2}\frac{l}{2d} \tag{2.8-8}$$

3. 电聚焦原理　图2.8-4显示了电子枪各个电极的截面，加速场和聚焦场主要存在于各电极之间的区域。

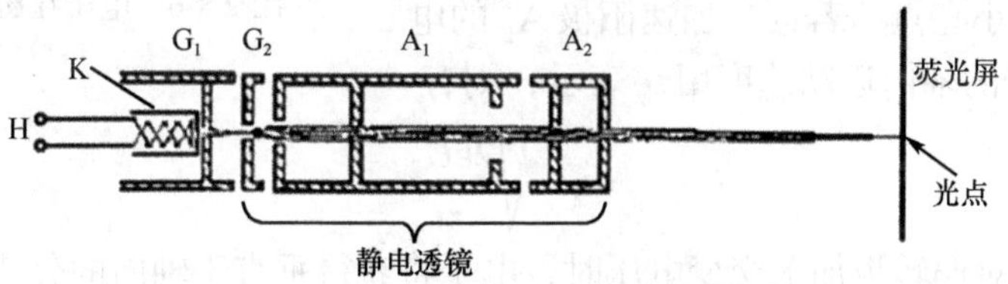

图2.8-4　电子枪各电极剖面图

图2.8-5是A_1和A_2这个区域放大了的截面图，其中画出了一些等势面截线和一些电场线。从A_1出来的横向速度分量为υ_r的具有离轴倾向的电子，在进入A_1和A_2之间的区域后，被电场的横向分量推向轴线。与此同时，电场E的轴向分量E_z使电子加速；当电子向A_2运动，进入接近A_2的区域时，那里的电场E的横向分量E_r有把电子推离轴线的倾向。但是由于电子在这个区域比前一个区域运动得更快，向外的冲量比前面的向内的冲量要小，所以总的效果仍然是使电子靠拢轴线。

4. 电子的磁偏转原理　在磁场中运动的一个电子会受到一个力加速，这个力的大小F与垂直于磁场方向的速度分量成正比，而方向总是既垂直于磁场B又垂直于瞬时速度υ。从F与υ方向之间的这个关系可以直接导出一个重要的结果：由于粒子总是沿着与作用在它上面的力相垂直的方向运动，磁场力不对粒子做功，在磁场中运动的粒子保持动能不

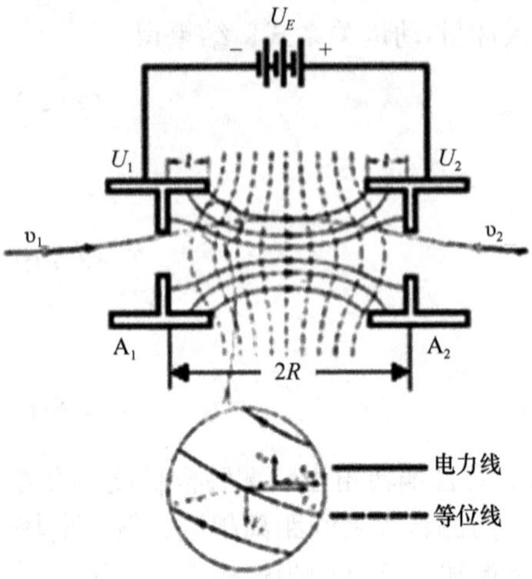

图 2.8-5　电子聚焦

变，因而速率也不变。当然，速度的方向可以改变。在本实验中，我们将观测到在垂直于电子束方向的磁场作用下电子束的偏转。

图 2.8-6 中电子从电子枪发射出来时，其速度 v 由下面能量关系式决定：

$$\frac{1}{2}mv^2 = eU_2 = e(U_B + U_C)$$

电子束进入长度为 l 的区域，这里有一个垂直于纸面向外的均匀磁场 B，由此引起的磁场力的大小为 $F = evB$，而且它始终垂直于速度，此外，由于这个力所产生的加速度在每一瞬间都垂直于 v，此力的作用只是改变 v 的方向而不改变它的大小，也就是说，粒子以恒定的速率运动。电子在磁场力的影响下做圆弧运动。因为圆周运动的向心加速度为 v^2/R，而产生这个加速度的力(有时称为向心力)必定为 mv^2/R，所以圆弧的半径很容易计算出来。向心力等于 $F = evB$，因而 $mv^2/R = evB$，即 $R = mv/eB$。电子离开磁场区域之后，重新沿一条直线运动，最后，电子束打在荧光屏上某一点，这一点相对于没有偏转的电子束的位置移动了一段距离。

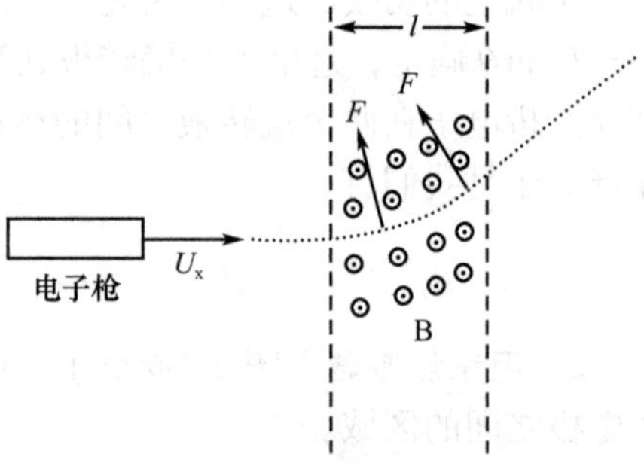

图 2.8-6　电子在磁场中的运动

5. 磁聚焦和电子荷质比的测量原理　置于长直螺线管中的示波管，在不受任何偏转电压的情况下，示波管正常工作时，调节亮度和聚焦，可在荧光屏上得到一个小亮点。若第二加速阳极 A_2 的电压为 U_2，则电子的轴向运动速度用 v_z 表示，则有

$$v_z = \sqrt{\frac{2eU_2}{m}} \tag{2.8-9}$$

当给其中一对偏转板加上交变电压时，电子将获得垂直于轴向的分速度(用 v 表示)，此时荧光屏上便出现一条直线，随后给长直螺线管通一直流电流 I，于是螺线管内便产生磁场，其磁场感应强度用 B 表示。众所周知，运动电子在磁场中要受到洛伦兹力 $F = ev_r B$ 的作用(v_z 方向受力为零)，这个力使电子在垂直于磁场(也垂直于螺线管轴线)的平面内做圆周运动，设其圆周运动的半径为 R，则有

$$ev_r B = \frac{mv_r^2}{R}，即 R = \frac{mv_r}{eB} \tag{2.8-10}$$

圆周运动的周期为

$$T = \frac{2\pi R}{v_r} = \frac{2\pi m}{eB} \tag{2.8-11}$$

电子既在轴线方向做直线运动，又在垂直于轴线的平面内做圆周运动。它的轨道是一条螺旋线，其螺距用 h 表示，则有

$$h = v_z T = \frac{2\pi m}{eB} v_z \tag{2.8-12}$$

从式(2.8-11)、式(2.8-12)可以看出，电子运动的周期和螺距均与v_r无关。虽然各个点电子的径向速度不同，但由于轴向速度相同，由一点出发的电子束，经过一个周期以后，又会在距离出发点一个螺距的地方重新相遇，这就是磁聚焦的基本原理，由式(2.8-12)可得

$$\frac{e}{m} = \frac{8\pi^2 U_2}{h^2 B^2} \tag{2.8-13}$$

长直螺线管的磁感应强度B，可以由下式计算：

$$B = \frac{\mu_0 NI}{\sqrt{L^2 + D^2}} \tag{2.8-14}$$

将式(2.8-14)代入式(2.8-13)，可得电子荷质比为

$$\frac{e}{m} = \frac{8\pi^2 U_2 (L^2 + D^2)}{\mu_0{}^2 N^2 h^2 I^2} \tag{2.8-15}$$

式中，μ_0为真空中的磁导率，$\mu_0 = 4\pi \times 10^{-7}\ \mathrm{H \cdot m^{-1}}$。

【实验仪器】

DZS-D 型电子束实验仪(仪器面板功能分布如图 2.8-7 所示)。

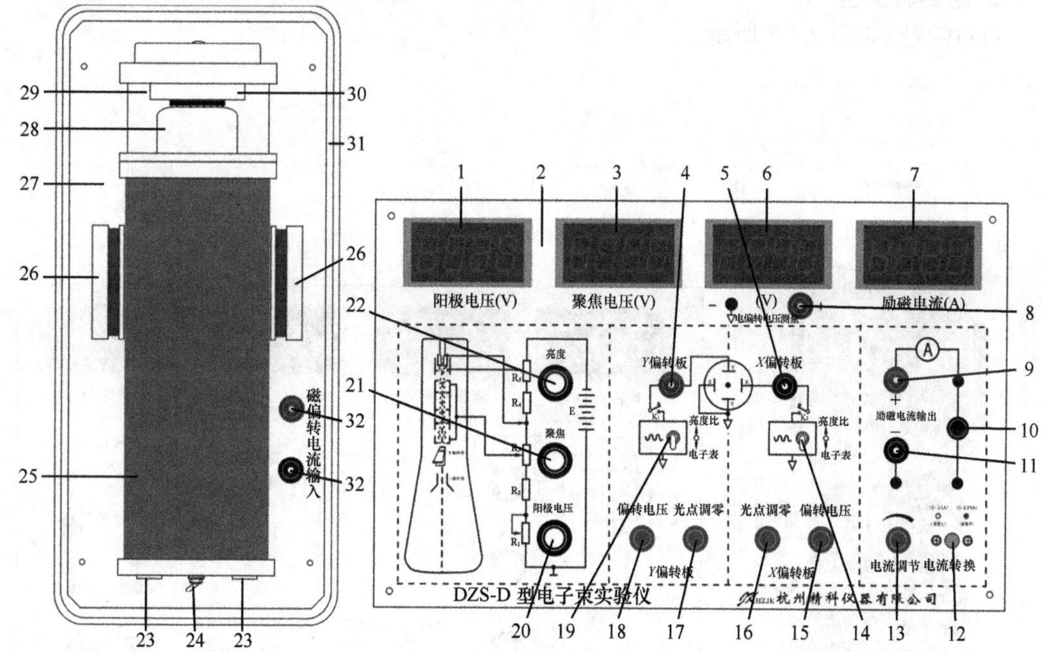

图 2.8-7　DZS-D 型电子束实验仪面板功能分布

1.阳极电压表；2.实验仪面板；3.聚焦电压表；4.Y轴偏转极板插座；5.X轴偏转极板插座；6.电偏转电压表；7.励磁电流表；8.电偏转电压输入插座；9、11.励磁电流输出插座；10.保险丝管座；12.磁偏转与磁聚焦电流量程转换按钮；13.磁偏转与磁聚焦电流调节旋钮；14.电子束与示波器功能转换开关(K_2)；15.电子束X偏转电压调节；16.电子束X轴光点调零；17.电子束Y偏转电压调节；18.电子束Y轴光点调零；19.电子束与示波器功能转换开关(K_1)；20.阳极高压调节；21.聚焦调节；22.示波管亮度调节；23.磁聚焦电流输入插座；24.磁聚焦电流换向开关；25.磁聚焦螺线管；26.磁偏转线圈；27.线圈安装面板；28.示波管；29.有机玻璃防护罩；30.示波管安装座；31.机箱；32.磁偏转电流输入插座

DZS-D 型电子束实验仪主要参数如下：

螺线管的长度：$L = 0.234\text{m}$；

螺线管的线圈匝数：$N = 526\text{T}$；

螺线管的直径：$D = 0.090\text{m}$；

螺距：（Y 偏转板至荧光屏距离）$h = 0.145\text{m}$，（X 偏转板至荧光屏距离） $h_x = 0.115\text{m}$。

【实验内容】

1. 电聚焦实验

(1) 在主机机箱后部接入 220V 市电，主机与示波管之间用专用导线连接，其他不必连线，开启主机箱后面的电源开关，将“电子束-荷质比”选择开关 K_1 向下拨到“电子束”位置，适当调节示波管辉度。调节聚焦，使示波管显示屏上光点聚焦成一细点(注意：光点不要太亮，以免烧坏荧光屏，缩短示波管寿命)。

(2) 光点调零，通过调节“X 偏转”和“Y 偏转”旋钮，使光点位于 X、Y 轴的中心。

(3) 分别调节阳极电压 U_2=600V，700V，800V，900V，1000V，调节聚焦电压旋钮(改变聚焦电压)使光点一次次达到最佳的聚焦效果，在此情况下，测量并记录各不同阳极电压时对应的电聚焦电压 U_1。

(4) 求出 U_2/U_1 的值。

2. 电偏转实验

(1) 接线图如图 2.8-8 所示。

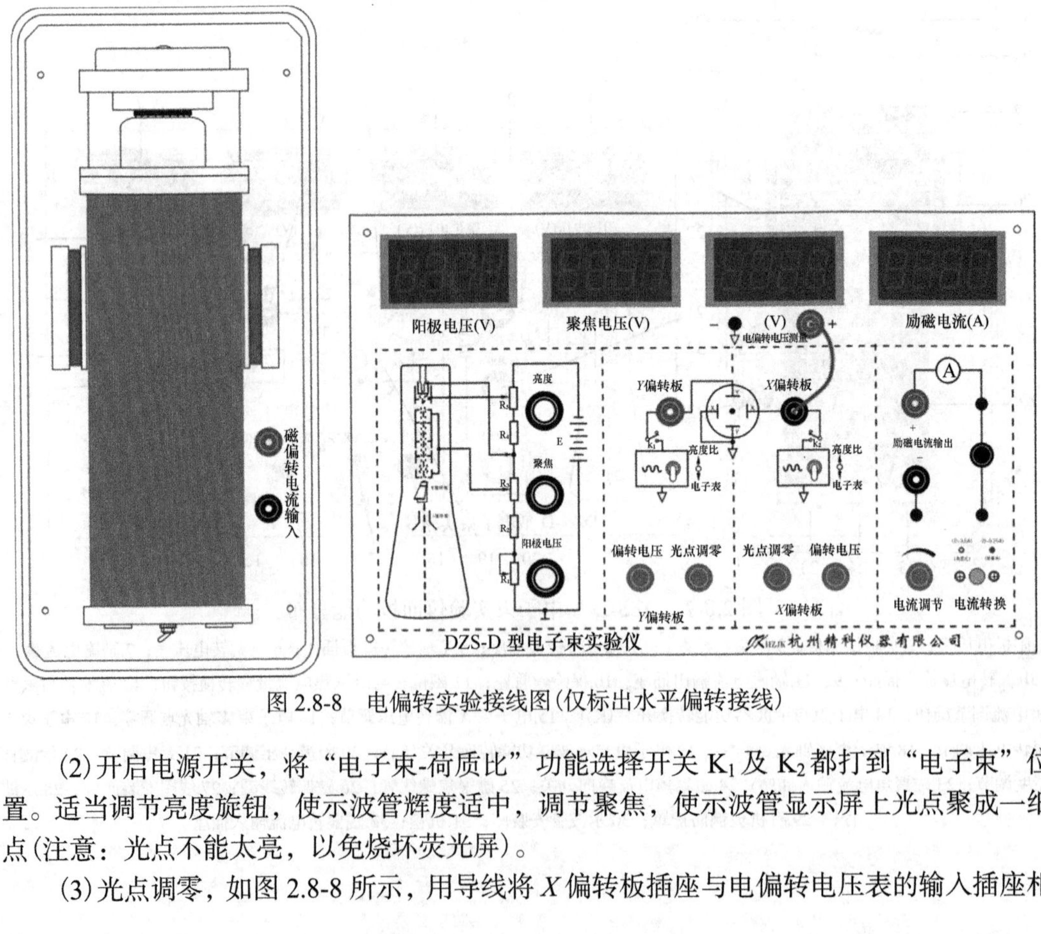

图 2.8-8　电偏转实验接线图(仅标出水平偏转接线)

(2) 开启电源开关，将“电子束-荷质比”功能选择开关 K_1 及 K_2 都打到“电子束”位置。适当调节亮度旋钮，使示波管辉度适中，调节聚焦，使示波管显示屏上光点聚成一细点(注意：光点不能太亮，以免烧坏荧光屏)。

(3) 光点调零，如图 2.8-8 所示，用导线将 X 偏转板插座与电偏转电压表的输入插座相

连接(电源负极内部已连接)，调节“X 偏转板”的“偏转电压”旋钮，使电偏转电压表的指示为“零”，再调节“X 偏转板”的“|光点调零”旋钮，把光点移动到示波管垂直中线上。

(4)测量光点移动距离 D 随偏转电压 U_d 大小的变化(X 轴)：调节阳极电压旋钮，使阳极电压固定在 U_2=600V。改变并测量电偏转电压 U_d 值和对应的光点的位移量 D 值，每隔 3V 测一组 U_d、D 值，把数据一一记录到表 2.8-1 中。然后调节到 U_2=700V，重复以上实验步骤。

(5)把电偏转电压表改接到“Y 偏转板”，同“X 偏转板”一样的操作方法，即可测量 Y 轴方向光点的位移量与电偏转电压的关系即 D-U_d 的变化规律。把数据一一记录到表 2.8-2 中。

3. 磁偏转实验

(1)开启电源开关，将“电子束-荷质比”选择开关 K_1 及 K_2 打向“电子束”位置，适当调节亮度旋钮，使示波管辉度适中，调节聚焦，使示波管显示屏上光点聚成一细点。

(2)光点调零，在磁偏转输出电流为零时，通过调节“X 偏转”和“Y 偏转”旋钮，使光点位于 Y 轴的中心原点。

(3)测量偏转量 D 随磁偏电流 I 的变化，给定 U_2=600V，按图 2.8-9 所示接线，按下“电流转换”按钮，“0~0.25A”挡指示灯亮，调节“电流调节”旋钮(改变磁偏电流的大小)，每 10mA 测量一组 D 值，改变 U_2(700V)，再测一组 D-I 数据，分别记录于表 2.8-3 和表 2.8-4 中。

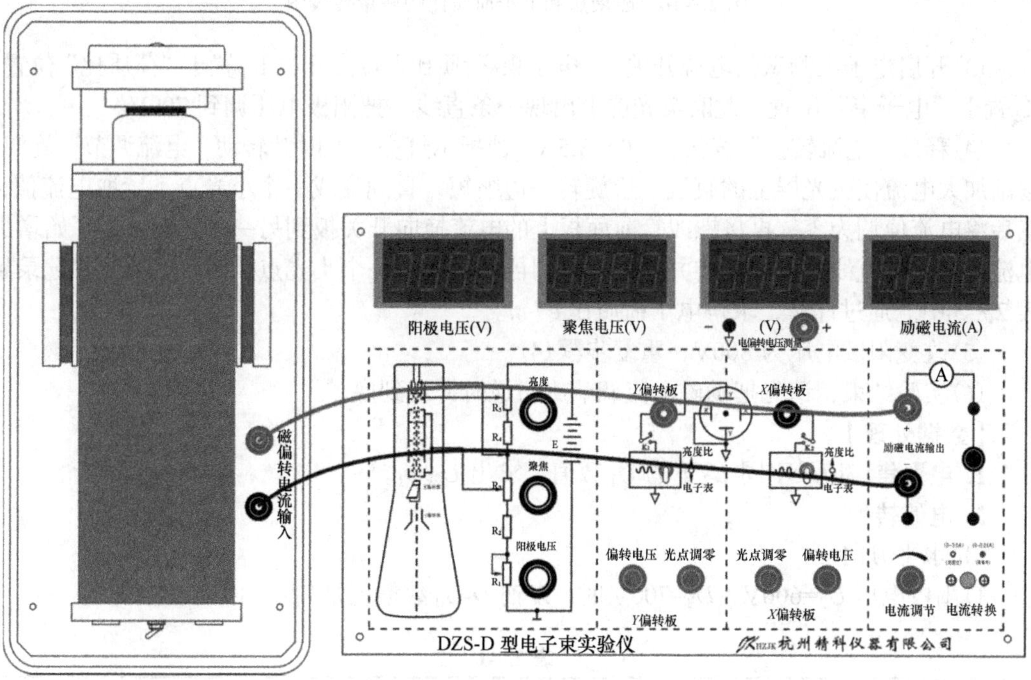

图 2.8-9 磁偏转实验接线图

4. 磁聚焦和电子荷质比的测量

(1)按图 2.8-10 所示接线。

(2)把主机 “励磁电流输出”两插座与螺线管前面板 “励磁电流输入”的两插座用导线连接，把“电流调节”旋钮逆时针旋到底。

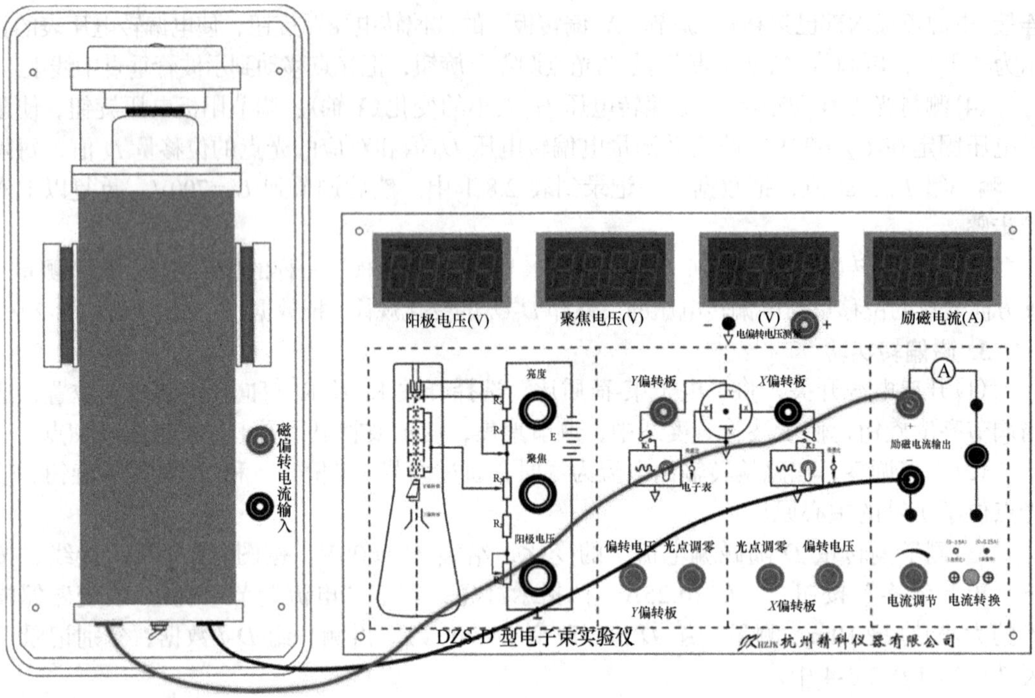

图 2.8-10　磁聚焦和电子荷质比的测量接线图

(3) 开启电子束测试仪电源开关，“电子束-荷质比”转换开关 K_1 置于“荷质比”位置，K_2 置于“电子束”位置，此时荧光屏上出现一条直线，把阳极电压调到 700V。

(4) 释放“电流转换”按钮，“0～3.5A”挡指示灯亮，顺时针转动“电流调节”旋钮，逐渐加大电流使荧光屏上的直线一边旋转一边缩短，直到变成一个小光点。读取电流值，然后将电流值调为零。再将螺线管前面板上的电流换向开关扳到另一方，再从零开始增加电流使屏上的直线反方向旋转并缩短，直到再一次得到一个小光点，读取电流值并记录到表 2.8-5 中。通过计算，求得电子荷质比 e/m。

(5) 改变阳极电压为 800V，重复步骤(4)。

(6) 实验结束，请先把励磁电流调节旋钮逆时针旋到底。

【数据处理】

1. 电聚焦　记录不同 U_2 下的 U_1 数值，求出 U_2/U_1。

2. 电偏转

(1) 水平方向

1) 阳极电压 U_2=600V，U_2=700V 时，X 轴 D-U_d 数据记录(表 2.8-1)。

表 2.8-1

U_d(600V)												
D/mm												
U_d(700V)												
D/mm												

2) 作 D-U_d 图，求出曲线斜率得电偏转灵敏度 S_X 值。

(2) 电偏转(垂直方向)

1) 阳极电压 U_2=600V，U_2=700V 时，Y 轴 D-U_d 数据记录（表 2.8-2）。

表 2.8-2

U_d(600V)												
D/mm												
U_d(700V)												
D/mm												

2) 作 D-U_d 图，求出曲线斜率得电偏转灵敏度 S_Y 值。

3. 磁偏转

（1）U_2 电压为 600V，D-I 数据（表 2.8-3）。

表 2.8-3

I/mA												
D/mm												

（2）作 D-I 图，求曲线斜率得磁偏转灵敏度。

（3）U_2 电压为 700V，D-I 数据（表 2.8-4）。

表 2.8-4

I/mA												
D/mm												

（4）作 D-I 图，求曲线斜率得磁偏转灵敏度。

4. 磁聚焦和电子荷质比的测量　见表 2.8-5。

表 2.8-5

电压 / 电流	700V	800V
$I_{正向}$ /A		
$I_{反向}$ /A		
$I_{平均}$ /A		
电子荷质比 e/m(C/kg)		

【思考】

（1）垂直偏转板加交流信号时，怎样在屏幕上获得静态图像？

（2）屏幕上光点亮度与哪些因素相关？

（范　灼）

实验 2.9　霍尔效应及其应用

【医学应用】

新型半导体材料的发展使霍尔效应的研究取得了许多突破性进展。用半导体材料制成的霍尔元件具有磁敏感特性，且结构简单、体积小、频率响应宽、输出电压变化大和使用寿命长等优点。因此，霍尔效应原理被广泛应用在电磁测量、非电量测量、电磁无损探伤中。在生物医学研究与应用方面霍尔效应有不可替代的作用，如电、磁敏感器件在各种医用传感器、医学检验设备以及医学信息检测过程中对微信号的转换与处理。

【实验目的】

(1) 掌握霍尔效应原理及霍尔元件的应用。

(2) 学习用“对称测量法”消除负效应产生的系统误差，测量试样的霍尔系数。

(3) 确定试样的导电类型，计算试样的载流子浓度。

【实验器材】

FB510 型霍尔效应实验仪、导线等。

【实验原理】

置于磁场中的载流体，如果电流方向与磁场方向垂直，则在垂直于电流和磁场的方向上会产生一附加的横向电场，这一现象称为霍尔效应。霍尔效应是测量半导体材料电学参数的主要手段。

本质上讲霍尔效应是运动的带电粒子(电子或空穴)在磁场中受洛伦兹力而引起的。当带电粒子被约束在固体材料内时，洛伦兹力导致的偏转将在垂直于电流和磁场的方向上产生正负电荷的聚集，形成附加的横向电场。如图 2.9-1 所示，将一块宽为 b，长为 l，厚为 d 的 N 型(载流子为负电荷)半导体试样薄片放在垂直于它的外加磁场 B(z 轴)中，在薄片中沿 x 轴方向通以电流 I_s，则薄片中做定向运动的载流子在 y 方向将受到洛伦兹力的作用。即

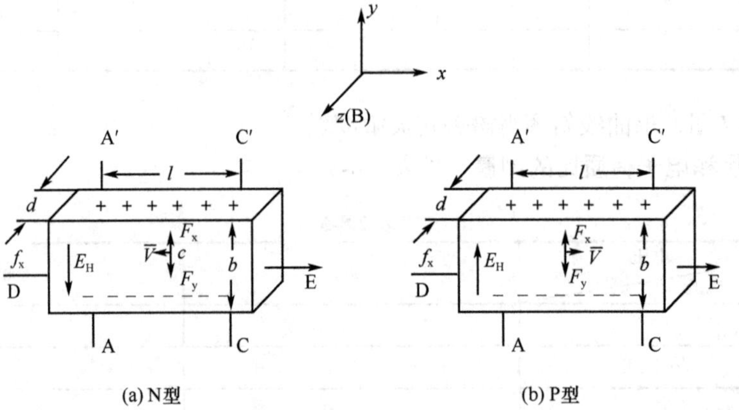

图 2.9-1　试样薄片示意图

$$F_m = evB \tag{2.9-1}$$

式中，q 为载流子的电量，v 为载流子在电流方向上的平均漂移速度。在洛伦兹力的作用下载流子将向 A(或 A′)一侧运动，从而在试样 A、A′两侧开始聚集等量异号电荷，由此产生附加电场——霍尔电场 E_H。电场的指向取决于试样的导电类型。对 N 型试样(负电荷导电)，霍尔电场沿 y 轴负方向，P 型试样(正电荷导电)则沿 y 轴方向。

显然，霍尔电场将阻止载流子继续向 A(或 A′)一侧运动，当载流子所受的横向电场力 qE_H 和洛伦兹力 qvB 大小相等，且方向相反时，则有

$$E_H = qvB \tag{2.9-2}$$

此时，样品 A、A′两侧电荷的积累达到平衡。

上式可写成

$$E_H = vB \tag{2.9-3}$$

由于电场的存在，A、A′两侧之间产生一个恒定的电势差U_H，U_H称为霍尔电压，U_H与E_H的关系为：

$$U_H = bE_H$$

式中，b为薄片宽度，将式(2.9-3)代入上式得

$$U_H = bvB \tag{2.9-4}$$

若载流子浓度为n，薄片的厚度为d，则电流强度$I_s = nqvbd$，代入式(2.9-4)可得

$$U_H = \frac{I_s}{nqd}B = R_H\frac{I_sB}{d} = K_HI_sB \tag{2.9-5}$$

即霍尔电压U_H（A、A′电极之间的电压）与电流强度I_s和磁感应强度B成正比，与薄片厚度d成反比。比例系数$R_H = 1/nq$称为霍尔系数，单位是$m^3 \cdot C^{-1}$，$K_H = 1/nqd$称为霍尔灵敏度。通过式(2.9-5)可得出如下结论：

(1)霍尔系数：霍尔系数$R_H = \dfrac{1}{nq}$，它是反映材料霍尔效应强弱的重要参数，只要测出霍尔电压U_H(V)，电流强度I_s(A)，磁感应强度B(T)和试样厚度d(m)，则可按下式计算霍尔系数：

$$R_H = \frac{U_Hd}{I_sB} \tag{2.9-6}$$

由R_H的符号(或霍尔电压的正、负)可判断试样的导电类型。若$U_H = U_{AA'} < 0$，即点A的电位低于点A′的电位，即R_H为负，说明载流子为负电荷，样品属N型半导体，反之则为P型半导体。

(2)载流子浓度：根据霍尔系数R_H，可求出试样的载流子浓度

$$n = \frac{1}{qR_H} = \frac{I_sB}{qU_Hd} \tag{2.9-7}$$

(3)霍尔灵敏度：$K_H = \dfrac{1}{nqd} = \dfrac{U_H}{I_sB}$，定义为霍尔元件通过单位电流在磁感应强度为1T的作用下所输出的霍尔电压。对于确定的样品，它是一个常数。如果I_s保持不变，可通过测定霍尔电压来测磁场B。

在实际测量时，实验测得的A、A′两电极之间的电压并不等于真实的U_H值，而是包含着多种负效应引起的附加电压，因此必须设法消除。本实验采用电流和磁场换向的对称测量法，基本上能够把负效应的影响从测量的结果中消除。具体的做法是保持I_s和B的大小不变，设定I_s和B的正方向，依次测量下列四组不同方向组合的A、A两点之间的电势差U_1、U_2、U_3和U_4，即

$$U_1(+I_s, +B)，U_2(+I_s, -B)，U_3(+I_s, +B)，U_4(-I_s, +B)$$

然后求U_1、U_2、U_3和U_4的代数平均值，可得

$$U_H = \frac{U_1 - U_2 + U_3 - U_4}{4} \tag{2.9-8}$$

可见，用霍尔效应法测量磁场时，霍尔电压值应在不同条件下将测量四次的结果求代数和再取平均值才较为准确。

【实验内容】

1. 测量霍尔系数 R_H

(1)按图 2.9-2 连接测试仪和实验仪之间相应的 I_s、U_H/U_σ 和 I_M 各组连线(其中 I_M 为流经螺线管用来产生恒定磁场的电流，称为励磁电流。B 的大小与励磁电流 I_M 的大小成

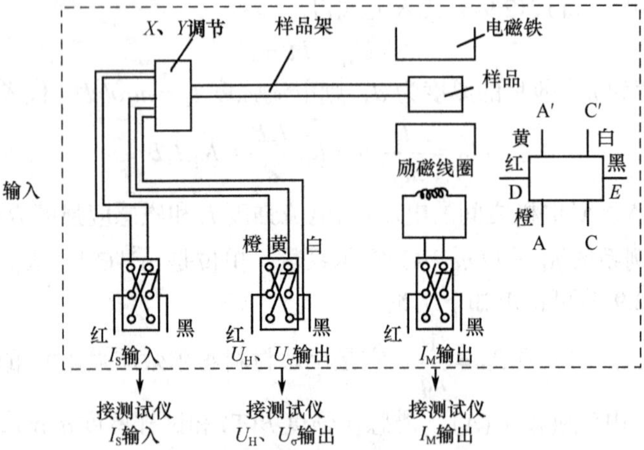

图 2.9-2 霍尔效应实验仪示意图

正比，即 $B=kI_M$，B 的大小与 I_M 的关系由厂家给定并标注在实验仪上)。测试仪的“I_s 输出”接实验仪的“I_s 输入”，测试仪的“I_M 输出”接实验仪的“I_M 输入”，并将 I_s 及 I_M 双刀双掷切换开关掷向任意一侧。由于励磁电流 I_M 要远大于 I_s，故连线时一定要对应连接，确保正确！励磁电流 I_M 切换开关只要轻轻闭合应可达到实验要求，紧密闭合时容易产生电火花。由于励磁电流 I_M 较大，当切换开关换向时一定要接触绝缘手柄部分，不可碰金属部分，保证实验者安全。I_s 及 I_M 切换开关投向上方，表明 I_s 及 I_M 均为正值(即 I_s 沿 x 轴方向，B 沿 z 轴方向)，反之为负值。

注意：连线时严禁将测试仪的励磁电源“I_M 输出”误接到实验仪的“I_s 输入”或“U_H/U_σ 输出”处，否则一旦通电，霍尔器件即遭损坏！

(2)为了准确测量，先对测试仪的数字电压表进行校零，即将测试仪的“I_s 调节”和“I_M 调节”旋钮均置零位，待开机数分钟后若 U_H 显示不为零，可通过面板左下方小孔的“调零”电位器实现调零。数字电压表应避免超量程使用，如果示数超量程，应马上断开切换开关。

(3)将实验仪的“U_H/U_σ”切换开关投向 U_H 侧，测试仪的“功能切换”置于 U_H；保持 I_M=300mA 不变，切换双刀双掷 I_s 及 I_M 投向方向(改变它们的正负值)，再改变 I_s，测量相应的 U_H 值，记入表 2.9-1 中，试样薄片厚度 d 为 0.5mm，根据式(2.9-6)计算霍尔系数值 R_H。

表 2.9-1 I_s 取不同值测得的霍尔电压($I_M=300$mA)

I_s /mA	U_1/mV	U_2/mV	U_3/mV	U_4/mV	$U_H=\frac{U_1-U_2+U_3-U_4}{4}$ /mV	R_H /$m^3\cdot C^{-1}$
	$+I_s$，$+B$	$+I_s$，$-B$	$-I_s$，$-B$	$-I_s$，$+B$		
0						
0.50						
1.00						
1.50						

续表

I_s /mA	U_1/mV	U_2/mV	U_3/mV	U_4/mV	$U_H=\frac{U_1-U_2+U_3-U_4}{4}$ /mV	R_H /$m^3\cdot C^{-1}$
	$+I_s$，$+B$	$+I_s$，$-B$	$-I_s$，$-B$	$-I_s$，$+B$		
2.00						
2.50						
3.00						

(4)保持$I_s=2.00$mA不变，切换双刀双掷I_s及I_M投向方向(改变它们的正负值)，再改变I_M，测量相应的U_H值，记入表2.9-2中，计算相应的霍尔系数值R_H。

表 2.9-2　I_M取不同值测得的霍尔电压($I_s=2.00$mA)

I_M /mA	U_1/mV	U_2/mV	U_3/mV	U_4/mV	$U_H=\frac{U_1-U_2+U_3-U_4}{4}$ /mV	R_H /$m^3\cdot C^{-1}$
	$+I_s$，$+B$	$+I_s$，$-B$	$-I_s$，$-B$	$-I_s$，$+B$		
0						
50						
100						
150						
200						
250						
300						

(5)计算霍尔系数值的平均值$\overline{R_H}$。

2. 确定试样的导电类型，计算试样中的载流子浓度

(1)测量零磁场下的霍尔电压U_σ值。

将实验仪的"U_H、U_σ"切换开关投向U_σ侧，测试仪的"功能切换"置于U_σ。在零磁场($I_M=0.000$A)的情况下，取$I_s=2.00$mA，测量U_σ并记录。

(2)将实验仪三组双刀双掷开关均投向上方，此时，如图2.9-1所示，I_s沿x轴方向，B沿z轴方向，毫伏表测量电压为$U_{AA'}$。取$I_s=2.00$mA，$I_M=300$mA，测量U_H的极性，由此判断试样的导电类型。

(3)根据式(2.9-6)计算试样薄片中的载流子浓度n(式中R_H为$\overline{R_H}$)。

【注意事项】

(1)仪器出厂前，霍尔片已调至电磁铁中心位置固定，实验中禁止用手调节！霍尔片性脆易碎、电极甚细易断，严禁碰撞及触摸。

(2)I_s和I_M一定要对应相接，接触时要按手柄部分。

(3)数字电压表应避免超量程使用，及时断开双刀双掷切换开关。

(4)实验中有异常情况，应马上报告指导老师，严禁擅自处理。

【思考】

(1)如已知霍尔样品的工作电位I_s及磁感应强B的方向，如何判断样品的导电类型？

(2)在什么样的条件下会产生霍尔电压，它的方向与哪些因素有关?

（范 灼）

实验 2.10 电流计的改装与校正

【医学应用】

电子学、计算机等相关技术的飞速发展极大地促进了生物医学的进步，核磁共振成像、计算机辅助断层成像、超声成像仪、核医学成像装置、热成像仪以及许多应用在诊断、治疗与检测等方面的医用电子仪器设备共同构成了现代医学仪器的主体，为疾病的精确诊断、治疗与检测提供了必要的保障。检测过程中仪器所呈现的各种信息通常是由仪器工作台上的仪表指示显示出来的，所以仪表的正确使用对于精确采集生物信息有很重要的意义。

【实验目的】

(1)学会用实验的方法测定电流计的内阻。

(2)通过对给定的电流计扩展其电力和电压的量程，掌握电流计扩大量程的方法。

(3)培养学生独立设计实验的能力。

【实验仪器】

THKDG-2 型电表改装与校准实验仪

该实验仪的面板如图 2.10-1 所示，集成了 0～1.999V 可调直流稳压源(三位半位数显示)，内阻 R_g 为 100Ω、量程为 lmA 的指针电流表表头，量程 0～9999.9Ω可变电阻箱，校准用三位半标准数字电压表和电流表等部件。

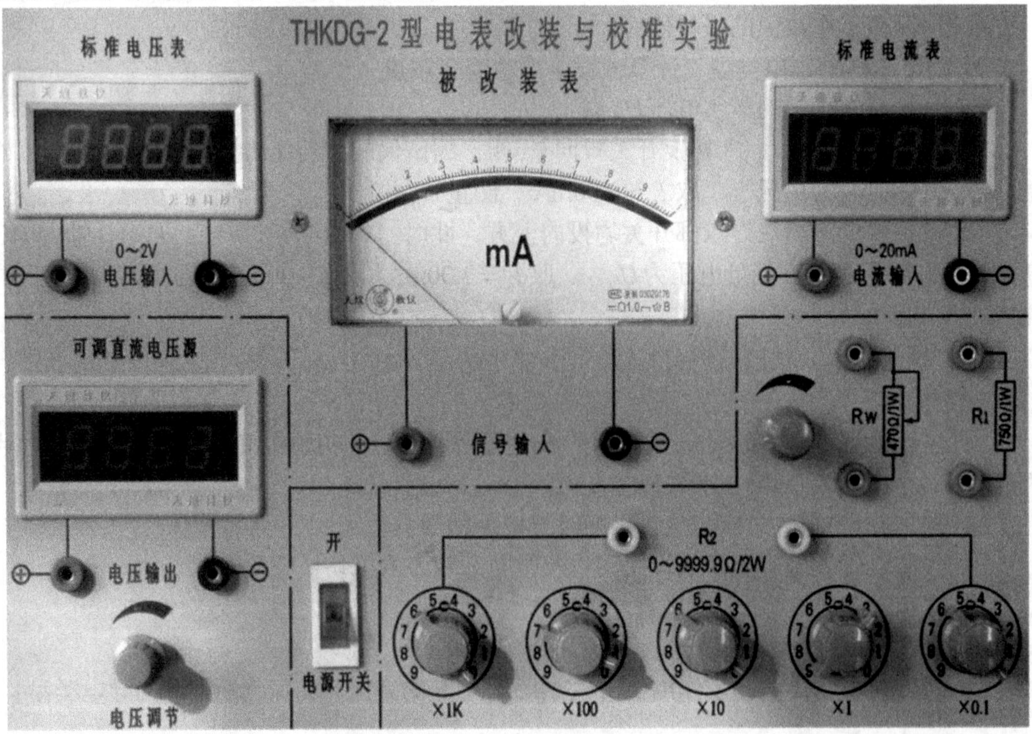

图 2.10-1 实验仪面板结构图

(1)结构：实验仪面板结构如图 2.10-1 所示，实验仪主要集成了三位半标准数字电压表、三位半标准数字电流表，用于对改装后的电流表和电压表进行校准。模拟电流计表头，读数方便。提供一个量程 0～9999.9Ω可变电阻箱 R_2，在被改装表用内阻大约为 100Ω，100 等分，精度等级为 1.0 级的指针式大面板改装电流表和电压表的实验中，供测量电流计 G 的内阻 R_g，学生可以将它与被改装表头串并联以人为改变表头内阻，在改装欧姆表实验中，作为可变外接电阻。另外提供可调直流稳压源，输出从 0～1.999V 可调，三位半数字显示，读数方便。470Ω可调电阻 R_w 在改装电流表和电压表实验中，作为可变外接电阻用来调零。750Ω电阻 R_1 与上述 470Ω可调电阻一起用于把电流计表头改装为串接式和并接式欧姆表。

(2)技术指标

1)可调直流稳压源：0～1.999V 输出可调，三位半数字显示。

2)被改装指针电流计表头：量程 1 mA，内阻 R_g 为 100Ω。

3)470Ω可调电阻：可变外接电阻，用于把电流表头改装为串接式和并接式欧姆表，用来调零。

4)750Ω电阻：与上述 470Ω可调电阻一起用于把电流表头改装为串接式和并接式欧姆表。

5)可变电阻箱：量程 0～9999.9Ω。

6)校准用标准数字电压表：量程 0～1.999V，三位半数字显示，精度 1.0 级。

7)校准用标准数字电流表：量程 0～19.99mA，三位半数字显示，精度 1.0 级。

【实验原理】

电流计(表头)只允许通过微安量级的电流，一般只能测量很小的电流与电压，若用它来测量较大的电流和电压，就必须进行改装，各种多量程表(包括万用表)就是利用这种方法制成的。

(1)电流计的量程：实验室用的电流计大部分是磁电式电表(指针偏转的角度与通过的电流成正比)，其偏转的角度是有限的，最大偏转角对应的电流值就是该电流计的量程 I_g。

(2)电流计量程的扩大：欲测量超过其量程的电流，就必须扩大其量程。方法是在电流计的两端并联一个分流电阻 R_p，如图 2.10-2 所示，图中虚线框内电流计和电阻 R_p 组成了一个新的电流表。

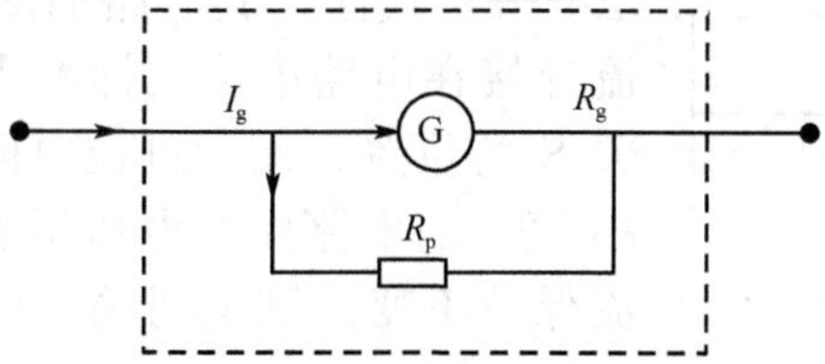

图 2.10-2　电流计量程的扩大

设改装后表的量程为 I，则当流入电流为 I 时，由于通过电流计的电流为 I_g，所以流过 R_p 的电流为 $I-I_g$。由于

$$U_g = I_g \cdot R_g \tag{2.10-1}$$

R_g 是电流计的内阻，则

$$R_p = \frac{I_g}{I - I_g} R_g \tag{2.10-2}$$

令 $\frac{I}{I_g} = n$，称为量程扩大的倍数，则分流电阻 R_g 为

$$R_P = \frac{1}{n-1} R_g \tag{2.10-3}$$

当表头规格 I_g、R_s 测出后，根据要扩大量程的倍数，即可算出 R_p。同一电流计并联不同的分流电阻 R_p，就可以得到不同量程的电流表。

(3) 电流计改装成电压表：电流计的满刻度电压也很小，一般为零点几伏。若要用它测量较大的电压，需在表头上串联分压电阻 R_s，如图 2.10-3 所示。虚线框中的电表和分压电阻 R_s 组成了一个量程为 U 的电压表。由于

$$U = U_g + U_s = I_g \cdot R_g + I_g \cdot R_s \tag{2.10-4}$$

所以

$$R_s = \frac{U}{I_g} - R_g \tag{2.10-5}$$

只要测出 I_g、R_s 的值，即可根据所需扩大的电压表量程，由式(2.10-5)求出应串联的电阻。同一电流计串联不同的分压电阻 R_s 就可得到不同量程的电压表。

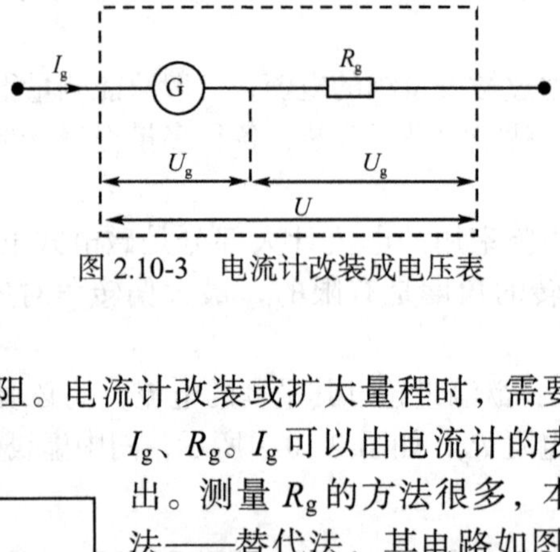

图 2.10-3　电流计改装成电压表

【实验内容】

(1) 测定电流计的内阻。电流计改装或扩大量程时，需要知道电流计的两个参数 I_g、R_g。I_g 可以由电流计的表盘上读出，R_g 则需要测出。测量 R_g 的方法很多，本实验介绍其中的一种方法——替代法，其电路如图 2.10-4 所示。将被测电流计接在电路中读取标准表的电流值，然后切换开关 S 的位置，用十进位电阻箱替代它，并改变电阻 R_2 值，当电路中的电压不变时，使流过标准表的电流保持不变。则电阻箱的电阻值即为被测改装电流计的内阻。

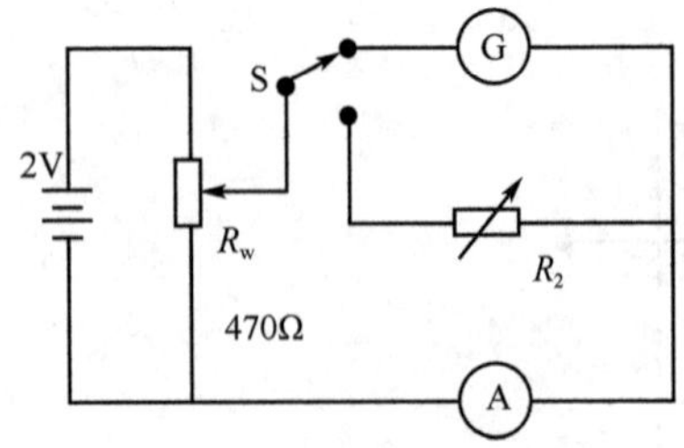

图 2.10-4　替换法测量电表内阻

(2) 设计制作量程为 5.0mA 和 50.0mA 两量程电流表。

(3) 设计制作量程为 5.0V 和 10.0V 两量程电压表。

【数据处理】

实验数据见表 2.10-1 和表 2.10-2。

表 2.10-1　将被改电表改装成电流表

改装表读数	标准表读数	误差 ΔI

表 2.10-2　将被改电表改装成电压表

改装表读数	标准表读数	误差 ΔU

【注意事项】

(1)注意表的正、负极，不要接错。

(2)接好电路后，需经老师检查，合格者方可接通电源。

(3)按实验设计内容要求独立设计实验、绘制实验线路图并写出详细的计算过程与结论。

【思考】

(1)扩大量程的方法和条件是什么?

(2)如何缩小电流计的量程?

(3)如何校准刻度?

（范　灼）

第三篇 光学实验

实验 3.1 分光计上的实验

3.1.1 分光计的调节与使用

【医学应用】

分光计是一种能精确测量角度的基本光学仪器，常用来测量折射率、光波波长、色散率和观察光谱等，这些物理量在现代医药卫生领域具有重要意义，应用日益广泛与深入。分光计的基本部件和调节原理与目前生产及科研上常用的光学仪器(如单色仪、摄谱仪等)有许多相似之处(后者一般在分光器件和谱线采集系统上更复杂、精确)。学习和使用分光计可以为今后使用此类精密的光学仪器打下良好的基础。

【实验目的】

(1) 了解分光计的构造及各组成部分的作用。

(2) 掌握分光计的调节方法和使用方法。

【实验器材】

分光计、钠光灯、平面反射镜、读数小灯。

分光计是光学实验室中常用的精密光学仪器，用它可以准确测量反射角、折射角、衍射角、棱镜的最小偏向角、棱镜的折射率及观察光谱等。如图 3.1-1 所示，分光计由以下五部分组成：三角底座、载物台、望远镜、平行光管和读数圆盘。

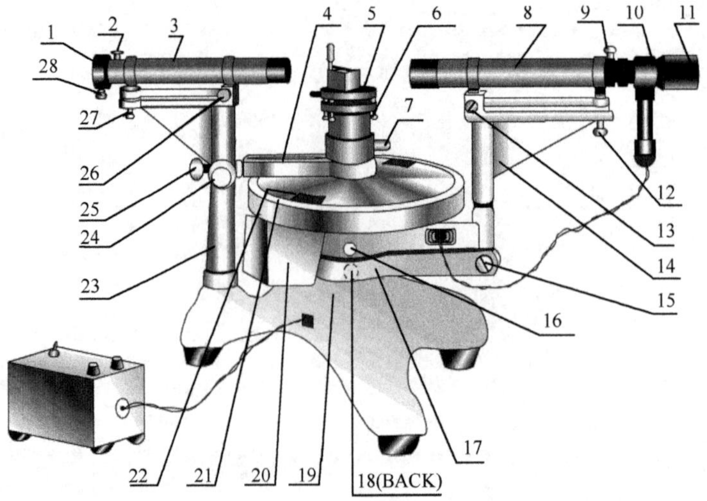

图 3.1-1 分光计望远镜视窗图

望远镜：8. 望远镜；9. 紧固螺丝；10. 分化板；11. 目镜(带调焦手轮)；12. 仰角螺钉；13. 望远镜光轴水平螺钉；14. 支臂；15. 转角微调；17. 制动架；18. 望远镜止动螺钉

载物台：5. 载物台；6. 载物台调平螺钉(3 只)；7. 载物台锁紧螺钉

读数圆盘：16. 读数刻度盘止动螺钉；21. 读数刻度盘；22. 游标盘；24. 游标盘微调螺钉；25. 游标盘止动螺钉

平行光管：1. 狭缝；2. 紧固螺钉；3. 平行光管；26. 平行光管光轴水平螺钉；27. 仰角螺钉；28. 狭缝调节

其他：4. 制动架；19. 底座；20. 转座；23. 立柱

(1)三角底座：底座中央固定一中心轴，望远镜和读数圆盘可绕此中心轴转动，读数圆盘平面(或称主尺平面)与中心轴垂直,底座左侧装有仪器光源插座,供望远镜调节照明使用。

(2)载物台：载物台是双层结构，上层放置被测量对象或分光元件，两层之间有三只弹簧螺钉，用来调节上层平台的高度和倾斜度，松开载物台锁紧螺钉 7 可使载物台与游标盘一起绕中心轴转动。

(3)望远镜：如图 3.1-2 所示，望远镜由物镜、十字刻线和目镜组成。十字刻线装在物镜和目镜之间的筒 1 上，筒 1 可沿筒 2 轴向移动或转动以改变十字刻线与物镜之间的距离。十字刻线可以调到物镜的焦平面上。目镜由场镜和接目镜组成，目镜装在筒 1 里，可沿筒 1 滑动以改变目镜与十字刻线的距离，使十字刻线被调到目镜的焦平面上。阿贝式目镜是在目镜和十字刻线间装有一个全反射小三棱镜。光线由十字窗射到小三棱镜上，经全反射后，照亮十字刻线，通过物镜向外射出光线，当光线遇到与之垂直的平面镜反射后再进入望远镜，所成的绿十字像与十字刻线重合，如图 3.1-3 所示目镜可以借其自身发出的平行光束进行调准，故称为自准直望远镜。整个望远镜可绕中心轴转动，其高低、水平可以调节。

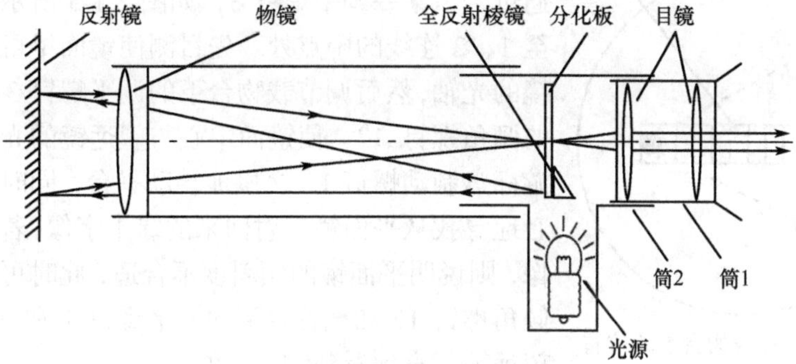

图 3.1-2 望远镜结构

(4)平行光管：它的作用是产生平行光。它与望远镜的区别在于用一个可调狭缝套管取代了目镜管。前后移动狭缝套管，可以改变狭缝与物镜间的距离，使狭缝位于物镜焦平面上，就可以产生平行光。在平行光管管筒下边也有一个仰角螺钉27，以调节平行光管光轴的倾角。

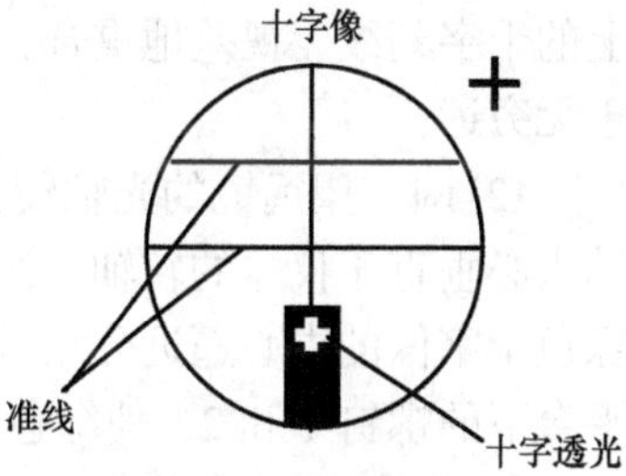

图 3.1-3 目镜视场

(5)读数圆盘：读数圆盘由可绕中心轴转动的刻度盘和游标盘组成。刻度盘分为 360°，最小刻度为 0.5°，它与望远镜固连，可随望远镜一起转动。游标盘置于刻度盘上的左右两个读数小窗下面，每个盘分为 30 等份，与刻度盘的 29 小格相等，精密度为 1′，其原理及读数方法与直线游标类似，即先读出游标盘零线前刻度盘上的读数，然后找游标盘与刻盘对齐的刻线并读数，则最后的读数为两者之和(图 3.1-4)。

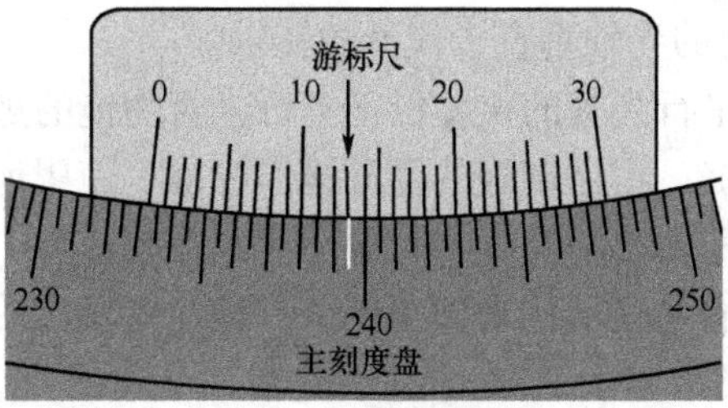

图 3.1-4 读数圆盘

望远镜、载物台和刻度圆盘的旋转轴线应该与分光计中心轴线相重合，平行光管和望远镜的光轴线必须在分光计中心轴线上相交，平行光管的狭缝和望远镜中的叉丝应该被它们的光轴线平分。但在分光计的制造过程中总存在一定的误差，为了消除刻度盘与分光计中心轴线之间的偏心差，在刻度圆盘同一直径的两端各装有一个游标。测量时，两个游标都应读数，然后算出每个游标两次读数的差，再取其平均值。这个平均值就可以作为望远镜(或载物台)转过的角度，以消除偏心差。

【仪器的调节】

分光计的调节重点在于以下 3 个步骤：使平行管发出平行光；望远镜接收平行光(即聚焦无穷远)；平行光管的光轴和望远镜的光轴与中心转轴垂直。调节前先目测估计，使各部件位置尽量合适，然后对各部分进行仔细调节。

(1) 调节望远镜使其聚焦于无穷远

1) 前后移动目镜，直至清晰地看见分划板上的十字刻线，在后面的实验过程中，不得变动目镜的调节手轮 11。

2) 接通电源，使光线通过目镜小窗，照亮绿色十字小窗。

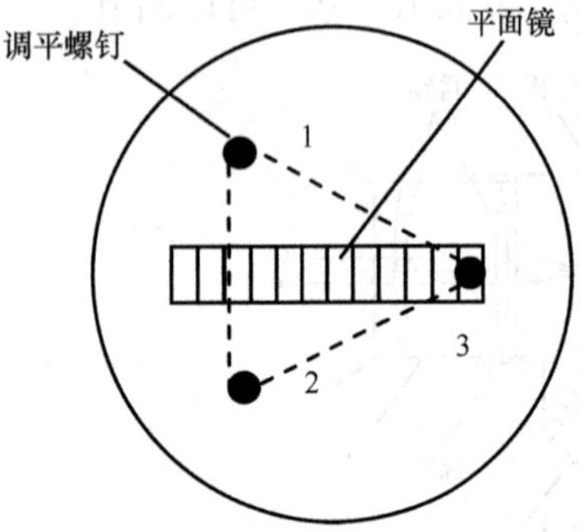

图 3.1-5　平面镜在载物台上的位置

3) 将一平面镜垂直放至载物台中央，使镜面的一侧边通过台下某一调平螺钉 3，如图 3.1-5 所示，另一侧边放至 1、2 连线的中点处。先目测使镜面尽可能垂直于望远镜的光轴，然后调节载物台下的调平螺钉 3 及望远镜镜筒的倾角螺钉 12，使镜面中心与望远镜的光轴同高。松开游标盘制动螺钉 1，缓慢地转动平台，同时通过望远镜细心地寻找从平面镜反射回来的绿十字像，若找不到绿十字像，则说明平面镜的倾斜度不合适，此时可调节望远镜的倾角螺钉 12 和载物台下的调平螺钉 1 和 2，并左右移动望远镜，直到看到绿十字像。

4) 松开望远镜锁紧螺钉 9，前后移动调节管 1，直到清晰地看到绿色十字像与分划板上的十字刻线无视差地重合，这时绿色十字刻线与物镜的焦平面重合，说明望远镜已聚焦于无穷远。

(2) 调节望远镜的光轴使其垂直于分光计转轴：当望远镜聚焦于无穷远时，望远镜的轴未必垂直于仪器的转轴。调节时可用“渐近法”，即继续调节平台下的螺钉 1 和 2，使绿色十字像的中心逼近分划板十字刻线的水平线的一半，再调节望远镜的倾角螺钉 12 及平台下的螺钉 1 和 2，使绿色十字像与十字刻线重合，然后旋转载物台 180°直到两个反射面反射回来的绿十字像都与分划板上的十字刻线重合，这时望远镜的光轴与分光计的转轴就垂直，然后将望远镜的水平位置固定。

(3) 调节平行光管使其发出平行光，且平行光管的光轴垂直于仪器的转轴

1) 为使通过平行光管的光线成为平行光，应将平行光管的狭缝位于平行光管物镜的焦平面上。调节时，先取下平面镜，用钠光灯照亮狭缝，用已调好的望远镜作标准，使望远镜正对着平行光管，调节狭缝装置的锁紧螺钉 2，前后移动光管的套管，直到在望远镜中清晰地看到狭缝的像，这时表明狭缝已位于平行光管物镜的焦平面上，从平行光管发出的光束为平行光束，旋紧狭缝的锁紧螺钉 2，固定狭缝。

2) 欲使平行光管的光轴垂直于仪器的转轴，只要使平行光管的光轴与望远镜的光轴二者平行(此时望远镜光轴已垂直于仪器的转轴)。调节狭缝至最窄，将狭缝转到水平位置，调节平行光管的水平调节螺钉 26，使望远镜中狭缝的像正好位于十字刻线的水平刻线上，

且被左右等分，再将狭缝转成竖直刻线上，且被上下等分，这时平行光管的光轴平行于望远镜的光轴，也垂直于分光计的转轴，同时与望远镜等高、共轴。至此，分光计调节完毕。

【注意事项】

(1) 切勿用手触及分光计各光学器件的表面。

(2) 在分光计调节的过程中，已调好的各部分装置要保持不变。

【思考】

(1) 分光计的精密度是多少？

(2) 调节调平螺钉和望远镜俯仰螺钉对十字像的移动分别起什么作用？

(3) 为什么每次都要从两个窗口读数？

（李义兵）

3.1.2 用分光计测量棱镜的折射率

【医学应用】

分析眼睛的结构、验光配镜等都要考虑物体折射率的问题，所以物质的折射率在医学中是一项重要的物理量，对它的测量和分析也有着重要的医学意义。

【实验目的】

(1) 了解分光计的用途，进一步掌握分光计的调节方法。

(2) 利用分光计测量棱镜的顶角、最小偏向角，计算三棱镜的折射率。

【实验器材】

分光计、玻璃三棱镜、钠光灯、小照明灯。

【实验原理】

如图 3.1-6 所示，一束单色光以 i_1 角入射到 AB 面上，经棱镜两次折射后，从 AC 面射出来，出射角为 i_2'。入射光和出射光之间的夹角 δ 称为偏向角。当棱镜顶角 A 一定时，偏向角 δ 的大小随入射角 i_1 的变化而变化。而当 $i_1 = i_2'$ 时，δ 为最小（证明略）。这时的偏向角称为最小偏向角，记为 $\delta_{\min}$。

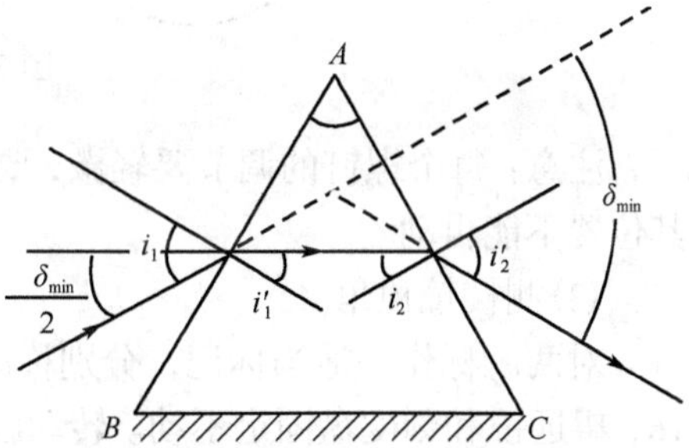

图 3.1-6 三棱镜最小偏向角原理图

由图 3.1-6 中可以看出，这时 $i_1' = \dfrac{A}{2}$

$$\frac{\delta_{\min}}{2} = i_1 - i_1' = i_1 - \frac{A}{2} \tag{3.1-1}$$

$$i_1 = \frac{1}{2}(\delta_{\min} + A)$$

设棱镜材料折射率为 n，则

$$\sin i_1 = n \sin i_1' = n \sin \frac{A}{2}$$

故

$$n=\frac{\sin i_1}{\sin\frac{A}{2}}=\frac{\sin\frac{\delta_{\min}+A}{2}}{\sin\frac{A}{2}} \tag{3.1-2}$$

由此可知，要求得棱镜材料的折射率 n，必须测出其顶角 A 和最小偏向角 $\delta_{\min}$。

【实验内容】

(1)按分光计调整方法和要求，调整好分光计。

(2)使三棱镜光学侧面垂直望远镜光轴。

1)调载物台的上下台面大致平行，将棱镜放到平台上，使棱镜三边与台下三螺钉的连线成三连互相垂直，如图 3.1-7 所示。试分析这样放置的好处。

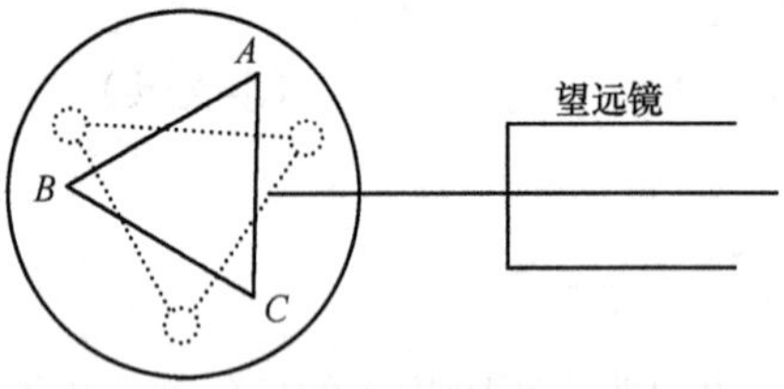

图 3.1-7　三棱镜在载物台上的正确放法

2)接通目镜照明光源，遮住从平行光管来的光。转动载物台，在望远镜中观察从侧面 AC 和 AB 反射回来的十字像，只调台下三螺钉，使其反射像都落到上十字线处，如图 3.1-8 所示调节时，切莫动望远镜仰角螺钉 12(为什么?)。

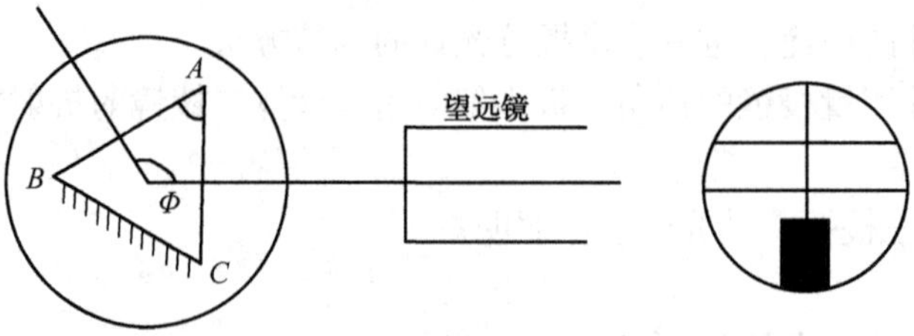

图 3.1-8　测棱镜顶角 A

注意：每个螺钉的调节要轻微，要同时观察它对各侧面反射像的影响。调好后的棱镜，其位置不能再动。

(3)测棱镜顶角 A。

对两游标作一适当标记，分别称游标 1 和游标 2，切记勿颠倒。旋紧度盘下螺钉 18、16，望远镜和刻度盘固定不动。转动游标盘，使棱镜 AC 面正对望远镜，如图 3.1-8 所示记下游标 1 的读数 θ_1 和游标 2 的读数 θ_2。再转动游标盘，再使 AB 面正对望远镜，记下游标 1 的读数 θ_1 和游标 2 的读数 θ_2。同一游标两次读数之差 $|\theta_1-\theta_1'|$ 或 $|\theta_2-\theta_2'|$，即是载物台转过的角度 Φ，而 Φ 是 A 角的补角：

$$A=\pi-\Phi \tag{3.1-3}$$

(4)测三棱镜的最小偏向角。

1)平行光管狭缝对准前方钠光灯光源。

2)旋松望远镜止动螺钉 18 和游标盘止动螺钉 25，把载物台及望远镜转至如图 3.1-9 所示的位置 D 处，再左右微微转动望远镜，找出棱镜出射的狭缝像。

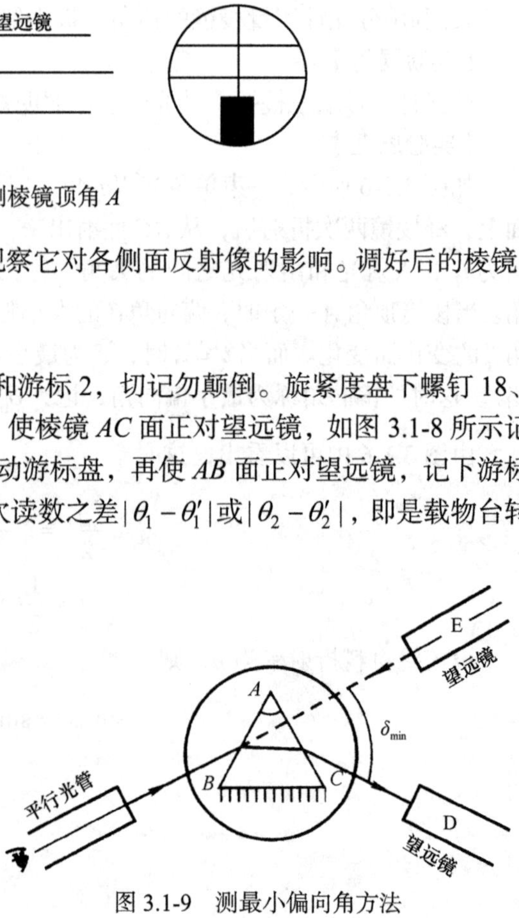

图 3.1-9　测最小偏向角方法

3)轻轻转动载物台(改变入射角 i_1)，在望远镜中将看到谱线跟着动。改变 i_1，应使谱线往 δ 减小的方向移动(向顶角 A 方向移动)。望远镜要跟踪光谱线转动，直到棱镜继续转动，而谱线开始要反向移动(即偏向角反而变大)。这个反向移动的转折位置，就是光线以最小偏向角射出的方向。固定载物台(锁紧 7)，再使望远镜微动，使其分划板上的中心竖线对准狭缝像。

4)测量。

记下此时两游标处的读数 θ_1 和 θ_2，取下三棱镜(载物台保持不动)，转动望远镜对准平行光管，即图 3.1-9 中 E 的位置，以确定入射光的方向，再记下两游标处的读数 θ_1' 和 θ_2'。此时绿谱线的最小偏向角

$$\delta_{\min} = \frac{1}{2}[|\theta_1 - \theta_1'| + |\theta_2 - \theta_2'|]$$

将 $\delta_{\min}$ 值和测得的棱镜 A 角平均值代入式(3.1-2)计算 n(表 3.1-1)。

表 3.1-1

钠光波长/Å	次数	游标 1		游标 2		$\delta_{\min}$	$\bar{\delta}_{\min}$	n
		θ_1	θ_1'	θ_2	θ_2'			
	1							
5893	2							
	3							

【注意事项】

(1)转动载物台，都是指转动游标盘带动载物台一起转动。

(2)狭缝宽度 1mm 左右为宜，宽了测量误差大，窄了光通量小。狭缝易损坏，尽量少调，调节时要边看边调，动作要轻，切忌两缝太近。

(3)光学仪器螺钉的调节动作要轻柔，锁紧螺钉也是指锁住即可，不可用力过大，以免损坏器件。

【思考】

已调好望远镜光轴垂直于主轴，若将平面镜取下后，又放到载物台上(放的位置与拿下前的位置不同)，发现两镜面又不垂直于望远镜光轴了，这是为什么?是否说明望远镜光轴还没有调好?

(李义兵)

3.1.3 用衍射光栅测光波波长

【医学应用】

光的衍射是波动光学的基本现象之一，它说明光的直线传播是衍射现象不显著时的近似结果。研究光的衍射不仅有助于加深对光的波动性的理解，还有助于进一步学习近代光学实验技术，如光谱分析、晶体结构分析、全息照相、光学信息处理等。

【实验目的】

(1)进一步掌握分光计的调节和使用。

(2)了解光栅的主要特性。

(3)学会用衍射光栅测量光波的波长。

【实验器材】

分光计、衍射光栅、钠光灯、平面镜。

【实验原理】

衍射光栅是由许多相互平行、宽度和间距相等的狭缝组成的。当平行光垂直投射到光栅平面上，经衍射后，衍射角满足下式，即

$$d\sin\varphi_k = \pm k\lambda \quad (k = 0,1,2,3,\cdots) \tag{3.1-4}$$

所有狭缝发出的光在到达某一点时，将会加强而产生明条纹，其他方向则完全抵消。式(3.1-4)中 d 为两相邻狭缝之间的距离，称为光栅常数，φ_k 为第 k 级明条纹的衍射角。当 $k=0$ 时，$\varphi_k=0$，为正对光栅中央的零级像，$k=\pm1$ 时为一级像，$k=\pm2$ 时为二级像，其余类推，它们对称地分布在零级像的两侧。由式(3.1-4)可知，若已知光栅常数，则只要测出相应的 k 和 φ 就可求出入射光的波长。

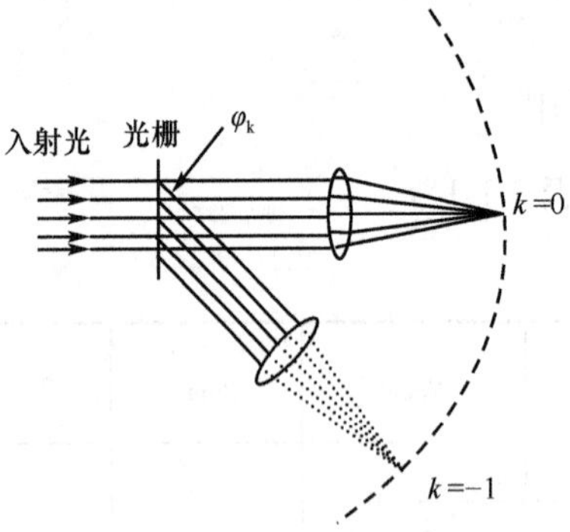

图 3.1-10　光栅的衍射

本实验中，用钠光源照亮分光计平行光管的狭缝，钠光束通过平行光管后变为平行光，然后垂直照射到光栅上而产生衍射，通过望远镜可测得像的位置，如图 3.1-10 所示。

将望远镜旋转至零级谱线位置固定住，并注意观察；再转动望远镜至某一种色光的左一级(k=1)谱线的位置固定住，记下左右游标视窗的读数 θ_{L_1}、θ_{R_1}，然后再转动望远镜至这种色光的右一级(k=−1)谱线位置固定住，记下左右游标视窗的读数 θ'_{L_1}、θ'_{R_1}，则可按下式计算该色光第一级谱线的衍射角 φ_1，其他级的依此类推：

$$\begin{aligned}\varphi_{L_1} &= \frac{1}{2}\left(\theta_{L_1} - \theta'_{L_1}\right)\\ \varphi_{R_1} &= \frac{1}{2}\left(\theta_{R_1} - \theta'_{R_1}\right)\\ \varphi_1 &= \frac{1}{2}\left(\varphi_L + \varphi_R\right) = \frac{1}{4}\left(\theta_{R_1} + \theta_{L_1} - \theta'_{R_1} - \theta'_{L_1}\right)\end{aligned} \tag{3.1-5}$$

【实验内容】

(1)按分光计调整方法和要求，调整好分光计。

(2)将预热好的钠光灯对准平行光管的狭缝，使望远镜的十字叉丝竖线与狭缝像重合，固定望远镜不动。

(3)将衍射光栅按图 3.1-11 所示放在载物台上，即光栅平面垂直于平分两螺丝的连线 1、2。调节光栅平面与平行光管的光轴垂直。以光栅平面为反射面，用自准直法调节光栅平面与望远镜的光轴垂直，此时须注意望远镜已调好不能再动，所以只能调节平台下的螺丝 1、2，使得从望远镜中观察到的十字像(由光栅反射回来)与望远镜的十字叉丝重合(注意：此时衍射的零级像也与叉丝的竖线重合)，然后固定载物台。

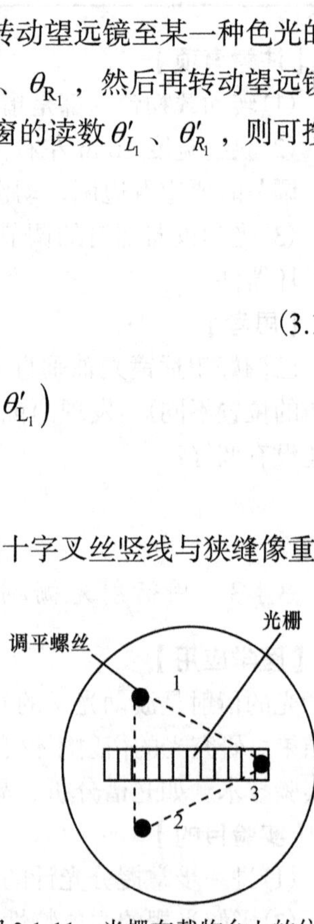

图 3.1-11　光栅在载物台上的位置

(4)调节光栅使其刻线与分光计的转轴平行。转动望远镜，观察衍射像的分布情况，

注意中央明纹两侧衍射像的高低是否一致，若不是，说明光栅刻线与分光计转轴不平行。因 1、2 两螺丝已调好，所以只能调节平台下螺丝 3，直至衍射像的高低基本一致，此时即可进行测量。

(5) 将望远镜旋转至零级谱线位置固定住，并注意观察，观察测量第一级，转动望远镜至某一色光左一级（k=1）谱线的位置固定住，记下左右游标的读数 θ_{L_1}、θ_{R_1}，再将望远镜转至该色光右一级（k=−1）谱线的位置固定住，记下左右游标的读数 θ'_{L_1}、θ'_{R_1}。将结果填入表 3.1-2 中。

观察测量同一种色光的第二级谱线，转动望远镜至左二级（k=2）谱线的位置并固定住，记下左右游标的读数 θ_{L_2}、θ'_{L_2}，再将望远镜转至右二级（k=−2）谱线位置并固定住，记下左右游标的读数 θ_{R_2}、θ'_{R_2}。将结果填入表 3.1-2 中。

观察测量同一色光的第三级谱线，转动望远镜至左三级（k=3）谱线的位置并固定住，记下左右游标的读数 θ_{L_3}、θ'_{L_3}，再将望远镜转至右三级（k=−3）谱线位置并固定住，记下左右游标的读数 θ_{R_3}、θ'_{R_3}。将结果填入表 3.1-2 中。

(6) 利用式(3.1-5)计算出该色光的第一、二、三级谱线的衍射角 φ_k，将结果代入式(3.1-4)计算出光波的波长，并求出平均值 $\bar{\varphi}$，再代入式(3.1-4)计算出该色光的波长 λ。

表 3.1-2 用衍射光栅测量色光波长的数据表

光栅常数 d=__________nm，所测量色光的颜色：__________

光谱级数		左右视窗读数	衍射角 φ_k /° $\varphi_k=\frac{1}{4}\left(\theta_{R_k}+\theta_{L_k}-\theta'_{R_k}-\theta'_{L_k}\right)$	波长 λ_k /nm $d\sin\varphi_k=\pm k\lambda$	波长平均值 $\bar{\lambda}$ /nm
$k=\pm1$	+1 级读数	θ_{L_1}=			
		θ_{R_1}=			
	−1 级读数	θ'_{L_1}=			
		θ'_{R_1}=			
$k=\pm2$	+2 级读数	θ_{L_2}=			
		θ_{R_1}=			
	−2 级读数	θ'_{L_2}=			
		θ'_{R_2}=			
$k=\pm3$	+3 级读数	θ_{L_3}=			
		θ_{R_3}=			
	−3 级读数	θ'_{L_3}=			
		θ'_{R_3}=			

【注意事项】

(1) 光栅是精密的光学元件，不允许用手或其他物体触及光栅表面。

(2) 测量过程中，不要碰动光栅，否则将破坏入射光与光栅平面的垂直。

【思考】

(1) 在分光计的调节过程中，怎样保证衍射角中所在的平面与中心转轴保持垂直？如果不是这样，将会对测量的结果有何影响？说明原因。

(2)如果光栅平面和转轴平行，但刻痕和转轴不平行，那么整个光谱将有什么异常？对测量结果有无影响？

（李义兵）

3.1.4 用分光计观察明线光谱

【医学应用】

每种原子只能发出具有本身特征的某些波长的光，因此明线光谱的谱线又叫做原子的特征谱线。特征谱线为光谱分析技术的应用、研究和发展，提供了可靠的基础和保障。光谱分析就是使用分光镜、分光仪、单色仪、摄谱仪、投影仪、记录仪和计算机等光谱仪器和分析仪器，通过对各类光谱的产生、拍摄、观察、记录等手段对物质进行定性或定量的检测、分析与研究。光谱分析在我国医药卫生领域中有着广泛的应用和广阔的发展前景。

【实验目的】

(1)观察明线光谱，了解光谱分析的基本原理。

(2)学会绘制分光计定标曲线，从定标曲线上测定未知元素的谱线的波长，确定该元素名称。

【实验器材】

分光计、玻璃三棱镜、感应圈、直流电源(9V)、氦光谱管、铁支架台等。

【实验原理】

当含有不同波长的白光通过三棱镜时，由于棱镜对各色光的折射不同，即折射率随入射光波长的增加而减少。因而把白色光分解成各种颜色的光，由红到紫连续过渡的一条“彩带”，称为连续光谱。

在通常的气压下，各种元素的灼热气体或蒸汽(如放电管所发出的光)，经过三棱镜后产生一些不相连续的明线，称为明线光谱。它是由原子的价电子在外层轨道间跃迁而产生的，由于各种原子最外层的电子分布状态不同，故各元素将产生自己特有的明线光谱。光谱线的结构(包括各谱线的波长和宽度)完全取决于原子本身的结构特征。我们可以根据这一关系和光谱结构来判断物质的化学成分和含量。这是光谱分析法的基本原理。

本实验所用的仪器是分光计。待测物体发出的光经平行光管后变成平行光，平行光经载物台上的三棱镜发生色散，从望远镜中便可观察到各级谱线。通过分光计的读数圆盘便可确定各级谱线的相对位置。波长一定的谱线在读数圆盘上都有确定的位置，且每种元素都有自己的特征谱线。因此，可利用某种已知元素(如氦)发出已知波长的各条谱线，通过测定它们在读数圆盘上的相对位置，然后以读数圆盘的相对位置为横坐标，并以与它们相对应的谱线波长为纵坐标，在坐标纸上绘制出曲线，我们称此曲线为定标曲线。定标曲线就是在该实验条件下，波长与位置的函数关系。在保持相同的测量条件下(平行光管的狭缝至透镜的距离、望远镜的物镜至目镜的距离以及平行光管、读数圆盘、三棱镜的相对位置等)，根据待测物质谱线在读数圆盘上的位置，可在定标曲线上查得相应的波长值，从而判定该元素。

【实验内容】

(1)按分光计调整方法和要求调整好分光计。

(2)将感应圈的副线圈两端与氦光谱管 A、B 两端相连，如图 3.1-12 所示。把感应圈接在直流电源上(9V)。

(3)将氦光谱管的窄细部分，对准分光计的平行光管的狭缝。然后接通电源，逐级调节螺旋C，使光谱管导通发光。

(4)观察平行光管，调节光源与狭缝之间的距离，使望远镜中狭缝的像最明亮。

(5)将三棱镜放在载物平台上，调节棱镜和分光计望远镜的位置，转动望远镜，直到能各见七条谱线和叉丝。锁紧望远镜架与金属刻度盘。

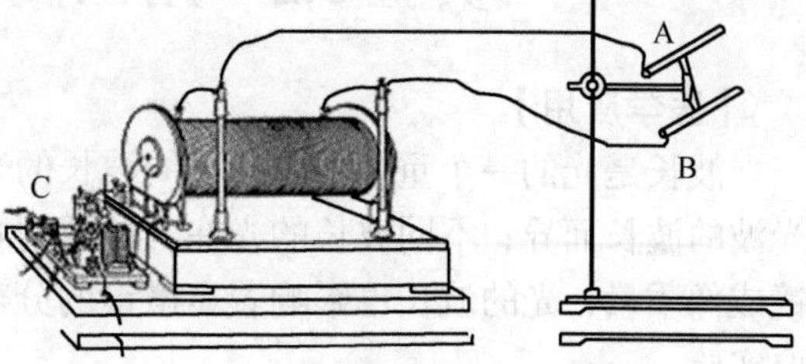

图 3.1-12 氦光谱管与感应圈

(6)缓慢旋动望远镜微调螺丝，使叉丝的竖直线依次对准各条谱线，并将各谱线的位置(度数)记入表 3.1-3 中。

(7)保持分光计及三棱镜的状态不变，断开感应圈电源，将氦光谱管移开，把钠光灯置于平行光管狭缝前，打开钠光灯开关，待正常发光后，通过望远镜观察钠元素的明线光谱。

(8)调节望远镜微调螺丝，使双丝的竖直线对准钠的谱线，记下谱线在刻度盘上的相应位置，记入表 3.1-4 中。

(9)以氦原子光谱每条谱线的波长为纵坐标，以偏转角为横坐标，作出氦光谱的定标曲线。

(10)在氦光谱定标曲线上，画图找出钠光偏转角对应的谱线波长，填入表 3.1-4 中。

表 3.1-3 氦光光谱

谱线颜色	读线波长(nm)	左窗读数	右窗读数	左右平均值
红 1	7065			
红 2	6678			
黄	5876			
绿 1	5016			
绿 2	4922			
蓝	4713			
紫	4026			

表 3.1-4 钠光光谱

谱线颜色	读线波长	左窗读数	右窗读数	左右平均值	谱线波长

【注意事项】

(1)在更换光谱管过程中，一定要断开高压电源。

(2)在本实验中，必须保持前后的实验条件不变，三棱镜在平台上的位置不得变动。

【思考】

(1)不同实验组的定标曲线是否可以交换使用？为什么？

(2)为什么在测钠光谱时，要保持分光计的调节状态不变？

(李义兵)

实验 3.2　用双棱镜干涉测钠光波长

【医学应用】

波长是光的一个重要参数，不同波长的光具有不同的性质：同一介质的折射率因所用光波的波长而异；不同波长的光在人的视网膜上产生的视觉不一样；不同波长的光影响透镜成像质量；光的波长也影响着显微镜的分辨本领等。测量光的波长是医学物理的一个重要实验。

【实验目的】

(1)观察双棱镜产生的双光束干涉现象，理解干涉的形成原理和影响干涉条纹的因素。

(2)学会用双棱镜测定光波波长。

(3)学习测微目镜等光学仪器的使用与调整方法。

(4)观察光的干涉现象。

【实验器材】

双棱镜、可调狭缝、辅助透镜(两片)、测微目镜、光具座、白屏、单色光源(钠灯)。

测微目镜是用来测量微小实像线度的仪器，其结构如图 3.2-1(a)所示。在目镜焦平面附近，有一块量程为 8mm 的刻线玻璃标尺，其分度值为 1mm(如图 3.2-1(b)中的 8 条短线所示)。在该尺后 0.1mm 处，平行地放置了一块分划板，分划板由薄玻璃片制成，其上刻有十字准线和一对双线。人眼贴近目镜筒观察时，可同时看到这块分划板和玻璃标尺的刻线，如图 3.2-1(b)所示。分划板的框架与读数鼓轮相连，当读数鼓轮旋转时，分划板会左右移动：鼓轮每转一圈(100 小格)，分划板移动 1mm(即每小格 0.01mm)。测量微小实像时，先调节目镜与分划板间的距离，使能清晰地观察到分划板上的准线；然后调节测微目镜与待测实像的距离使实像也清晰并与准线无视差；以后旋转鼓轮使准线对准待测像的一边，读下此时玻璃标尺的读数和鼓轮读数；再旋转鼓轮使准线对准待测像的另一边，读下玻璃标尺的读数和鼓轮读数；最后把前后两次读数相减，即得待测像的长度。

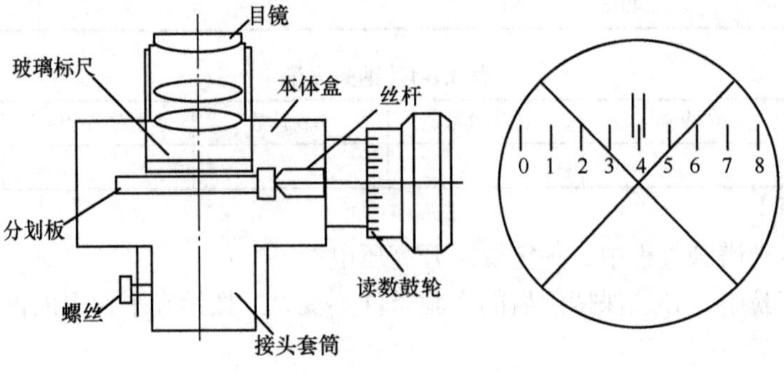

图 3.2-1　侧微目镜

测微目镜的不确定度限值为 0.004mm，测量时应注意鼓轮必须同一方向旋转，中途不要倒退，以避免螺距回程误差。

本实验所用的线光源由普通钠灯透过前方加的一个方向和宽度都可变的狭缝形成。可变狭缝的结构如图 3.2-2 所示，上方的螺丝用来调节它的方向，旁边的螺丝用来调节它的宽度。

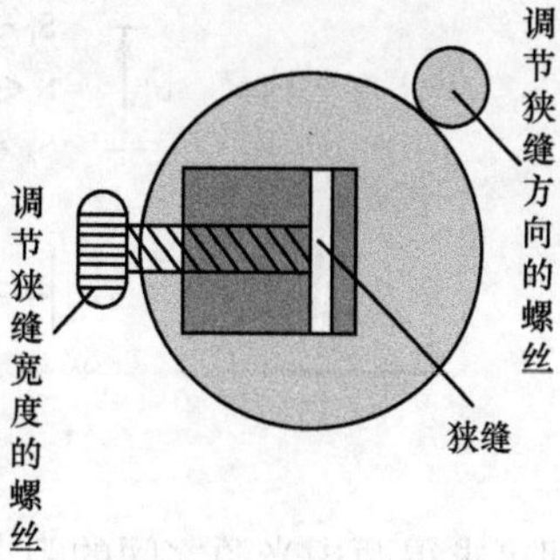

图 3.2-2　可变狭缝

【实验原理】

菲涅耳利用图 3.2-3 所示装置，获得了双光束的干涉现象。图中双棱镜 AB 是一个分割波前的分束器，它的外形结构如图 3.2-4 所示。将一块平玻璃板的上表面加工成两楔形板，端面与棱脊垂直，楔角 A 较小(一般小于 1°)。从单色光源 M 发出的光波经透镜 L 聚于狭缝，使 S 成为具有较大亮度的线状光源。当狭缝 S 发出的光波投射到双棱镜 AB 上时，经折射后，其波前便分割成两部分，形成沿不同方向传播的两束相干驻波。通过双棱镜观察这两束光，就好像它们是由虚光源 S_1 和 S_2 发出的一样，故在两束光相互交叠区域 P_1P_2 内产生干涉。如果狭缝的宽度较小且双棱镜的棱脊和光源狭缝平行，便可在白屏 P 上观察到平行于狭缝的等间距干涉条纹。

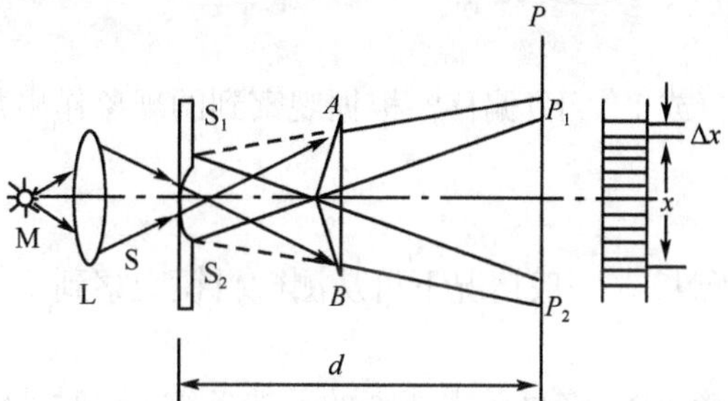

图 3.2-3　双棱镜干涉装置

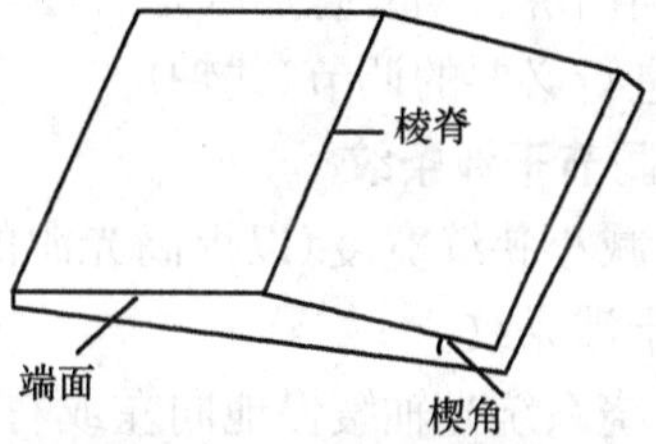

图 3.2-4　双棱镜结构

设 d' 代表两虚光源 S_1 和 S_2 间的距离，d 为虚光源所在的平面(近似的在光源狭缝 S 的平面内)至观察屏 P 的距离，且 $d' \ll d$，干涉条纹宽度为 Δx，则实验所用光波波长 λ 可由下式表示：

$$\lambda = \frac{d'}{d}\Delta x \tag{3.2-1}$$

上式表明，只要测出 d'、d 和 Δx，就可算出光波波长。这是一种光波波长的绝对测量方法，通过使用简单的米尺和测微目镜，进行毫米量级的长度测量，便可推算出微米量级的光波波长。

由于干涉条纹宽度 Δx 很小，必须使用测微目镜进行测量。两虚光源间的距离 d'，可用已知焦距为 f' 的会聚透镜 L' 置于双棱镜与测微目镜之间(图 3.2-5)，由透镜两次成像法求得。只要使测微目镜到狭缝的距离 $d > 4f'$，前后移动透镜，就可以在 L′ 的两个不同位置从测微目镜中看到两虚光源 S_1 和 S_2 经透镜所成的实像 S_1' 和 S_2'，其中一组为放大的实像，另一组为缩小的实像。如果分别测得两放大像的间距 d_1 和两缩小像的间距 d_2，则根据下式：

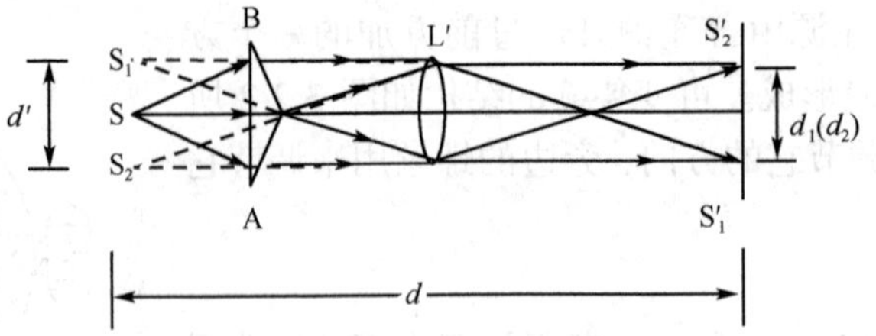

图 3.2-5 透镜两次成像法

$$d' = \sqrt{d_1 d_2} \tag{3.2-2}$$

即可求得两虚光源之间的距离 d' 。

【实验内容】

1. 调节共轴

(1) 将单色光源 M、会聚透镜 L、狭缝 S、双棱镜 AB 与测微目镜 P，按图 3.2-3 所示次序放置在光具座上，用目视粗略地调整它们中心等高、共轴，并使双棱镜的底面与系统的光轴垂直，棱脊和狭缝的取向大体平行。

(2) 点亮光源 M 照亮狭缝 S，用手持白纸屏在双棱镜后面检查：

1) 经双棱镜折射后的光束，是否比叠加区 P_1P_2(应更亮些)？

2) 叠加区能否进入测微目镜？

3) 当白屏移动时叠加区是否逐渐向左、右(或上、下)偏移？根据观察到的现象作出判断，再进行必要的调节(共轴)。

2. 调节干涉条纹

(1) 减小狭缝宽度(以提高光源的空间相干性)，一般情况下可从测微目镜观察到不太清晰的干涉条纹。

(2) 绕系统光轴缓慢地向左或右旋转双棱镜 AB，将显示出清晰的干涉条纹，这时棱镜的棱脊与狭缝的取向严格平行。

注意：为便于测量，在看到清晰的干涉条纹后，应将双棱镜后测微目镜前后移动，使干涉条纹的宽度适当。同时只要不影响条纹的清晰度，可适当增加缝宽，以保持干涉条纹足够的亮度。双棱镜和狭缝的距离不宜过小，因为减小它们的距离，S_1、S_2 间距也将减小，这对 d' 的测量不利。

3. 测量与计算

(1) 用测微目镜测量干涉条纹的宽度 Δx 。为了提高测量精度，可测出 n 条(10～20 条)干涉条纹的间距，再除以 n，即得 Δx 。测量时，先使目镜叉丝对准某亮纹的中心，然后旋转测微螺旋，使叉丝移过 n 个条纹，读出两次读数。重复测量几次，求出 Δx 。

(2) 用米尺量出狭缝到测微目镜叉丝平面的距离 d，测量几次，取其平均值。

(3) 用透镜两次成像法测两虚光源的间距 d' 。保持狭缝与双棱镜原来的位置不变(问：为什么不许动？移动测微目镜可否？)，在双棱镜和测微目镜之间放置已知焦距为 f' 的会聚透镜 L' ，移动测微目镜使它到狭缝的距离大于 $4f'$ ，分别测得两次清晰成像时实像的间距 d_1 和 d_2 。各测几次，取其平均值，再计算 d' 值。

(4) 用所测得的 $\Delta\overline{x}, \overline{d'}, \overline{d}$ 值，求出光源的光波波长 λ 。

(5) 计算波长测量值的标准不确定度。

【数据处理】

数据见表 3.2-1 和表 3.2-2。

表 3.2-1　测干涉条纹宽度 Δx 和狭缝到测微目镜叉丝平面的距离 d

次数 位置(距离)	1	2	3
x_1 (位置)			
x_2 (位置)			
Δx (距离)			
d 距离			

表 3.2-2　测两虚光源的间距 d'

距离 次数	d_1	d_2	$d' = \sqrt{d_1 d_2}$
1			
2			
3			

【注意事项】

(1)使用测微目镜时，首先要确定测微目镜读数装置的分格精度，注意防止回程误差。旋转读数鼓轮时动作要平稳、缓慢。测量装置要保持稳定。

(2)在测量光源狭缝至观察屏的距离 d 时，因为狭缝平面和测量目镜的分划板平面均不和光具座滑块的读数准线共面，必须引入相应的修正(如 GP-78 型光具座，狭缝平面位置的修正量为 42.5mm，MCU-15 型测微目镜分划板平面的修正量为 27.0mm)，否则将引起较大的系统误差。(问：能否自己测出此修正量？)

(3)测量 d_1 和 d_2 时，由于透镜像差的影响，实像 S_1' 和 S_2' 位置确定不准，将给 d_1 和 d_2 的测量引入较大的误差，可在透镜 L' 上加一直径约 1cm 的圆孔光阑(用黑纸)增加测量的精确度。(可对比一下加或不加光阑的测量结果。)

【讨论】

(1)双棱镜是怎样实现双光束干涉的?

(2)干涉条纹的宽度、数目由哪些因素决定?

(3)双棱镜和光源之间为什么要放一狭缝?为什么缝要很窄才可以得到清晰的干涉条纹?

(4)试证明公式 $d' = \sqrt{d_1 d_2}$ 。

(5)结合实验现象，讨论分析单缝宽度对干涉现象的影响，改变单缝与双棱镜的间距时，干涉条纹的变化规律，以及移动时干涉条纹的变化情况。

(董秀梅)

实验 3.3　迈克尔逊干涉仪实验

【实验目的】

(1)了解迈克尔逊干涉仪的光学结构及干涉原理，学习其调节和使用方法。

(2)学习一种测定光波波长的方法，加深对等倾的理解。

(3)用逐差法处理实验数据。

【实验器材】

迈克尔逊干涉仪、He-Ne 激光器、扩束镜等。

【实验原理】

迈克尔逊干涉仪是 1883 年美国物理学家迈克尔逊（A.A.Michelson）和莫雷（E.W.Morley）合作，为研究以太漂移实验而设计制造出来的精密光学仪器。用它可以高度准确地测定微小长度、光的波长、透明体的折射率等。后人利用该仪器的原理，研究出了多种专用干涉仪，这些干涉仪在近代物理和近代计量技术中被广泛应用。

1. 干涉仪的光学结构　迈克尔逊干涉仪的光路和结构如图 3.3-1 与图 3.3-2 所示。M_1、M_2 是一对精密磨光的平面反射镜，M_1 的位置是固定的，M_2 可沿导轨前后移动。G_1、G_2 是厚度和折射率都完全相同的一对平行玻璃板，与 M_1、M_2 均成 45°角。G_1 的一个表面镀有半反射半透射膜 A，使射到其上的光线分为光强度差不多相等的反射光和透射光；G_1 称为分光板。当光照到 G_1 上时，在半透膜上分成相互垂直的两束光，透射光（1）射到 M_1，经 M_1 反射后，透过 G_2，在 G_1 的半透膜上反射后射向 E；反射光（2）射到 M_2，经 M_2 反射后，透过 G_1 射向 E。由于光线（2）前后共通过 G_1 三次，而光线（1）只通过 G_1 一次，有了 G_2，它们在玻璃中的光程便相等了，于是计算这两束光的光程差时，只需计算两束光在空气中的光程差就可以了，所以 G_2 称为补偿板。当观察者从 E 处向 G_1 看去时，除直接看到 M_2 外还看到 M_1 的像 M_1'。于是（1）、（2）两束光如同从 M_2 与 M_1' 反射来的，因此迈克尔逊干涉仪中所产生的干涉和 M_1'～M_2 间“形成”的空气薄膜的干涉等效。

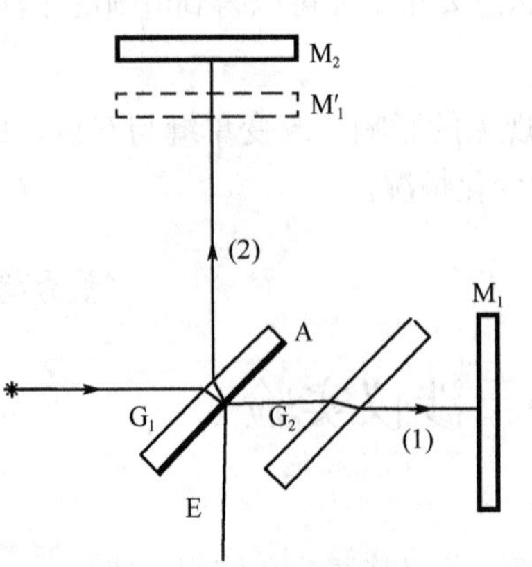

图 3.3-1　迈克尔逊干涉仪光路图

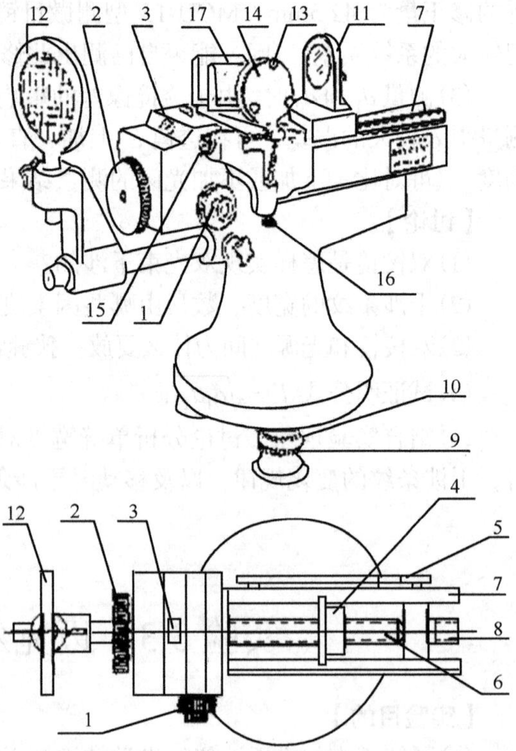

图 3.3-2　迈克尔逊干涉仪结构图

1. 微调手轮；2. 粗调手轮；3. 刻度盘；4. 丝杆啮合螺母；5. 毫米刻度尺；6. 丝杆；7. 导轨；8. 丝杆顶进螺帽；9. 调节螺丝；10. 锁紧螺丝；11. 可动镜面 M_1；12. 观察屏；13. 倾度粗调；14. 固定镜 M；15. 倾度微调；16. 倾度微调；17. G_1、G_2

反射镜 M_2 的移动采用蜗轮蜗杆传动系统，转动粗调手轮 2 可以实现粗调。M_2 移动距离的毫米数可在机体侧面的毫米刻度尺 5 上读得。通过读数窗口，在刻度盘 3 上可读到 0.01mm；转动微调手轮 1 可实现微调，微调手轮的分度值为 1×10^{-4}mm。可估读到 10^{-5}mm。M_1、M_2 背面各有 3 个螺钉可以用来粗调 M_1 和 M_2 的倾度，倾度的微调是通过调节水平微调 15 和竖直微调螺丝 16 来实现的。

2. 单色点光源的非定域干涉　本实验用 He-Ne 激光器作为光源(图 3.3-3)，激光通过扩束镜 L 会聚成一个强度很高的点光源 S，射向迈克尔逊干涉仪，点光源经平面镜 M_1、M_2 反射后，相当于由两个点光源 S_1' 和 S_2' 发出的相干光束。S' 是 S 的等效光源，是经半反射面 A 所成的虚像。S_1' 是 S' 经 M_1' 所成的虚像。S_2' 是 S' 经 M_2 所成的虚像。由图 3.3-3 可知，只要观察屏放在两点光源发出光波的重叠区域内，都能看到干涉现象，故这种干涉称为非定域干涉。如果 M_2 与 M_1' 严格平行，且把观察屏放在垂直于 S_1' 和 S_2' 的连线上，就能看到一组明暗相间的同心圆干涉环，其圆心位于 $S_1'S_2'$ 轴线与屏的交点 P_0 处，从图 3.3-4 可以看出 P_0 处的光程差 $\Delta=2d$，屏上其他任意点 P' 或 P'' 的光程差近似为

$$\Delta = 2d\cos\varphi \tag{3.3-1}$$

式中，φ 为 S_2' 射到 P'' 点的光线与 M_2 法线之间的夹角。当 $2d\cos\varphi = k\lambda$ 时，为明纹；当 $2d\cos\varphi=(2k+1)\lambda/2$ 时，为暗纹。

由图 3.3-4 可以看出，以 P_0 为圆心的圆环是从虚光源发出的倾角相同的光线干涉的结果因此称为“等倾干涉条纹”。

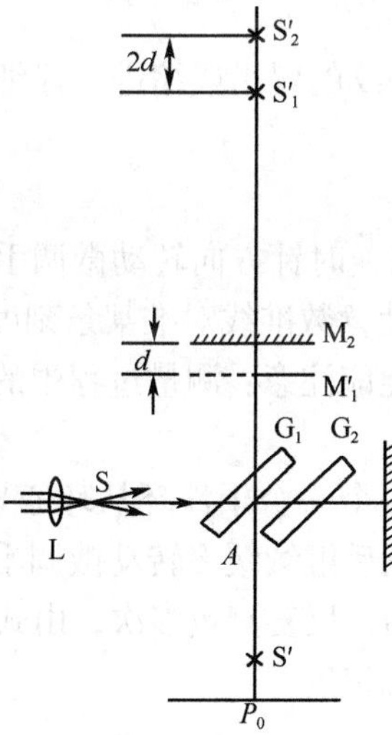

图 3.3-3　点光源干涉光路图

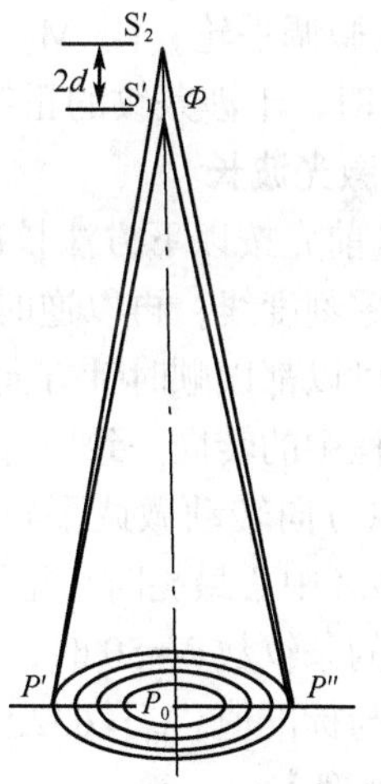

图 3.3-4　点光源干涉光路简化图

由式(3.3-1)可知 $\varphi=0$ 时光程差最大，即圆心 P_0 处干涉环级次最高，越向边缘级次越低。当 d 增加时，干涉环中心级次将增高，条纹沿半径向外移动，即可看到干涉环从中心“冒”出；反之当 d 减小时，干涉环向中心“缩”进去。

由明纹条件可知，当干涉环中心为明纹时，$\Delta=2d=k\lambda$。此时若移动 M_2(改变 d)，环心处条纹的级次相应改变，当 d 每改变 $\lambda/2$ 距离，环心就冒出或缩进一条环纹。若 M_2 移动距离为 Δd，相应冒出或缩进的干涉环条纹数为 N，则有

$$\Delta d = N\frac{\lambda}{2}$$

$$\lambda = \frac{2\Delta d}{N} \tag{3.3-2}$$

式中，Δd 为 M_2 移动前后的位置读数差。实验中只要测出 Δd 和 N，即可由式(3.3-2)求出波长。

由明纹条件推知，相邻两条纹的角间距为

$$\Delta\varphi = -\frac{\lambda}{2d\sin\varphi} \approx -\frac{\lambda}{2d\varphi}$$

当 d 增大时 Δd 变小，条纹变细变密；当 d 减小时 Δd 增大，条纹变粗变疏。所以离环心近处条纹粗而疏，离环心远处条纹细而密。

【实验内容】

1. 观察激光非定域干涉现象

(1) 调节干涉仪使导轨大致水平；调节粗调手轮，使活动镜大致移至导轨 30mm 刻度处；调节倾度微调螺丝，使其拉簧松紧适中。然后使得激光管发射的激光束从分光板中央穿过，并垂直射向反射镜 M_1(此时应能看到有一束光沿原路退回)。

(2) 装上观察屏，从屏上可以看到由 M_1、M_2 反射过来的两排光点。调节 M_1、M_2 背面的 3 个螺丝，使两排光点靠近，并使两个最亮的光点重合。这时 M_1 与 M_2 大致垂直（M_1' 与 M_2 大致平行）。然后在激光管与分光板间加一扩束镜，同时调节倾度微调螺丝(15、16)，即能从屏上看到一组弧形干涉条纹，再仔细调节倾度微调螺丝，当 M_1' 与 M_2 严格平行时，弧形条纹变成圆形条纹。

(3) 转动微调手轮，使 M_2 前后移动，可看到干涉条纹的冒出或缩进。仔细观察，当 M_2 位置改变时，干涉条纹的粗细、疏密与 d 的关系。

2. 测量激光波长

(1) 测量前先按以下方法校准手轮刻度的零位。先以逆时针方向转动微调手轮，使读数准线对准零刻度线；再以逆时针方向转动粗调手轮，使读数准线对准某条刻度线。

当然也可以都以顺时针方向转动手轮来校准零位。但应注意：测量过程中的手轮转向应与校准过程中的转向一致。

(2) 按原方向转动微调手轮(改变 l 值)，可以看到一个一个干涉环从环心冒出(或缩进)。当干涉环中心最亮时，记下活动镜位置读数 d_0，然后继续缓慢转动微调手轮，当冒出(或缩进)的条纹数 N=50 时，再记下活动镜位置读数 d_1，反复测量多次，由式(3.3-2)算出波长，并与标准值（$\lambda_0 = 632.8\text{nm}$）比较，计算相对不确定度。

【数据处理】

实验数据记录见表 3.3-1。

表 3.3-1 迈克尔逊干涉仪实验数据记录表

次数 i	0	1	2	3	4	5	6	7	8	9	10
环数 N	0	50	100	150	200	250	300	350	400	450	500
d_i/mm											

$\Delta d_1 = d_6 - d_1 =$ ______________mm；$\Delta d_2 = d_7 - d_2 =$ ______________mm；

$\Delta d_3 = d_8 - d_3 =$ ________mm； $\Delta d_4 = d_9 - d_4 =$ ________mm；

$\Delta d_5 = d_{10} - d_5 =$ ________mm；

$\overline{\Delta d} = \frac{1}{5}(\Delta d_1 + \Delta d_2 + \Delta d_3 + \Delta d_4 + \Delta d_5) =$ ________mm；

$\Delta(\Delta d) = \frac{1}{5}\sum_{i=1}^{5}\left|\Delta d_i - \overline{\Delta d}\right| = \frac{1}{5}(\left|\Delta d_1 - \overline{\Delta d}\right| + \left|\Delta d_2 - \overline{\Delta d}\right| + \Delta\left|d_3 - \overline{\Delta d}\right| + \left|\Delta d_4 - \overline{\Delta d}\right| + \left|\Delta d_5 - \overline{\Delta d}\right|)$

= ________mm；

$\overline{\lambda} = \frac{2\overline{\Delta d}}{N} = \frac{2\overline{\Delta d}}{250} =$ ________mm= ________nm；

$E_\lambda = \frac{\Delta\lambda}{\overline{\lambda}} = \frac{\Delta(\Delta d)}{\overline{\Delta d}} =$ ________；

$\Delta\lambda = \frac{\Delta(\Delta d)}{\overline{\Delta d}}\overline{\lambda} =$ ________nm；

实验结果：$\lambda = \overline{\lambda} \pm \Delta\lambda =$ ________ ± ________nm；

测量结果相对误差：$E = \frac{\left|\lambda_0 - \overline{\lambda}\right|}{\lambda_0} \times 100\% =$ ________。

【注意事项】

干涉仪是精密光学仪器，使用中一定要小心爱护，要认真做到：

(1)切勿用手触摸光学表面，防止唾液溅到光学表面上。

(2)调节螺钉和转动手轮时，一定要轻、慢，决不允许强扭硬扳。

(3)反射镜背后的粗调螺钉不可旋得太紧，以防止镜面变形。

(4)调整反射镜背后粗调螺钉时，先要把微调螺钉调在中间位置，以便能在两个方向上作微调。

(5)测量中，转动手轮只能缓慢地沿一个方向前进(或后退)，否则会引起较大的空回误差。

【讨论】

(1)在什么条件下产生等倾干涉条纹？什么条件下产生等厚干涉条纹？

(2)迈克尔逊干涉仪产生的等倾干涉条纹与牛顿环有何不同？

【知识扩展】

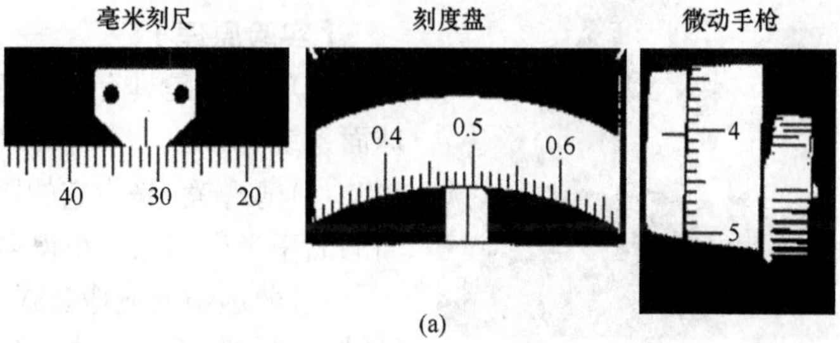

图 3.3-5 迈克尔逊干涉仪的读数

图 3.3-5(a)所示，正确的读数(估读一位)是：31.49404mm。图 3.3-5(b)所示，正确的读数(估读一位)是：31.68721mm。

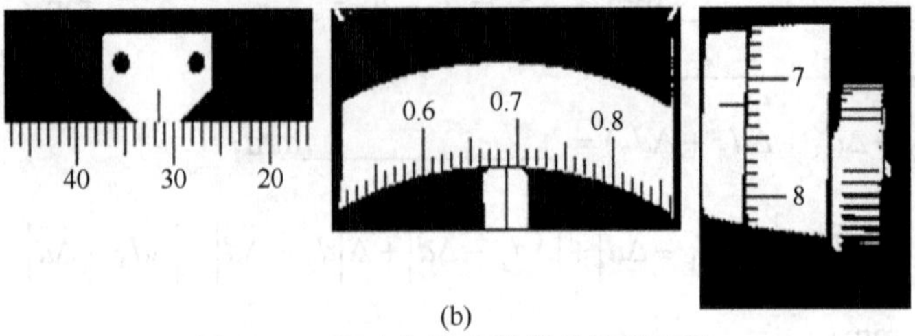

(b)

图 3.3-5 迈克尔逊干涉仪的读数(续)

读数说明：

迈克尔逊干涉仪的读数由三部分组成：①机体侧面的毫米刻尺读数，精度是 1mm；②读数窗口的刻度盘读数，可读到 0.01mm；③微动手轮读数，最小精度是 0.0001mm。上述三者之和，即为所需。

（董秀梅）

实验 3.4 薄透镜焦距的测定

【医学应用】

透镜分凸透镜和凹透镜两类，有广泛的应用，如照相机、摄像机镜头镜片，望远镜、显微镜的物镜和目镜，眼镜片等都是由透镜组成。人眼可简化地看做一个凸透镜，进入人眼的光线经晶体(眼珠)折射后在视网膜上成像，人便看到了色彩绚丽的世界。在观察远处的物体时睫状肌松弛，眼珠的焦距变大，物体能成像在视网膜上；观察近处的物体时睫状肌收缩，眼珠的焦距变小，物体成像在视网膜上。

【实验目的】

(1) 了解薄透镜的成像规律。

(2) 掌握光学系统的共轴调节。

(3) 掌握薄透镜焦距的常用测定方法。

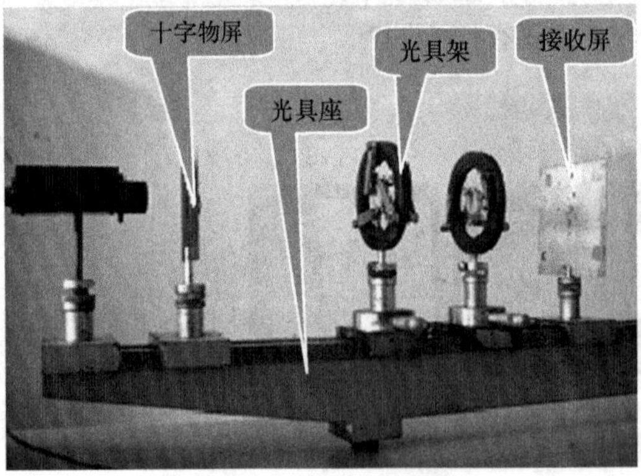

图 3.4-1 光具座实物图

【实验器材】

光具座及附件、白炽光源、平面反射镜、待测凸透镜和凹透镜(图 3.4-1)。

【实验原理】

(1) 透镜：是具有两个折射面的简单共轴球面系统。

(2) 薄透镜：是指它的厚度远比两个折射面的曲率半径和焦距小得多的透镜。

(3) 薄透镜的成像公式：在满足薄透镜和近轴光线的条件下，物距 l、像距 l' 和像方焦距 f' 之间的关系为

$$\frac{1}{l'}-\frac{1}{l}=\frac{1}{f'} \tag{3.4-1}$$

这是薄透镜成像的公式，又称高斯公式。应用上式时，必须注意各物理量所适用的符号规则。本实验规定：各线距离均从透镜中心(光心)量起，与光线进行方向一致为正，反之为负。运算时已知量须添加符号，求得量则根据求得结果中的符号判断其物理意义。

1. 凸透镜焦距的测定

(1)凸透镜的成像规律为：像的大小和位置是依照物体离透镜的距离而决定的。

A. 当$l \gg f'$时，极远处的物体经过透镜在后焦点附近成缩小的倒立实像。

B. 当$l > f'$时，物体越靠近前焦点，像逐渐远离后焦点且逐渐变大。

C. 当$l = f'$时，物体位于前焦点，像存在于无穷远处。

D. 当$l < f'$时，物体位于前焦点以内，像为正立放大的虚像，与物体位于同侧，由于虚像点是光线反方向延长的交点，因此不能用像屏接收，只能通过透镜观察。

(2)测定方法

1)自准直法：光路图如图3.4-2所示。当物体A处在凸透镜的焦距平面时，物A上各点发出的光束经透镜后成为不同方向的平行光束。若用一与主光轴垂直的平面镜M将平行光反射回去，则反射光再经透镜后仍会聚焦于透镜的焦平面上，此关系就称为自准直原理。所成像是一个与原物等大的倒立实像A′。所以自准直法的特点是，物、像在同一焦平面上。自准直法除了用于测量透镜焦距外，还是光学仪器调节中常用的重要方法。

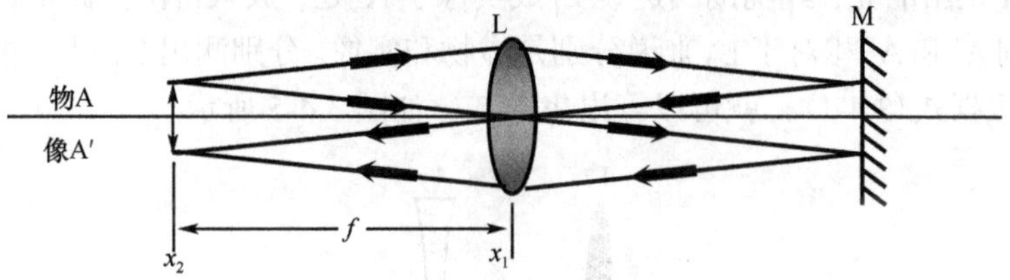

图3.4-2　自准直法光路图

凸透镜焦距

$$f' = |x_1 - x_2| \tag{3.4-2}$$

式中，x_1为物屏在光具座上位置读数，x_2为凸透镜在光具座上位置读数。

2)物距像距法($l > f'$，就可得到一个倒立的实像)：在光具座上分别测出物体、透镜L及像的位置，就可以得到l，l'，从而根据式(3.4-1)求出f'。如图3.4-3所示，$l = x_2 - x_1$，$l' = x_3 - x_2$。

3)共轭法(贝塞尔法，二次成像法)：所谓“物像共轭”是指物与像的位置可以互换，透镜位置与像的大小一一对应。

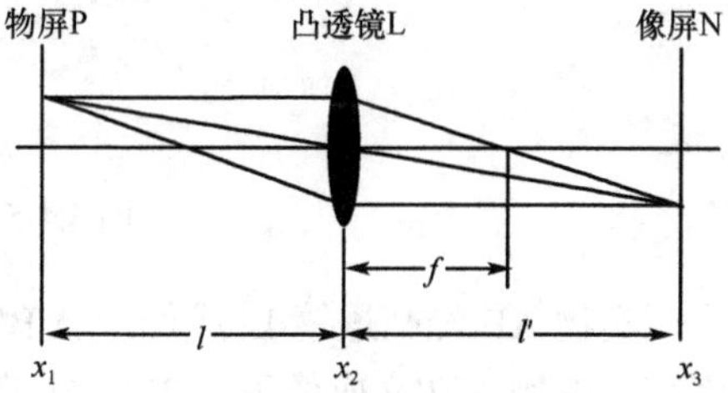

图3.4-3　物距像距法

固定物与像屏间的距离不变，并使间距D大于$4f$(为什么？)，则当凸透镜置于物体与像屏之间时，移动凸透镜可以找到两个位置，使白屏上都能得到清晰的实像。一个大像，一个小像。如图3.4-4所示。

透镜移动的距离为$d = |x_2 - x_3|$，物屏、像屏之间的距离为，运用物像共轭的对称性质，有

$$f' = \frac{D^2 - d^2}{4D} \tag{3.4-3}$$

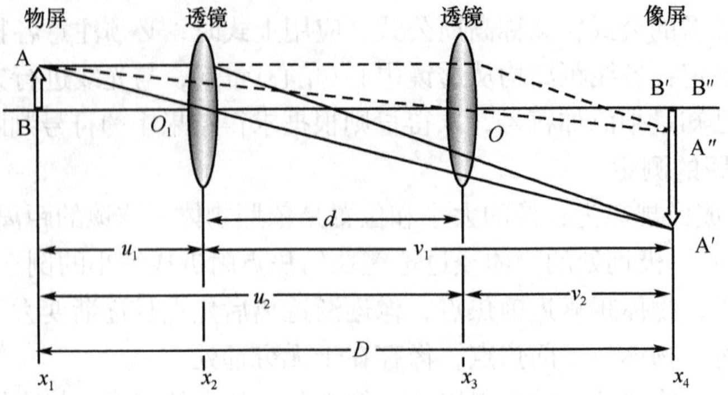

图 3.4-4 共轭法光路图

只要测出 d 和 D，即可求出 f'。

以上三种方法，共轭法测出的焦距一般较为准确，它避免了物距像距法估计光心位置不准带来的误差，它无须考虑透镜本身的厚度。

2. 凹透镜焦距的测定 凹透镜是发散透镜，无法成实像，因而无法直接测量其焦距，往往采用一凸透镜作辅助透镜来测量。

测量方法：辅助透镜成像法。

设物屏 A 发出的光，经辅助凸透镜 L_1 成实像于 A′ 处，放入待测焦距的凹透镜 L_2 成实像于 A″ 处，则 A′ 和 A″ 相对于 L_2 来说分别是虚物和实像。分别测出 L_2 到 A′ 的物距和 L_2 到 A″ 的像距，根据式(3.4-1)，就可以算出焦距 f。如图 3.4-5 所示。

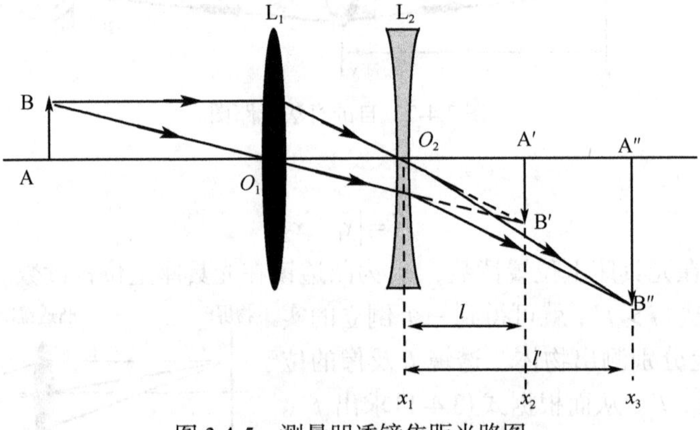

图 3.4-5 测量凹透镜焦距光路图

实物 AB 经凸透镜 L_1 成像于 A′B′。在 L_1 和 A′B′之间插入待测凹透镜 L_2，就凹透镜 L_2 而言，虚物 A′B′又成像于 A″B″。实验中，调整 L_2 及像屏至合适的位置，就可找到透镜组所成的实像 A″B″。因此可把 O_2A′看为凹透镜的物距，O_2A″看为凹透镜的像距，则由成像公式(3.4-1)可得，f' 为负，说明凹透镜像方焦点在凹透镜左方。

3. 实验测试前，如何调整“共轴等高” 分两步进行。

(1) 粗调：先将透镜等元器件向光源靠拢，调节高低、左右位置，凭目视使光源、物屏上的透光孔中心、透镜光心、像屏的中央大致在一条与光具座导轨平行的直线上，并使物屏、透镜、像屏的平面与导轨垂直。

(2) 细调：利用透镜二次成像法来判断是否共轴，并进一步调至共轴。当物屏与像屏

距离大于 $4f$ 时，沿光轴移动凸透镜，将会成两次大小不同的实像。若物的中心 P 偏离透镜的光轴，则所成的大像和小像的中心 P′和 P″将不重合，但小像位置比大像更靠近光轴（图 3.4-6）。就垂直方向而言，如果大像中心 P′高于小像中心 P″，说明此时透镜位置偏高(或物偏低)，这时应将透镜降低(或把物升高)。反之，如果 P′低于 P″，便应将透镜升高(或将物降低)。

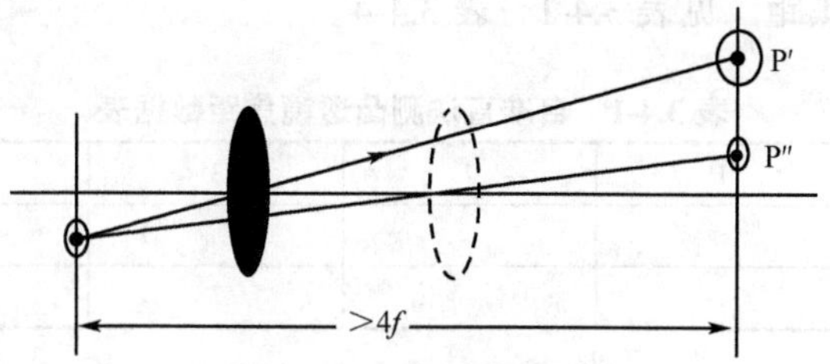

图 3.4-6　共轴调节示意图

调节时，以小像的中心位置为参考，调节透镜(或物)的高低，逐步逼近光轴位置。当大像中心 P′与小像中心 P″重合时，系统即处于共轴状态。

当有两个透镜需要调整(如测凹透镜焦距)时，必须逐个进行上述调整，即先将一个透镜(凸)调好，记住像中心在屏上的位置，然后加上另一透镜(凹)，再次观察成像的情况，对后一个透镜的位置上下、左右调整，直至像中心仍旧保持在第一次成像时的中心位置上。注意，已调至同轴等高状态的透镜，在后续的调整、测量中绝对不允许再变动。

4. 实验中用什么测量方法确定清晰像的位置　能够正确判断成像的清晰位置是光学实验获得准确结果的关键，为了准确地找到像的最清晰位置，可采用左右逼近法读数。先使像屏从左向右移动，到成像清晰为止，记下像屏位置，再自右向左移动像屏，到像清晰再记录像屏位置，取其平均作为最清晰的像位。

【实验内容】

1. 光学元件共轴等高的调节　按前述方法调光学元件共轴等高。

2. 凸透镜焦距的测量

(1)用自准直法测凸透镜焦距：开启白炽灯光源，照亮物屏，反复移动透镜，反射镜靠近透镜并调整反射镜的俯仰和左右，直到在物屏“1”字下(或旁)看到清晰、等大倒立的“1”字像，即实现自准直。记下透镜位置 x_1 和物屏位置 x_2，重复测四次。由式(3.4-2)计算焦距 f 及其平均值和不确定度。

(2)用物距像距法测凸透镜焦距(选做)：开启白炽灯光源，将物屏、透镜和像屏放到光具座上，调其共轴等高。根据自准直法测得的焦距 f，使到物屏到透镜的距离 $l > f$，移动透镜或像屏位置，在像屏上得到清晰实像，记下各光学元件位置读数，重复测量四次，计算出 l、l'，根据式(3.4-1)求 f 平均值及不确定度。

(3)用两次成像法(共轭法)测凸透镜焦距：开启白炽灯光源，将光学元件装置在光具座上，将各光件调至共轴等高。根据自准直法测得的透镜焦距，使物屏与像屏放置在距离大于 $4f$ 处，记下物屏位置 x_1，像屏位置 x_4，透镜在物屏与像屏间移动，当在光具座的 x_2 处和 x_3 处时，像屏上分别成清晰的放大倒立实像和缩小倒立实像，再记下 x_2 和 x_3 位置数值，重复测量四次。由式(3.4-3)求焦距 f 及其平均值和不确定度。

3. 凹透镜焦距的测量　用辅助透镜成像法测凹透镜的焦距。

开启白炽灯光源，先调物屏、凸透镜、凹透镜及像屏共轴等高，根据辅助透镜成像法，分别记录相对凹透镜 L_2 所成虚像 A′B′位置读数 x_2，实像 A″B″位置读数 x_3 及凹透镜的位置读数 x_1，重复测量四次，由式(3.4-1)计算焦距 f 及其平均值和不确定度。

【数据处理】

1. 测定凸透镜的焦距　见表 3.4-1～表 3.4-4。

表 3.4-1　自准直法测凸透镜焦距数据表

测量次数	1	2	3	4	5
x_1 物屏位置/cm					
x_2 透镜位置/cm					

表 3.4-2　物距像距法测凸透镜焦距数据表

测量次数	1	2	3	4	5
x_1 物屏位置/cm					
x_2 透镜位置/cm					
x_3 像屏位置/cm					
l /cm					
l' /cm					

表 3.4-3　二次成像法测凸透镜焦距数据表

物屏位置 x_1=________cm，像屏位置 x_4=_______cm，D=________cm

测量次数	1	2	3	4	5
成大像透镜位置 x_2 /mm					
成小像透镜位置 x_3 /mm					
$d=\|x_1-x_2\|$ /mm					

2. 测定凹透镜焦距

表 3.4-4　物距像距法测凹透镜焦距数据表

物经凸透镜后所成像的位置 x_2=________cm

测量次数	1	2	3	4	5
凹透镜位置 x_1 /cm					
观察屏的位置 x_3 /cm					
$l=x_2-x_1$ /cm					
$l'=x_3-x_1$ /cm					

【讨论】

(1)通过该实验有何收获?

(2)对该实验有何建议、改进意见?

【思考】

(1) 近视眼镜片和远视眼镜片各为何透镜?

(2) 比较测凸透镜焦距所用的方法，哪一种方法更准确，误差更小?

(3) 用辅助透镜测发散透镜焦距时，成像位置较难判断，实验中应如何克服这一困难?

(4) 在二次成像法测薄凸透镜焦距实验中，为何物与像屏之间的距离要大于 $4f$？(选做)

【知识扩展】

(1) 共轴调节："大像追小像"：移动透镜使在屏上成一大像和一小像，若成一大像时相应像点在小像的下方，则透镜的位置偏低；若成一大像时相应像点在小像的上方，则透镜的位置偏高。

(2) 持透镜观察一近物，放大者为凸透镜，缩小者为凹透镜。

(董秀梅)

实验 3.5　光具组基点的测定

【医学应用】

(1) 常见的光学仪器，如显微镜、望远镜、分光计等都是共轴光学系统，利用三基点、两焦点、两主点和两节点的光学性质，可以简化光路，以便解决光学成像问题。

(2) 人眼是由多种介质组成的共轴球面折射系统，光线经过眼内的不同介质的折射可使物体在视网膜上成一清晰的像。利用三基点的光学性质，可以用简单光路图来分析人眼成像问题以及分析和解决人眼视力不正常的问题。

【实验目的】

(1) 了解测节器的构造及工作原理。

(2) 加强对光具组基点的认识。

(3) 加强对牛顿公式的掌握。

(4) 学习测定光具组基点和焦距的方法。

【实验器材】

光具座，测节器，薄透镜(几片)，物屏，光源，准直透镜(焦距大一些)，平面反射镜，光具组，尖头棒，T 形辅助棒，白屏。

【实验原理】

1. 用测节器测定光具组的基点　设有一束平行光入射于由两片薄透镜组成的光具组，光具组与平行光束共轴，光线通过光具组后，会聚于白屏上的 Q 点，如图 3.5-1 所示，此 Q 点为光具组的像方焦点 F'。若以垂直于平行光的某一方向为轴，将光具组转动一小角度，可有如下两种情况。

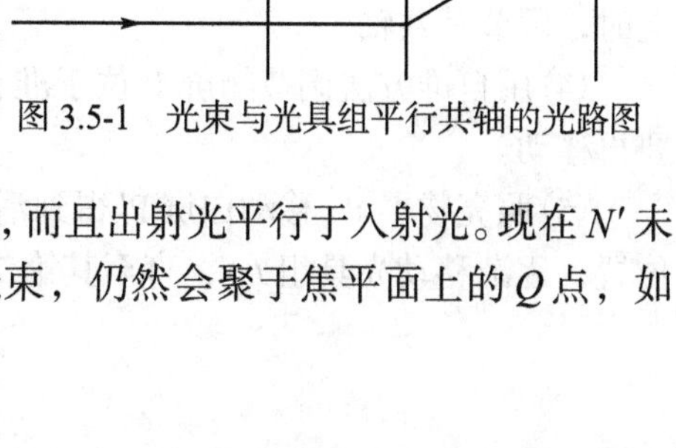

图 3.5-1　光束与光具组平行共轴的光路图

(1) 回转轴恰好通过光具组的第二节点 N'：因为入射第一节点 N 的光线必从第二节点 N' 射出，而且出射光平行于入射光。现在 N' 未动，入射角光束方向未变，所以通过光具组的光束，仍然会聚于焦平面上的 Q 点，如

图 3.5-2(a)所示。但是，这时光具组的像方焦点 F' 已离开 Q 点，严格地讲，回转后像的清晰度变差。

(2)回转轴未通过光具组的第二节点 N'：由于第二节点 N' 未在回转轴上，所以光具组转动后，N' 出现移动，但由 N' 出射的光仍然平行于入射光，所以由 N' 出射的光线和前一情况相比将出现平移，光束的会聚点将从 Q 移到 Q，如图 3.5-2(b)所示。

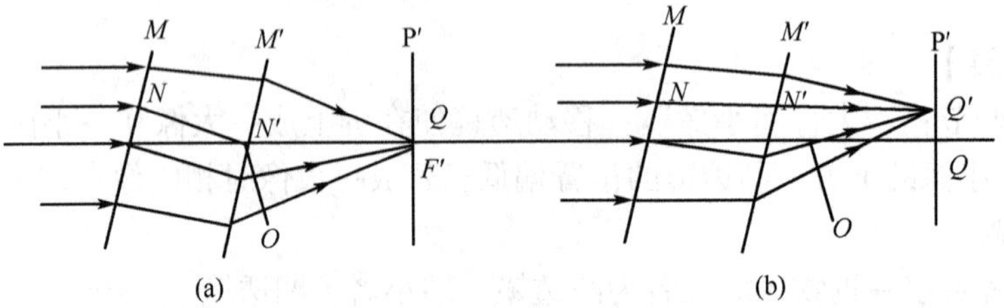

图 3.5-2　回转轴过节点的光路图(a)和图回转轴不过节点的光路图(b)

测节器是一个可绕铅直轴 OO' 转动的水平滑槽 R，待测基点的光具组 L_S(由薄透镜组成的共轴系统)放置在滑槽上，位置可调，由槽上的刻度尺指示的 L_S 位置如图 3.5-3 所示。测量时轻轻地转动一点滑槽，观察白屏 P′ 上的像是否移动，参照上述分析判断 N' 是否位于 OO' 轴上，如果 N' 未在 OO' 轴上，就调整 L_S 在槽中位置，直至 N' 在 OO' 轴上，则从轴的位置可求出 N' 对 L_S 的位置。

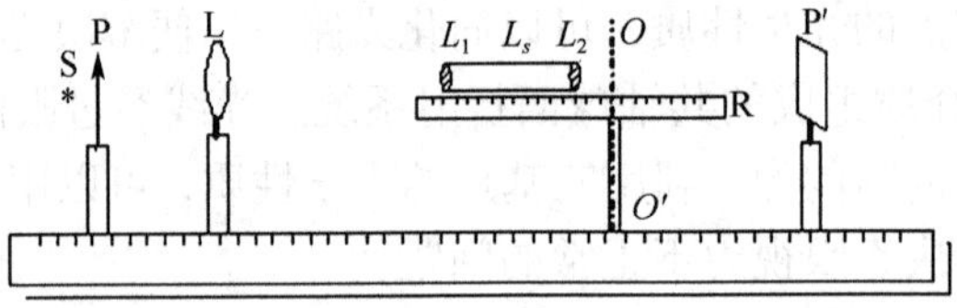

图 3.5-3　实验装置（一）

2. 用牛顿公式测量光具组基点

牛顿公式

$$xx' = ff'(f = -f') \tag{3.5-1}$$

式中，x 为从物方焦点量起的物方焦点到物的距离，x' 为从像方焦点量起的像方焦点到像的距离，方焦距 f 和像方焦距 f' 分别是从第一和第二主面量到物方焦点和像方焦点的距离。

【实验内容】

1. 用测节器测定光具组的基点

(1)测量透镜 L_1 和 L_2 的焦距 f_1'、f_2'（L_1、L_2 为组成光具组的二薄透镜）。

(2)将 L_1 和 L_2 按 $d<(f_1'+f_2')$ 组成光具组置于测节器的滑槽上（d 为 L_1 和 L_2 之间的距离）。

(3)按图 3.5-3 所示，将光源 S、物屏 P、准直物镜 L、测节器 R 及白屏 P′ 置于光具座上时，调节其共轴。

(4)用自准方法调节物屏 P 位于准直物镜 L 的物方焦面上，调好后 P 和 L 的位置均不要再移动。

(5)照亮物屏 P，移动白屏 P′ 得到清晰的像，轻轻少许转动滑槽，从像的移动判断 N' 的位置，逐渐移动光具组 L_S，直至其第二节点 N' 在转轴 OO' 上。(可用放大镜观察像)。记

录 OO' 轴和焦点 F' 相对于 L_2 的位置，重复几次。

(6)将光具组转 180°，此时原来的节点 N 成为 N'，同上进行测量。

(7)绘图表示光具组主面及焦点的位置，计算焦距 f' 之值。

(8)取 $d>(f_1'+f_2')$，重复上述步骤 3～4 次。

2. 用牛顿公式测定光具组基点

(1)测量两凸透镜的焦距 f_1' 和 f_2' 。

(2)按图 3.5-4 所示布置仪器，取 $d<f_1'$ 及 $d<f_2'$ 组成光具组，调节其共轴。利用尖头棒 P 和平面镜 M，依据自准直法确定光具组焦点 F 的位置，用 T 形辅助棒测出光具组最外侧镜面 A 到 F 的距离 l。

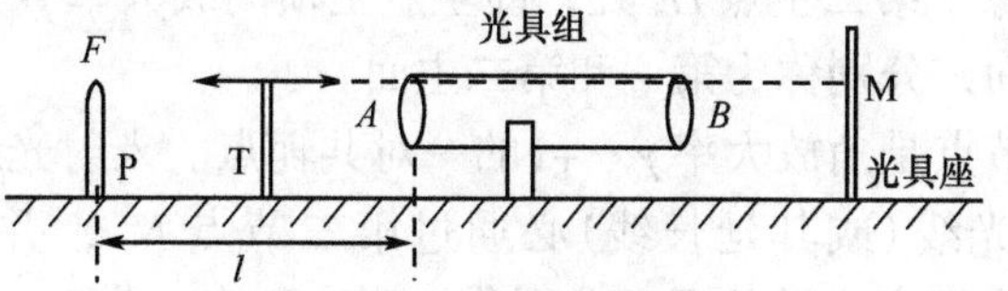

图 3.5-4 实验装置(二)

(3)将光具组转 180°，测量光具组 B 面到 B 面前焦点 F' 的距离 l' (即 BF' 的长度)。

(4)将尖头棒 P 置于物方焦点 F 的外侧，另一尖头棒 Q 置于像方焦点 F' 的外侧，照亮 P 棒，用视差法使 Q 棒和 P 的像对准，用 T 形棒测出 $\overline{PA}$ 、$\overline{BQ}$ 的距离 l_P 及 l_Q，则有 $x=l_P-l$，$x'=l_Q-l'$，代入式(3.5-1)中，求出焦距 f 和 f' (要考虑 x 、x' 的符号)。

(5)求主面相对于 A 、B 面的位置，并绘出光具组及主面的位置。

(6)将测量结果和方法-测量的结果进行比较。

【数据处理】

数据见表 3.5-1 和表 3.5-2。

表 3.5-1 用测器测量光具组基点位置 $f_1'=$ ____cm，$f_2'=$ ____ cm

距离/cm \ 次数	1 次	2 次	3 次
L_1L_2 距离			
L_2F' 距离			
L_1F 距离			
NL_1 距离			
$N'L_2$ 距离			

表 3.5-2 牛顿公式测光具组基点位置 $f_1'=$ ____ cm，$f_2'=$ ____cm

d /cm	l /cm	l' /cm	$\overline{PA}$ /cm	$\overline{BQ}$ /cm	$x=l_P-l$ /cm	$x'=l_Q-l'$ /cm

【思考】

(1)第一主面靠近第一个透镜，第二主面靠近第二个透镜，在什么条件下才是对的(光具组由二薄透镜组成)？

(2)由一凸透镜和一凹透镜组成的光具组，如何测量其基点(距离 d 可自己设定)？

【知识扩展】

1. 牛顿公式　光学仪器中常用的光学系统，一般都由单透镜或胶合透镜等球面系统共轴构成。对于薄透镜组合成的共轴球面系统，其物和像的位置可由高斯公式确定。高斯公式中 f' 为系统的像方焦距，l 为物距，l' 为像距。物距是从第一主面到物的距离，像距是从第二主面到像的距离，系统的像方焦距是从第二主面到像方焦点的距离。各量的符号从各相应主面，沿光线行进方向测量为正，反向为负。但共轴球面系统中物和像的位置，可由式(3.5-1)的牛顿公式表示，其各物理量见本实验原理中所述。

2. 共轴球面系统的基点和基面

1）主面和主点：若将物体垂直于系统的光轴，放置在第一主点 H 处，则必成一个与物体同样大小的正立的像于第二主点 H' 处，即主点是横向放大率 $\beta=+1$ 的一对共轭点。过主点垂直于光轴的平面，分别称为第一和第二主面。

2）节点和节面：节点是角放大率 $\gamma=+1$ 的一对共轭点。入射光线(或其延长线)通过第一节点 N 时，出射光线(或其延长线)必通过第二节点 N'，并与 N 的入射光线平行(图 3.5-5)。过节点垂直于主光轴的平面分别称为第一和第二节面。当共轴球面系统处于同一介质时，两主点分别与两节点重合。

3）焦点、焦面：平行于系统主轴的平行光束，经系统折射后与主轴的交点 F' 称为像方焦点；过 F' 垂直于主轴的平面称为像方焦面。第二主点 H' 到像方焦点 F' 的距离，称为系统的像方焦距 f'。此外，还有物方焦点 F 及焦面和焦距 f。

综上所述，薄透镜的两主点与透镜的光心重合，而共轴球面系统两主点的位置，将随各组合透镜或折射面的焦距和系统的空间特性而异。下面以两个薄透镜组合为例进行讨论。

设两薄透镜的像方焦距分别为 f_1' 和 f_2'，两透镜之间距离为 d，则透镜组的像方焦距 f' 可由下式求出：

$$f'=\frac{f_1'+f_2'}{(f_1'+f_2')-d}\qquad f'=-f \tag{3.5-2}$$

两主点位置为：

$$l'=\frac{-f_2'd}{(f_1'+f_2')-d},\qquad l=\frac{f_1'd}{(f_1'+f_2')-d} \tag{3.5-3}$$

计算时注意 l' 是从第二透镜光心量起，l 是从第一透镜光心量起。可以证明，对于两凸透镜组成的光具组，当 $d<f_1'+f_2'$ 时，有

$$|l|+|l'|>d \tag{3.5-4}$$

（董秀梅）

实验 3.6　用牛顿环干涉测透镜曲率半径

【医学应用】

(1) 测定薄平凸透镜的曲率半径。

(2) 测定中央暗斑的面积。

(3) 测量光波波长。

【实验目的】

(1)掌握用牛顿环测定透镜曲率半径的方法。

(2)通过实验加深对等厚干涉原理的理解。

【实验器材】

牛顿环仪、钠灯、移测显微镜。

牛顿环仪是由待测平凸透镜(凸面曲率半径为 200～700cm)和磨光的平玻璃板叠合装在金属框架中构成的。框架边上有三个螺旋，用以调节平凸透镜和平玻璃板之间的接触，以改变干涉环纹的形状和位置。调节螺旋时，螺旋不可旋得过紧，以免接触压力过大引起透镜弹性形变，甚至损坏透镜。

【实验原理】

当一曲率半径很大的平凸透镜的凸面与一磨光平面玻璃相接触时，在透镜的凸面与平玻璃板之间将形成一空气膜，离接触点等距离的一方，厚度相同。如图 3.6-1 所示，若以波长为 λ 的单色平行光投到这种装置上，则由空气膜上下表面反射的光波将互相干涉，形成的干涉条纹为膜的等厚各点的轨迹，这种干涉是一种等厚干涉。在反射方向观察时，将看到一组以接触点为中心的明暗相间的圆环形干涉条纹，而且中心是一暗斑，如图 3.6-2(a)所示；如果在透射方向观察，则看到的干涉条纹与反射光的干涉条纹的光强分布恰成互补，中心是亮斑，原来的亮环处变为暗环，暗环处变为亮环，如果图 3.6-2(b)所示。这种干涉现象最早为牛顿所发现，故称为牛顿环。

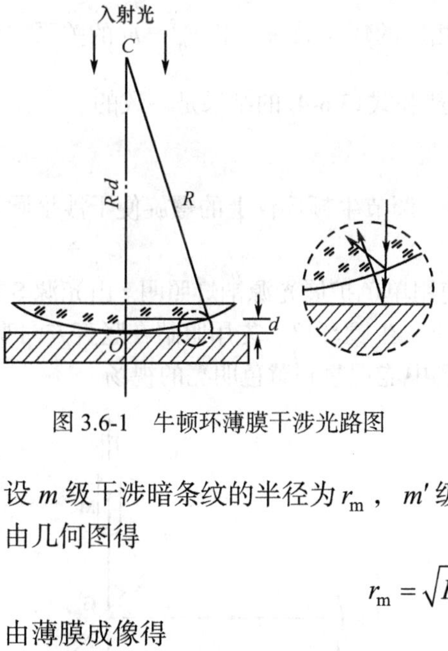

图 3.6-1 牛顿环薄膜干涉光路图

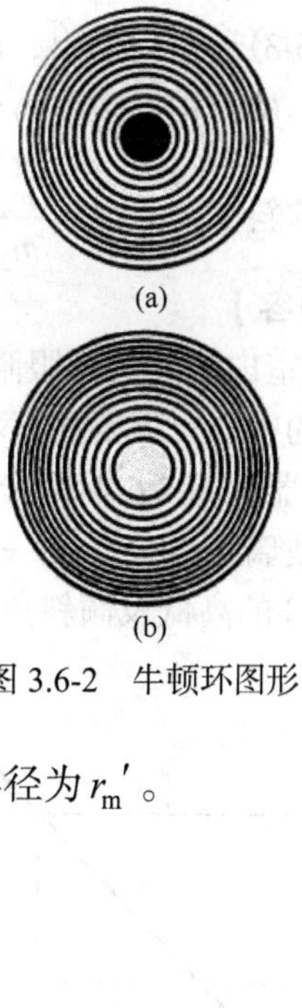

图 3.6-2 牛顿环图形

设 m 级干涉暗条纹的半径为 r_m，m' 级干涉亮条纹的半径为 r_m'。

由几何图得

$$r_m = \sqrt{R^2-(R-d)^2}$$

由薄膜成像得

$$2nd+\frac{1}{2}\lambda = m\lambda \text{（明纹）或=（}(2m+1)\frac{\lambda}{2}\text{（暗纹）}$$

由以上两式得(d^2 忽略不计)

$$r_m = \sqrt{mR\lambda} \tag{3.6-1}$$

$$r'_{\mathrm{m}}=\sqrt{(2m'-1)R\cdot\frac{\lambda}{2}} \tag{3.6-2}$$

以上两式表明，当 λ 已知时，只要测出第 m 级暗环(或亮环)的半径，即可算出透镜的曲率半径 R，相反，当 R 已知时，即可算出 λ。但由于两接触镜面之间难免附着尘埃，并且在接触时难免发生弹性形变，因而接触处不可能是一个几何点，而是一个圆斑，所以近圆心处环纹比较模糊，以致难以确切判定环纹的干涉级数 m，即干涉环纹的级数和序数不一定一致。这样，如果只测量一个环纹的半径，计算结果可能有较大的误差。为了减少误差，提高测量精度，必须测量距中心较远的、比较清晰的两个环纹的半径。如测量出第 m_1 和第 m_2 个暗环(或亮环)的半径(这里的 m_1、m_2 均为环的序数，不一定是干涉级数)，因而式(3.6-1)应修正为

$$r_{\mathrm{m}}^2=(m+j)R\lambda \tag{3.6-3}$$

式中，m 为环序数，$(m+j)$ 为干涉级数(j 级修正值)，于是

$$r_{\mathrm{m}_2}^2-r_{\mathrm{m}_1}^2=[(m_2+j)-(m_1+j)]R\lambda=(m_2-m_1)R\lambda$$

上式表明，任意两环的半径平方差与干涉级数以及环序数无关，而只与两个环的序数之差(m_2-m_1)有关。因此只要精确测定两个环的半径，由两个半径的平方差值就可准确地算出透镜的曲率半径 R，即

$$R=\frac{r_{\mathrm{m}_2}^2-r_{\mathrm{m}_1}^2}{(m_2-m_1)\lambda} \tag{3.6-4}$$

由式(3.6-3)还可以看出，${r_{\mathrm{m}}}^2$ 与 m 成直线关系，如图 3.6-3 所示，其斜率为 $R\lambda$。因此，也可以测出一组暗环(或亮环)的半径 r_{m} 和它们相应的环序数 m，作 ${r_{\mathrm{m}}}^2-m$ 的关系曲线，然后从直线的斜率 $k=R\lambda=\dfrac{r_{\mathrm{m}_2}^2-r_{\mathrm{m}_1}^2}{m_2-m_1}$ 算出 R，显然和式(3.6-4)的结果是一致的。

【实验内容】

(1)借助室内灯光，用眼睛直接观察牛顿环，调节牛顿环仪上的螺旋使干涉呈圆形，并位于透镜的中心，但要注意不能拧紧螺旋。

(2)将仪器按图 3.6-4 所示装置放好，直接使用单色扩展光源钠灯照明。由光源 S 发出的光照射到玻璃片 G 上，使一部分光由 G 反射进入牛顿环仪。先用眼睛在竖直方向观察，调节玻璃片 G 的高低及倾斜角度，使显微镜视场中能观察到黄色明亮的视场。

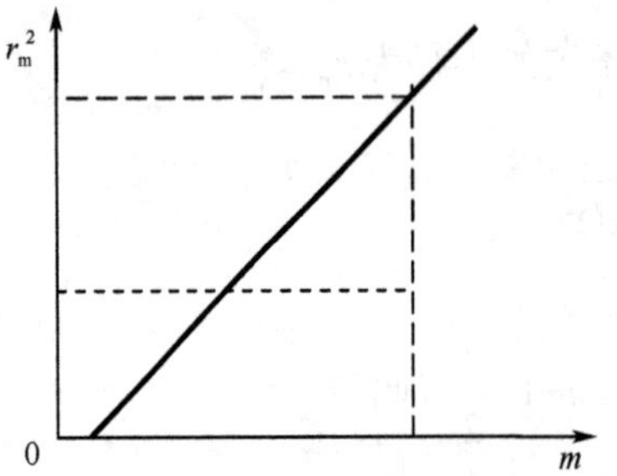

图 3.6-3　${r_{\mathrm{m}}}^2$ 与 m 关系

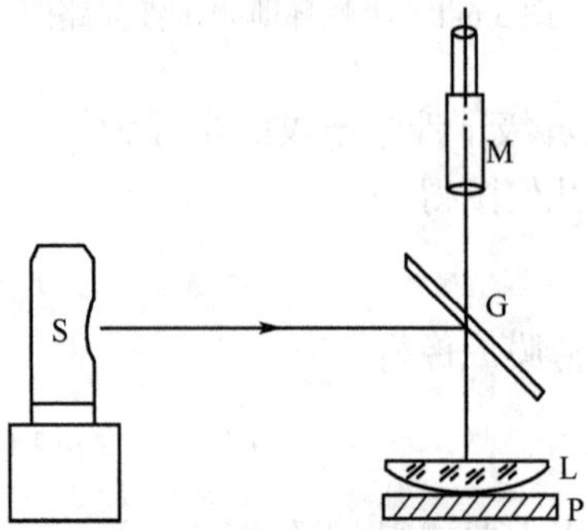

图 3.6-4　牛顿环光路装置

(3)调节移测显微镜 M 的目镜，使目镜中看到的叉丝最为清晰。将移测显微镜对准牛

顿环的中心，上下移动镜筒，对干涉条纹进行调焦，使看到的环纹尽可能清晰，并与显微镜的测量叉丝之间无视差。测量时，显微镜的叉丝最好调节成其中一根叉丝与显微镜的移动方向相垂直，移动时始终保持这根叉丝与干涉环纹相切，这样便于观察测量。

(4)用移测显微镜测干涉图形圆环的半径：测量时由于中心附近比较模糊，一般取 m_1 大于 3，至于(m_2-m_1)取多大，可根据所观察的牛顿环的图形而定。但是从减小测量误差考虑，(m_2-m_1)的值不宜太小。具体的测量方法如下：

从第 3 条暗纹到第 22 暗纹，测出各环直径两端的位置 x_k、x'_k，要从最外侧的位置 x_{22} 开始连续测量，直至 x'_{22}（图 3.6-2）。

各环的半径 $r_k=\frac{1}{2}|x'_k-x_k|$，取 $m_2-m_1=10$，可得

$$\varDelta_1=r^2_{13}-r^2_3,\quad \varDelta_1=r^2_{14}-r^2_4,\quad\cdots,\quad \varDelta_{10}=r^2_{22}-r^2_{12}$$

从式(3.6-4)可知上列各 $\varDelta$ 值应相等，取其平均值作为$\left(r^2_{m_2}-r^2_{m_1}\right)$的测量值去计算 R。如果测量的不是干涉环半径，而是干涉环的半弦，对实验是否有影响？为什么？参照式(3.6-4)）。

(5)计算出平凸透镜的曲率半径 R 及其标准不确定度和相对误差(钠光灯波长 λ 取 589.3nm)；计算光波波长 λ(当 R 已知)。

【注意事项】

(1)干涉环两侧的序数不要数错。

(2)防止实验装置受震动引起干涉环的变化。

(3)防止移测显微镜的“回程”，第一个测量值就要注意。测量过程要单向测量。

(4)平凸透镜 L 及平板玻璃 P 的表面加工不均匀是此实验的重要误差来源。为此应测大小不等的多个干涉环的直径去计算 R，可得平均的效果。

【数据处理】

数据见表 3.6-1。

表 3.6-1 用牛顿环测透镜的曲率半径(或光波波长 λ)

分组	i	1	2	3	4	5	6	7	8	9	10
级数	m_i	22	21	20	19	18	17	16	15	14	13
位置	左										
	右										
直径	D_{m_i}										
级数	n_i	12	11	10	9	8	7	6	5	4	3
位置	左										
	右										
直径	D_{n_i}										
直径平方差	$D^2_{m_i}$										
	$-D^2_{n_i}$										
透镜曲半径	R										
光波波长	λ										

（董秀梅）

实验 3.7 自组显微镜和望远镜并测量其放大率

【医学应用】

望远镜和显微镜是常用的助视光学仪器。显微镜主要用来帮助人们观察近处的微小物体，望远镜则主要是帮助人们观察远处的目标。它们在天文学、电子学、生物学和医学等领域中都起着十分重要的作用。为适应不同用途和性能的要求，显微镜和望远镜的种类很多，构造也各有差异，但是它们的基本光学系统都由一个物镜和一个目镜组成。

【实验目的】

(1) 了解望远镜和显微镜的构造及其放大原理，并掌握其使用方法。

(2) 了解视放大率等的概念并掌握其测量方法。

(3) 进一步熟悉透镜成像规律。

【实验仪器】

1.5m 光具座、透镜夹持架、凸透镜三个、半透半反镜、平面镜、分划板、钨灯光源、物屏、透明标尺等。

【实验原理】

望远镜主要用于观察远处的目标，显微镜主要用于观察近处的微小物体，它们的作用都是增大被观察物对人眼的张角，起着视角放大的作用。两者的光学系统比较相似，都是由物镜和目镜组成，物体先通过物镜成一中间像，再通过目镜来观察。两者对物体的放大能力都是通过视放大率来表示(在本实验中我们只关心放大率的大小，不考虑其符号)。

1. 望远镜 基本的望远系统是由物镜和目镜组成的无焦系统，物镜的像方焦点与目镜的物方焦点重合。无穷远物体发出的光经物镜后在物镜焦平面上成一倒立缩小的实像，再利用目镜(短焦距)将此实像成像于无穷远处，使视角增大，利于人眼观察。为了利于对远处物体的观测，望远镜物镜的焦距一般较长。

图 3.7-1 所示的望远镜，物镜与目镜均为会聚透镜，这种望远镜称为开普勒望远镜，其优点是可在物镜与目镜之间的中间像平面上安装分划板(其上有叉丝和刻尺)以供瞄准或测量。实验装置中用到的望远镜(如分光计上的望远镜、光杠杆系统中的望远镜等)均为开普勒望远镜，在中间像平面上装有分划板。

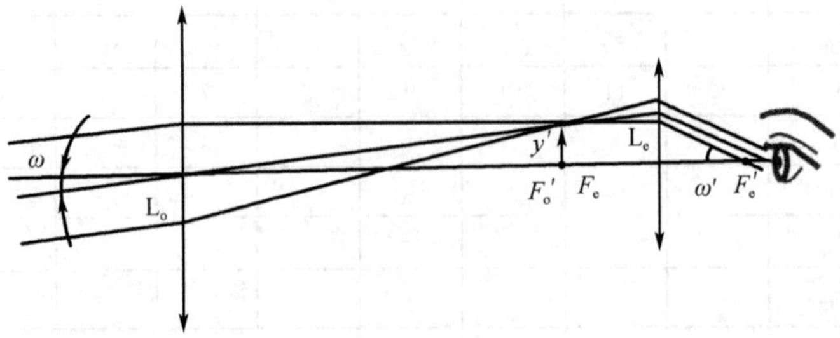

图 3.7-1 望远镜的基本光学系统图

实际上，为方便人眼观察，物体经望远镜后一般不是成像于无穷远，而是成虚像于人眼明视距离处；而且为实现对远近不同物体的观察，物镜与目镜的间距即镜筒长度可调，物镜的像方焦点与目镜的物方焦点可能会不重合。使用望远镜时，观察者应先调目镜(这称为视度调节)看清分划板，使分划板成像于人眼明视距离处，再调节望远镜镜筒长度(这称为调焦)，即改变物镜、目镜间距，使被观察物清晰可见并与分划板叉丝无视差(中间像落在分划板平面上)。

(1)望远镜的视放大率：视放大率Γ定义为目视光学仪器所成的像对人眼的张角(记为ω')的正切与物体直接对人眼的张角(记为ω)的正切之比，即

$$\Gamma = \frac{\tan\omega'}{\tan\omega} \tag{3.7-1}$$

对图 3.7-1 所示的望远镜，由于物在无穷远处，则物直接对人眼的张角等同于物对望远镜物镜的张角ω，根据几何光路可知

$$\tan\omega = \frac{y'}{f_o'},\quad \tan\omega' = \frac{y'}{f_e} = \frac{y'}{f_e'}$$

因此，望远镜的视放大率为

$$\Gamma_T = \frac{f_o'}{f_e'} \tag{3.7-2}$$

式中，f_e、f_e'分别是L_e的物方焦距、像方焦距，$f_e' = f_e$。如果物镜和目镜焦距已知，则可以计算出望远镜的视放大率。且物镜的焦距越长、目镜的焦距越短，望远镜的放大率越大。

实际测量望远镜无焦系统的视放大率时，可以利用图 3.7-2 的光路。当物y较近，物距L_1较小，即$L_1 < f_o'(1 + f_o'/f_e')$时，物镜所成的像会位于$O_e$点右侧(实像)或$O_o$左侧(虚像)，经目镜后，即成缩小的实像$y''$于$O_e$点右侧，用仪器测出像高$y''$，从三角关系可得出

$$\Gamma_T = \frac{f_o'}{f_e'} = \frac{f_o'}{f_e} = \frac{y}{y''} \tag{3.7-3}$$

因此无焦系统的视放大率可测出。

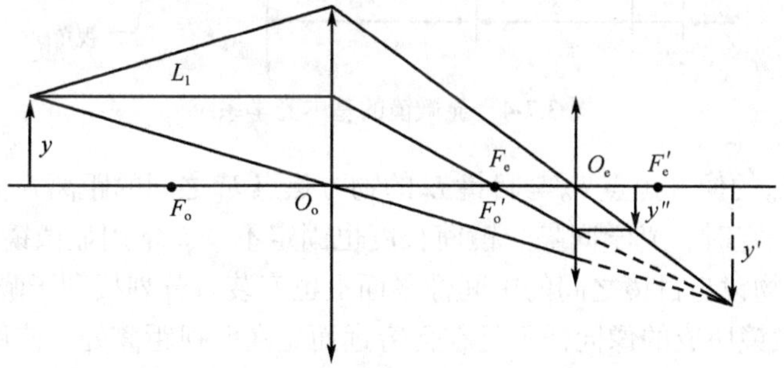

图 3.7-2　测望远镜的视放大率图

(2)物像共面时的视放大率：当望远镜的被观察物位于有限远时，望远镜的视放大率可以通过移动目镜把像y''推远到与物y在一个平面上时来测量，如图 3.7-3 所示。此时

$$\tan\omega' = \frac{y''}{L},\qquad \tan\omega = \frac{y}{L}$$

式中，L为远处物体到目镜的距离。于是可得出望远镜物像共面时的视放大率为

$$\Gamma_T = \frac{y''}{y} \tag{3.7-4}$$

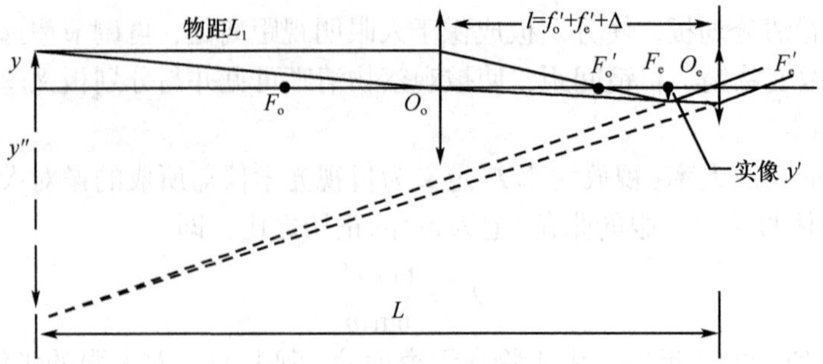

图 3.7-3 测望远镜物像共面时的视放大率

根据几何关系还可以推出

$$\Gamma_T = \frac{f_o'}{f_e'}\frac{(L + f_e')}{(L_1 - f_o')} \tag{3.7-5}$$

显然此时的放大率与物、像都在无穷远时的视放大率不完全相同，但当物距 L_1 大于 20 倍物镜焦距时，两者的差别就不太明显了。

2. 显微镜 显微镜的基本光学系统如图 3.7-4 所示，它的物镜和目镜都是会聚透镜，位于物镜物方焦点外侧附近的微小物体经物镜后先成一放大的实像，此实像再经目镜成像于无穷远处，这两次放大都使得视角增大。为了适于观察近处物体，显微镜物镜的焦距很短。

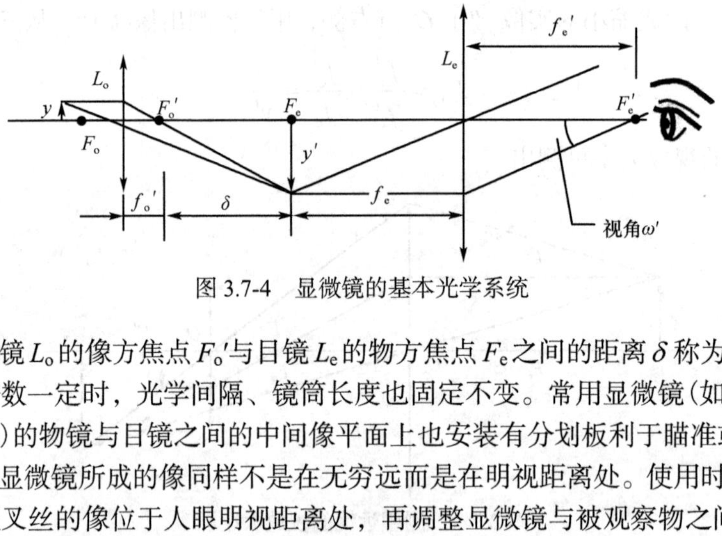

图 3.7-4 显微镜的基本光学系统

显微镜物镜 L_o 的像方焦点 F_o' 与目镜 L_e 的物方焦点 F_e 之间的距离 δ 称为显微镜的光学间隔，放大倍数一定时，光学间隔、镜筒长度也固定不变。常用显微镜(如工具显微镜、读数显微镜等)的物镜与目镜之间的中间像平面上也安装有分划板利于瞄准或测量。

实际上，显微镜所成的像同样不是在无穷远而是在明视距离处。使用时要先进行视度调节使分划板叉丝的像位于人眼明视距离处，再调整显微镜与被观察物之间的距离(称为调焦)使被观察物清晰可见并与分划板叉丝的像无视差。

(1) 显微镜的视放大率：显微镜的视放大率定义为像对人眼的张角的正切与物在明视距离 $D=250$mm 处时直接对人眼的张角的正切之比。显微镜的视放大率可通过三角关系得出，即有

$$\Gamma_M = \frac{y'/f_e'}{y/D} = \frac{Dy'}{f_e'y} = \frac{D\delta}{f_e'f_o'} = \beta_o\Gamma_e \tag{3.7-6}$$

式中，$\delta = l - f_o' - f_e'$ 为光学间隔；

$\beta_o = y'/y = \delta/f_o'$ 为物镜的横向放大率；

$\Gamma_e = D/f_e'$ 为目镜的视放大率，其中 D 为明视距离。从式(3.7-6)可以看出，显微镜物镜、目镜焦距越短，光学间隔越大，则显微镜的放大倍数越大(图 3.7-5)。

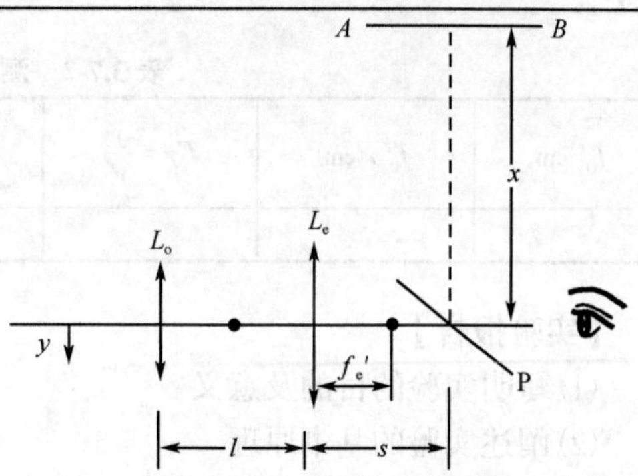

图 3.7-5 测显微镜视放大率的仪器装配图

y 为玻璃标尺(被观测的物)；L_o 为物镜；L_e 为目镜；P 为半透反射镜；AB 为毫米标尺

显微镜视放大率的测量可以通过一个与主光轴成 45°的半透半反镜把一带小灯的标尺成虚像至显微镜的像平面，直接比较测量像长 y''，即可得出视放大率

$$\Gamma_M = \frac{y''}{y} \tag{3.7-7}$$

(2)测量显微镜：一些光学实验中测量像的大小时会用到测量显微镜。它由横向放大率为固定值(一般为 1.000)的物镜与测微目镜组成，使用时调整测量显微镜位置使得成像在叉丝平面上，则像的实际大小为测微目镜测量值除以横向放大率。

【实验内容】

1. 组装显微镜

(1)测量三个不同凸透镜的焦距,从中选择合适的凸透镜做物镜和目镜,说明选择的理由。

(2)按图 3.7-5 摆好各仪器，选择合适的 l 距离。

(3)用目镜和分划板组成目镜系统，调节目镜到分划板之间的距离，使眼睛看清分划板。

(4)调节物屏与物镜之间的距离，以看清放大的像，并与分划板无视差为止。

(5)测出像长 y'' 和实物大小 y，根据式(3.7-7)算出显微镜的放大倍率。

(6)将 $D = 25\text{cm}$ 和光学间隔 $\delta = l - f_o' - f_e'$，代入式(3.7-6)，算出显微镜的放大倍率，与式(3.7-7)计算结果相比较。

(7)画出显微镜的光路图。

2. 组装望远镜

(1)用显微镜中已组装好的目镜系统作为望远镜中的目镜系统。

(2)再用一个焦距较长的凸透镜做物镜。

(3)按图 3.7-3 摆好仪器。

(4)调节目镜到分划板之间的距离，使眼睛看清分划板。

(5)调节物屏与物镜之间的距离，以看清放大的像，并与分划板无视差为止。

(6)测出像长 y'' 和实物大小 y，根据式(3.7-4)算出望远镜的放大倍率。

(7)量出望远镜的物像距离 L 和物距 L_1，按式(3.7-5)计算，比较两种方法结果。

【数据处理】

数据见表 3.7-1、表 3.7-2。

表 3.7-1 测显微镜的放大率

f_o' /cm	f_e' /cm	$\Gamma_M = \frac{y''}{y}$	l /cm	$\delta = l - f_o' - f_e'$	$\Gamma_M = \frac{D\delta}{f_e' f_o'}$

表 3.7-2 测望远镜的放大率

f_o' /cm	f_e' /(cm)	$\Gamma_T=\frac{y}{y''}$	L /cm	L_1 /cm	$\Gamma_T=\frac{f_o'}{f_e'}\frac{(L+f_e')}{(L_1-f_o')}$

【实验报告】

(1)写明实验的目的及意义。

(2)阐述实验的基本原理。

(3)记录实验所用的仪器和装置。

(4)记录实验的步骤及各种实验现象，画出光路图，记录实验数据。

(5)总结本次实验的收获和体会。

(6)对教学工作提出意见和建议。

（张 玲）

实验 3.8 用阿贝折射计测量液体折射率

【医学应用】

折射率和平均色散是表征物质光学特性的两个重要常数，借助它们可以了解物质的光学性能、纯度、浓度及色散大小等。阿贝折射仪是最常用的测量物质折射率与平均色散的仪器，在科学研究与石油、油脂、制漆、食品、制糖等行业被广泛应用。医学上主要应用于在制药业(如抗生素、维生素、葡萄糖等药物分析)，中草药药理研究等。

【实验目的】

(1)了解阿贝折射仪的工作原理，并熟悉其使用方法。

(2)学习液体折射率的基本测量方法。

(3)测定几种常见液体的折射率与平均色散。

【实验器材】

2WA-J 阿贝折射仪、吸管、擦镜纸、待测液体(水、乙醇溶液)、读数小灯。

【实验原理】

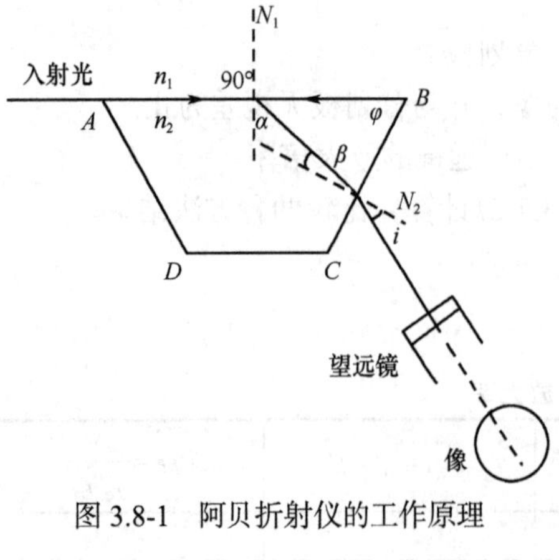

图 3.8-1 阿贝折射仪的工作原理

当光线从光密介质进入光疏介质时，入射角会小于折射角。改变入射角可使折射角达到 90°，此时的入射角称为临界角 α_c。2WA-J 阿贝折射仪测定折射率的工作即利用了测定临界角的原理。如图 3.8-1 所示。

当入射光自待测液体中以 90°入射时，在折射棱镜中的折射角 α 就是临界角 α_c。该光线再经一次折射后，进入望远系统的出射角记为 i。当入射光以小于 90°的不同角度入射时，所有的出射角都将大于 i。于是望远镜中的视场被分为明暗两个部分，二者之间的分界线即为临界角所对应的位置。

待测液体的折射率记为n_1，折射棱镜 ABCD 的折射率为n_2，且有$n_1 < n_2$。

依折射定律有

$$n_1 \sin 90° = n_2 \sin\alpha \tag{3.8-1}$$

$$n_2 \sin\beta = \sin i \tag{3.8-2}$$

由平面几何学可知

$$\varphi = \alpha + \beta$$

则有

$$\alpha = \varphi - \beta$$

代入式(3.8-1)得

$$n_1 = n_2 \sin(\varphi - \beta) = n_2(\sin\varphi\cos\beta - \cos\varphi\sin\beta) \tag{3.8-3}$$

由式(3.8-2)得

$$n_2^2 \sin^2\beta = \sin^2 i$$

$$n_2^2(1 - \cos^2\beta) = \sin^2 i$$

$$n_2^2 - n_2^2\cos^2\beta = \sin^2 i$$

则

$$\cos\beta = \sqrt{\frac{n_2^2 - \sin^2 i}{n_2^2}}$$

$$\sin\beta = \frac{\sin i}{n_2}$$

代入式(3.8-3)式得

$$n_1 = \sin\varphi\sqrt{n_2^2 - \sin^2 i} - \cos\varphi\sin i$$

由已知的棱镜折射角φ及棱镜材料折射率n_2、测得的临界角i的正弦值$\sin i$，即可算得待测液体的折射率n_1。将此计算结果在分划板上制成折射率标尺，在测量时即可直接从分划板上读出测得的折射率值。

【实验仪器】

(1)光学部分：阿贝折射仪是测量物质折射率的专用仪器，它能快速而准确地测出透明、半透明液体或固体材料的折射率(测量范围一般为 1.4～1.7)，它还可以与恒温、测温装置连用，测定折射率与温度的变化关系。

仪器的光学部分由望远系统和读数系统两个部分组成(图 3.8-2)。

进光棱镜 1 与折射棱镜之间有一小的均匀的间隙，被测液体就放在空隙内，当光线(自然光或白炽灯光)射入进光棱镜 1 时便在其磨砂面上产生漫反射，使被测液体内有各种不同角度的入射光，经过折射棱镜 2 产生一组折射角均大于临界角i的光线。由摆动反射镜 3 将此束光线射入消色散棱镜组 4，此消色散棱镜组是由一对等色散阿米西棱镜组成的，其作用是获得一可变色散来抵消由于折射棱镜对不同被测物体所产生的色散，再有望远镜 5 将此明暗分界线成像于分划板 7 上，分划板上有十字分划线，通过目镜 8 看到如图 3.8-3 上半部所示的像。

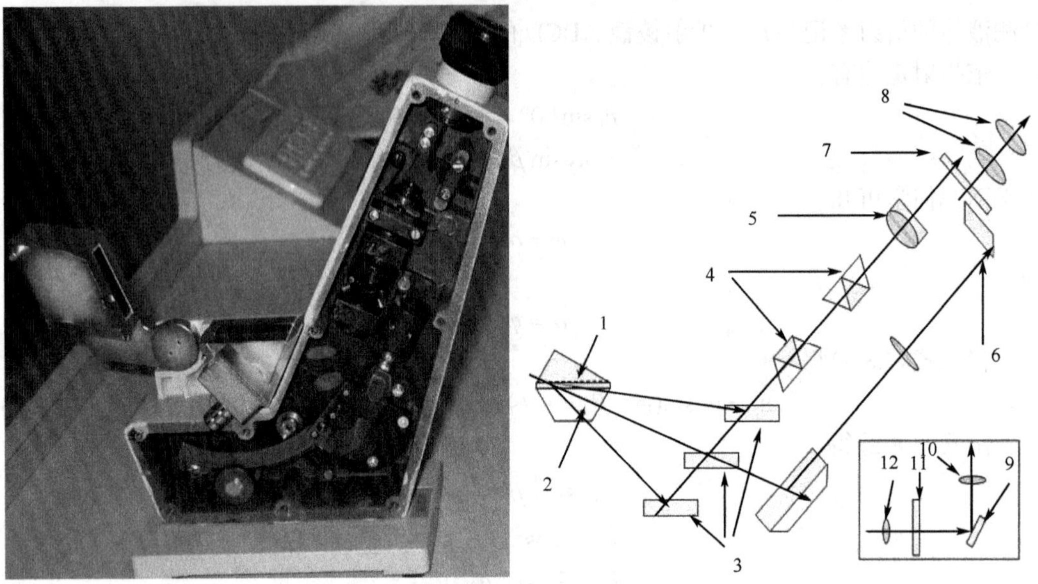

图 3.8-2　望远系统读数系统光路图

1. 进光棱镜；2. 折射棱镜；3. 摆动反光镜；4. 消色散棱镜组；5. 望远物镜组；6. 平行棱镜；7. 分划板；8. 目镜；9. 读数物镜；10. 反光镜；11. 刻度盘；12. 聚光镜

光线经聚光镜 12 照明刻度板 11，刻度板与摆动反射镜 3 连成一体，同时绕刻度中心做回转运动。通过反射镜 10、读数物镜 9、平行棱镜 6 将刻度板上不同部位折射率值示于分划板 7 上(图 3.8-4 所示的像)。

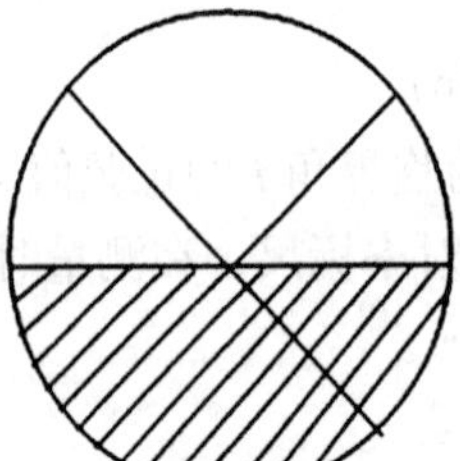

图 3.8-3　明暗分界

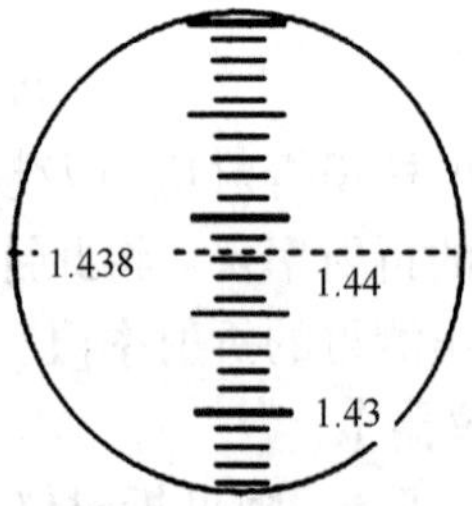

图 3.8-4　读数目镜视场

(2) 阿贝折射仪的结构(图 3.8-5)。

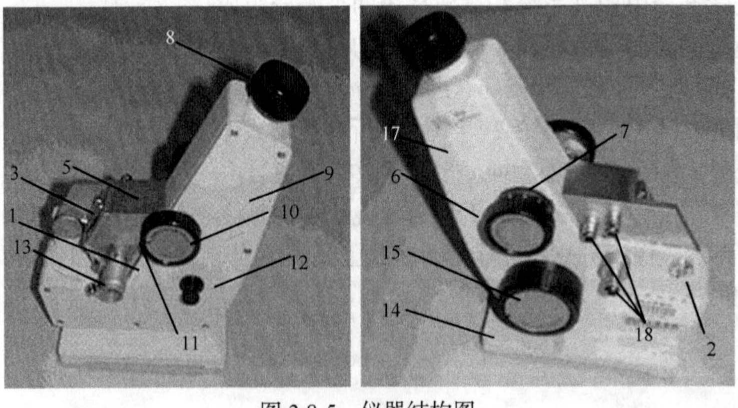

图 3.8-5　仪器结构图

底座14为仪器的支承座，壳体17固定在其上。除棱镜和目镜以外全部光学组件及主要结构封闭于壳体内部。棱镜组固定于壳体上，由进光棱镜、折射棱镜以及棱镜座等结构组成，两只棱镜分别用特种黏合剂固定在棱镜座内。5为进光棱镜座，11为折射标棱镜座，两棱镜座由转轴2连接。进光棱镜能打开和关闭，当两棱镜密合并用手轮10锁紧时，二棱镜面之间保持均匀的间隙，被测液体应充满此间隙。3为遮光板，18为四只恒温器接头，13为温度计座，可用乳胶管与恒温器连接使用。1为反射镜，8为目镜，9为盖板，15为折射率刻度调节手轮，6为色散调节手轮，7为色散值刻度圈，12为照明刻度盘聚光镜。

【操作方法】

1. 准备工作

(1)在开始测定前，必须先用蒸馏水(按附表)或用标准式样校对读数。如用标准试样则对折射棱镜的抛光面加1～2滴溴代苯，再贴上标准试样的抛光面，当读数视场指示与标准试样上之值时，观察望远镜内明暗分界线是否在十字线中间，若有偏差则用螺丝刀微量旋转小孔内的螺钉，带动物镜偏摆，使分界线像位移至十字线中心。通过反复的观察与校正，使示值的起始误差降至最小(包括操作者的瞄准误差)。校正完毕后，在以后的测定过程中不允许再随意动此部位。

在日常的测量工作中一般不需校正仪器，如对所测的折射率示值有怀疑可按上述方法进行检验，是否有起始误差，如有误差应进行校正。

(2)每次测定工作之前进行示值校正时必须将进光棱镜的毛面、折射棱镜的抛光面及标准试样的抛光面，用无水酒精与乙醚(1∶1)的混合液和脱脂棉轻擦干净，以免留有其他物质，影响成像清晰度和测量准确度。

2. 测定工作

(1)测定透明、半透明液体：将被测液体用干净滴管加在折射棱镜表面，并将进光棱镜盖上，用手轮10锁紧，要求液层均匀，充满视场，无气泡。打开遮光板3，合上反射镜1，调节目镜视度，使十字线成像清晰，此时旋转手轮15并在目镜视场中找到明暗分界线的位置，再旋转手轮6使分界线不带任何彩色，微调手轮15，使分界线位于十字线中心，再适当旋转聚光镜12，此时目镜视场下方显示的示值即为被测液体的折射率。

(2)测定透明固体：被测物体上需有一个平整的抛光面。把进光棱镜打开，在折射棱镜的抛光面加1～2滴比被测物体折射率高的透明液体(如溴代苯)，并将被测物体的抛光面擦干净放上去，使其接触良好，此时便可在目镜视场中寻找分界线，瞄准和读数的操作方法如前所述。

(3)测定半透明固体：用上述方法将被测定半透明固体上抛光面粘在折射棱镜上，打开反射镜1并调整角度利用反射光束测量，具体操作方法同上。

(4)测量蔗糖溶液质量浓度：操作与测量液体折射率相同，此时读数可直接从视场中示值上半部分读出，即为蔗糖溶液含糖量浓度的百分数。

(5)测定平均色散值：基本操作方法与测量折射率相同，只是以两个不同方向转动色散调节手轮6时，使视场中明暗分界线无彩色为止，此时需记下每次在色散值刻度圈7所示的刻度值 Z，取其平均值，再记下其折射率 n_D。根据折射率 n_D 值，在阿贝折射仪色散表的同一横行中找出 A 和 B 值(若在 n_D 表中二数值中间时用内插法求得)。再根据 Z 值在表中查出相应的 a 值，当 $Z>30$ 时 a 值取负值。当 $Z<30$ 时 α 取正值，按照所求出的 A、B、a 值代入色散值公式 $n_f - n_c = A + Ba$ 就可求出平均色散值。

(6)若需测量在不同温度时的折射率，将数显温度计旋入温度计座 13 中，接上恒温器的通水管，把恒温器的温度调节到所需测量温度，接通循环水，待温度稳定十分钟后，即可测量。

【实验内容】

1. 测定液体的折射率

(1)用脱脂棉沾酒精或乙醚将进光棱镜和折射棱镜擦拭干净，干燥后使用。避免因残留有其他物质而影响测量结果。

(2)用滴管将少许待测液滴在折射棱镜的表面上，并将进光棱镜盖上，旋紧棱镜锁紧手轮(10)锁紧，待测液在中间形成一层均匀无气泡的液膜。

(3)旋折射率刻度调节手轮 15，在望远镜视场中观察明暗分界线的移动，使之大致对准十字叉丝的交点。然后旋转阿米西棱镜手轮 6，消除视场中出现的色彩，使视场中只有黑、白两色。调节过程中在目镜中看到的图像颜色变化如图 3.8-6 所示。

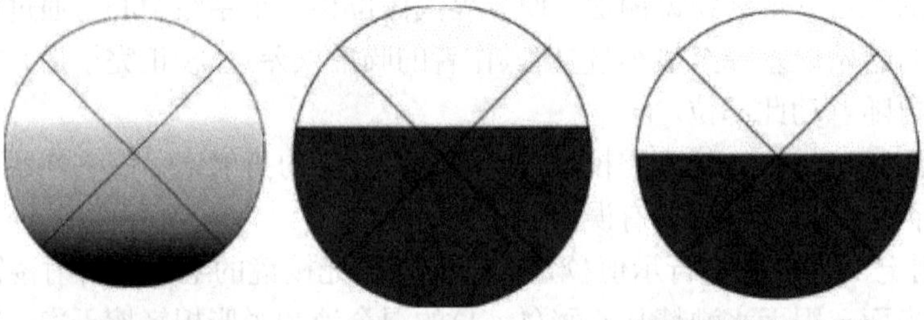

图 3.8-6　调节过程中右边目镜中看到的图像颜色变化图

(4)再次微调手轮 15，使明暗分界线正对十字线中心。此时，目镜视场中折射率刻度示值即为被测液体的折射率。

(5)分别测定自来水、酒精和糖溶液的折射率各 5 次。

(6)求出自来水、酒精、糖溶液的折射率的最佳值和不确定度，写出结果表达式。

2. 测糖溶液的含糖浓度　按照上面的(1)～(4)步骤完成后，读数镜视场中读数刻线所对准的左边的刻度值，即为所测糖溶液的百分比含糖浓度。

(各种液体的折射率和平均色散数值参照书后的附录 11)

【注意事项】

阿贝折射仪是一种精密的光学仪器，使用时应注意以下几点：

(1)使用时要注意保护棱镜，清洗时只能用擦镜纸而不能用滤纸等。加试样时不能将滴管口触及镜面。对于酸、碱等腐蚀性液体不得使用阿贝折射仪。

(2)每次测定时，试样不可加得太多，一般只需加 2～3 滴即可。

(3)要注意保持仪器清洁，保护刻度盘。每次实验完毕，要在镜面上加几滴丙酮，并用擦镜纸擦干。最后用两层擦镜纸夹在两棱镜镜面之间，以免镜面损坏。

(4)读数时，有时在目镜中观察不到清晰的明暗分界线，而是畸形的，这是由于棱镜间未充满液体；若出现弧形光环，则可能是由于光线未经过棱镜而直接照射到聚光透镜上。

(5)若待测试样折射率不在 1.3～1.7 范围内，则阿贝折射仪不能测定，也看不到明暗分界线。

【仪器的维护与保养】

为确保仪器的精度，防止损坏，请用户注意维护与保养，特提出下列要点参考：

(1)仪器应放置于干燥、空气流通的室内，以免光学零件受潮后生霉。

(2)当测试腐蚀性液体时及时做好清洗工作(包括光学零件、金属件以及油漆表面)，防止侵蚀损坏。仪器使用完毕后必须做好清洁工作。

(3)被测试样品中不应有硬性杂质，当测试固体试样时，应防止被折射棱镜表面拉毛或产生压痕。

(4)经常保持仪器清洁，严禁油手或汗渍触及光学零件，若光学零件表面有灰尘，可用长纤维的脱脂棉轻擦后用吹风机吹干。光学零件表面沾上油垢后应及时用酒精乙醚混合液擦干净。

(5)仪器应避免强烈振动或撞击，以防止光学零件损伤及影响精度。

【数据处理】

数据见表 3.8-1。

表 3.8-1 测定某液体的折射率

内容 次数	自来水折射率	酒精折射率	糖水折射率
1			
2			
3			
4			
5			

【思考】

(1)阿贝折射仪使用什么光源？所测得的折射率是对哪条谱线的折射率？

(2)进光棱镜的工作面为什么要磨砂？

(3)溴代苯溶液起何作用？对其折射率有何要求？

(4)阿贝折射仪测定折射率的原理是什么？若待测物质折射率大于折射棱镜的折射率，能否测量？为什么？并写出本实验测定折射率的范围。

(鲍 艳)

实验 3.9 用旋光仪测液体的旋光率

【医学应用】

线偏振光通过某些物质的溶液或某些晶体后，其振动面会旋转一定的角度 φ，这种现象称为旋光现象。旋转的角度称为旋光角或旋光度，具有旋光性的物质称为旋光物质。许多天然有机物都具有旋光性，如石英、糖溶液、松节油及某些抗生素溶液等。按其振动面旋转的方向不同，旋光物质可分为左旋和右旋两类。迎着光的传播方向观察，振动面发生顺时针旋转的物质，称为右旋物质；若振动面发生逆时针旋转，称为左旋物质。

旋光仪是测定物质旋光角的仪器。通过对样品旋光角的测定，可以分析确定物质的浓度、含量及纯度等。因而测定物质的旋光度和旋光率常常作为物质定量分析的一个重要项目，广泛用于医药、食品、有机化工、医疗卫生等各个领域。如在医药行业中，常常通过测定物质的旋光角，进行抗生素、维生素、葡萄糖等药物成分的分析；在中草药制药中，也常常应用此方法进行中草药的药理研究；在临床上通过测定患者尿液的旋光角可进行糖尿病的临床分析。所以物质的旋光角在医学中是一项重要的物理量，对它的测量和分析也有着重要的医学意义。

【实验目的】

(1) 观察旋光现象，了解旋光物质溶液的旋光角、旋光率与浓度的关系。

(2) 了解旋光仪的结构、原理，掌握旋光仪的使用方法。

(3) 用旋光仪测定旋光性溶液的旋光率，并计算溶液的浓度。

【实验器材】

WXG-4 小型旋光仪、试管、葡萄糖溶液。

WXG-4 小型旋光仪的光学结构图如图 3.9-1 所示。

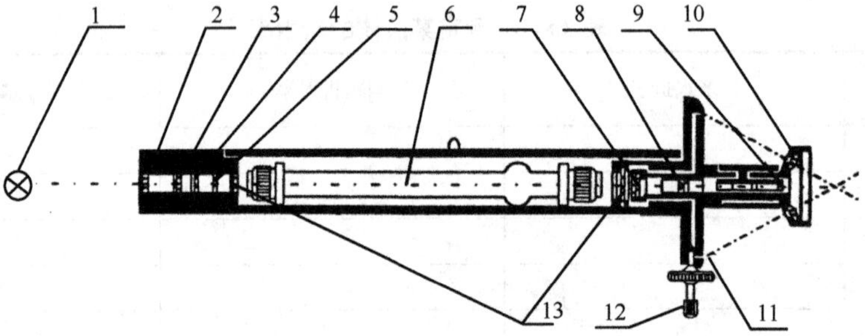

图 3.9-1　旋光仪的光学系统

1. 光源(钠光)；2. 聚光镜；3. 滤色镜；4. 起偏镜；5. 半波片；6. 试管；7. 检偏镜；8. 物镜；9. 目镜；10. 放大镜；11. 度盘游标；12. 度盘转动手轮；13. 保护片

旋光仪的工作原理是建立在偏振光的基础上，并用旋转偏振光偏振面的方法来达到测量目的。从钠光灯射出的光线，经起偏镜后变成线偏振光，若起偏镜与检偏镜的偏振方向相互平行，根据马吕斯定律，$I = I_0 \cos^2 \theta$ (其中 I_0 为入射检偏镜前的光强，I 为从检偏镜射出的光强，θ 为偏振光的振动方向与检偏镜的偏振方向的夹角)，由于 $\theta = 0$，出射光强度为最大值，因而通过目镜看到的视场最明亮(相反，当起偏镜与检偏镜的偏振方向相互垂直时，$\theta = 90^\circ$，通过观测镜看到的视场最暗)。若在起偏镜与检偏镜之间放入旋光性溶液，通过旋光溶液后偏振光的振动方向旋转了一个角度 φ，从而使视场亮度减弱。旋转检偏镜使视场亮度复原，则检偏镜所旋转的角度就等于被测物质的旋光角 φ。因为要判别检偏镜旋转后的亮度是否复原，只靠眼睛的主观判断能力，会产生很大的误差，因此需要借助三荫板建立起唯一确定的视场，以此作为检偏镜旋转的标准。

三荫板是在圆形玻璃板的中央嵌入条状石英晶片，并放置在起偏镜和检偏镜之间。当从起偏镜得到的线偏振光通过三荫板时，透过两侧玻璃片的偏振光，其振动方向保持不变，仍沿 OA 方向。而通过中间石英片的偏振光，由于石英的旋光作用，振动面旋转了一个角度 β 而沿 OA'方向振动。因此，透过三荫板的线偏振光，就变成了偏振面不同的两部分，即 OA 和 OA'。设检偏镜的偏振方向为 OB，当 $OA // OB$ 时，从目镜中看到三荫板是两边最亮、中间稍暗的视野，如图 3.9-2(a)所示。当 $OA' \perp OB$ 时，沿 OA'方向振动的偏振光不能通过检偏镜，从目镜中看到三荫板是中间最暗、两边稍亮的视野，如图 3.9-2(b)所示。旋转检偏镜使 $OA \perp OB$，此时两侧的偏振光全部不能通过检偏镜，而透过石英的偏振光，有一部分通过检偏镜，故三荫板是两侧最暗、中间稍亮的视野，如图 3.9-2(c)所示。当调节 OB 与 β 角的平分线 PP'平行时，透过三荫板的偏振光在 OB 方向上的分量相等，但照度大，整个视野很明亮，此视野称为亮视野，如图 3.9-2(d)所示。当 OB 调整到与 β 角的平分线 PP'垂直的位置时，三荫板两侧和中间透过检偏镜的偏振光的照度相等且较弱，故两侧和中间亮度均匀，三分视线消失，视野较暗，如图 3.9-2(e)所示。由于人眼对弱照度的变化较之强照度的变化更敏感，所以我们选取弱照度的均匀视场作为判断旋光角的起点和终点的基准，仪器也就以此作为刻度盘的零点，故图 3.9-2(e)称为零度视场。当未放入测试管时，将检偏镜调到这一位置，记录分度盘上的读数(仪器校准时，这个读数应该为零)；当放入装有被测溶液的试管后，由于溶液的旋光性，线偏振光的振动面旋转了一个角度，“零度视场”发生变化，转动检偏镜至一定角度，能再次出现零度视场，刻度盘上两次读数之差便是旋光物质的旋光角。

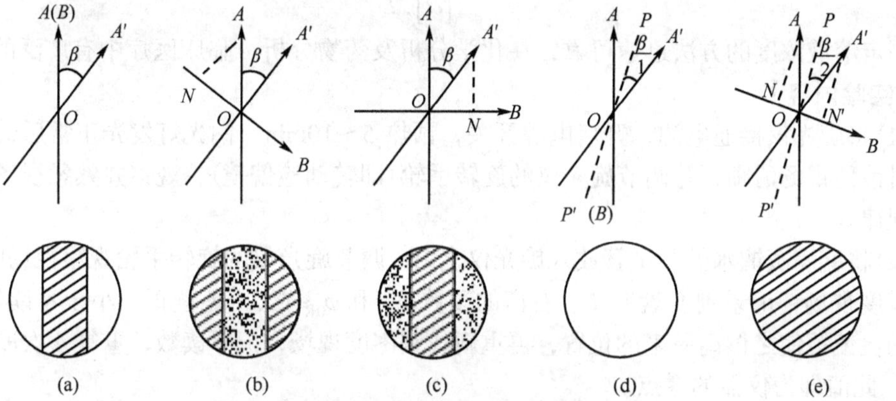

图 3.9-2 检偏器位置与视场亮度关系

旋光仪对旋光角的精确测定是利用刻度盘上的游标进行的。度盘分 360 格，每格为 1°，游标分为 20 格，每格为 0.05°。测量时，先观察游标的零点刻线前主尺的读数，此值为测量值的整数，然后再看游标的哪一个刻度和主尺的某一刻度对准，读出游标上的读数，此即为测量值的小数，二者之和就是测量值。如图 3.9-3 所示，读数应该为 α =9.30°。仪器采用双游标读数，以消除度盘偏心差，旋光角的测量值应取左右两个游标读数的平均值。

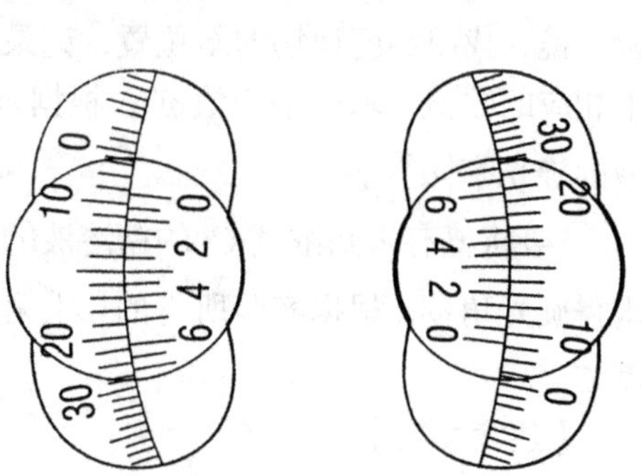

图 3.9-3 旋光仪读数方法

【实验原理】

实验表明，旋光角与偏振光通过的旋光物质的厚度成正比。对溶液或液体，旋光角 α 不仅与光线在液体中通过的距离 L 有关，还与其浓度、温度及入射光的波长 λ 有关。线偏振光通过旋光物质溶液的旋光角可以表示为

$$\varphi = [\alpha]_{\lambda}^{t} CL \tag{3.9-1}$$

式中，比例系数$[\alpha]_{\lambda}^{t}$称为旋光率(specific rotation)。它表示在给定波长和温度的条件下，偏振光通过单位长度(1dm)、单位浓度($1g·cm^{-3}$)的溶液后，引起振动面旋转的角度，其单位是度(°)；C为溶液的浓度，单位是$g·cm^{-3}$；L为偏振光通过溶度的长度，单位为dm。由于同一种旋光物质在一定的温度下，其旋光率与入射光波长成反比，即随着波长的减小而迅速增大，这个现象称为旋光色散。因此，在测量液体的旋光率时，必须采用单色光。实验中所用单色光源为钠光灯，入射光为钠光谱的D线，波长为λ=589.2nm。由式(3.9-1)可见，在一定的温度下，当一定波长的偏振光通过一定长度的旋光溶液后，若溶液的浓度和长度已知，测出旋光角φ，便可以求出旋光率$[\alpha]_{\lambda}^{t}$值，即

$$[\alpha]_{\lambda}^{t} = \frac{\varphi}{CL} \tag{3.9-2}$$

如$[\alpha]_{\lambda}^{t}$、L为已知，测出φ，就可以测出溶液的浓度C，即

$$C = \frac{\varphi}{[\alpha]_{\lambda}^{t} L} \tag{3.9-3}$$

这种测定溶液浓度的方法迅速可靠，在化学分析及药物分析、临床医疗中有广泛的应用。

【实验内容】

(1)将旋光仪接通电源，开启电源开关，预热5～10min，钠光灯发光正常后，调节望远镜目镜使视场清晰，并调节旋光仪的旋转手轮(即转动检偏镜)，观察并熟悉视场明暗变化的规律。

(2)将盛满蒸馏水的测试管放入旋光仪盒内，调节旋光仪的旋转手轮观察视场的变化，找出零度视场，记录刻度盘上左、右窗的读数φ_{0L}和φ_{0R}(大于零读正，小于零读负)。稍稍转动检偏镜使之偏离原来的位置，再重新找到零度视场，记下读数，重复4次取其平均值$\bar{\varphi}_0$，此值即为仪器的零点。

(3)把长为L_1、盛有质量浓度为C_1的葡萄糖溶液的测试管放入旋光仪的暗盒中，转动检偏镜，找出零度视场的新位置，记录下左、右刻度盘读数，求得φ_1值。重复4次，并记下相应的数值，求得平均值$\bar{\varphi}'$，根据$\varphi = \bar{\varphi}' - \bar{\varphi}_0$求得旋光角$\varphi$。由式(3.9-2)，计算出糖溶液的旋光率$[\alpha]_{\lambda}^{t}$。

(4)将盛有未知浓度C_2的糖溶液的测试管放入旋光仪中，按上述步骤测量4次，最后求得旋光角φ，根据实验所得的$[\alpha]_{\lambda}^{t}$和已知的L_2值，由式(3.9-3)计算出糖溶液的质量浓度C_2。

【注意事项】

(1)旋光仪在开始测量前，必须预热5～10min，至钠光灯充分受热，发光正常后才可使用。

(2)测量前需检查仪器零位误差是否准确，若有零位误差，应在测量读数中减去该偏差值。

(3)试管中的液体必须充满，不能有气泡；若样品管中有较小的气泡，应让气泡浮在试管凸起处，并将凸起处靠近目镜端，否则会影响视场的清晰度。

(4)试管螺帽不宜拧得太紧，以免因玻璃盖产生扭力而引起误差。试管从仪器中取出

时，必须放到每个实验台所配的试管盘中，避免滚动摔碎。实验结束后，务必将样品试管从仪器中取出，放回原试管盘内。

(5)旋光度与温度有关。溶液温度每升高 1℃，旋光度约减少 0.3%，因而在实验中要准确记录当前实验温度。

【思考】

(1)为什么在样品测定前要检查旋光仪的零点？通常用来做零点检查液的溶剂应符合哪些条件？

(2)在对待测液体样品进行测量时，度盘旋转一周可以看到两次均匀视场。请比较两次均匀视场的差异，思考在本实验中提出的读数方法有什么好处？

(3)如果将检偏镜振动轴的位置调到与透过玻璃片的偏振光的振动方向一致，视场中将呈现何种情况？与透过石英片的偏振光的振动方向一致时，又如何？

（鲍　艳）

实验 3.10　非正常眼的模拟与矫正

【医学应用】

当眼处于休息状态，远处的平行光线经眼的屈光系统折射后，不能聚焦在视网膜黄斑中心凹，因而视物不清，统称非正常眼，也就是屈光不正。聚焦于视网膜前面，为近视眼。聚焦于视网膜后面，为远视眼。眼睛(主要是角膜)各子午线上的屈光力不一致，不能形成焦点，为散光眼。非正常眼的屈光不正大都可以通过佩戴适当类型的透镜来矫正。

【实验目的】

(1)加深理解眼睛成像的光学原理，眼睛屈光不正的原因及其矫正方法。

(2)了解光具座的构造和使用方法。

(3)学习测量薄透镜焦距的方法。

【实验器材】

光体(分别以光源箱的透光箭头“↑”和“+”作为发光体)，光具座，像屏，胶木，凸透镜 H，透镜组(编号 A～G，其中 A、B、C 为凸透镜，分别模拟正常眼、近视眼、远视眼；D 为正交方向曲率不等的凸透镜，模拟散光眼；E 为凹透镜，模拟近视眼镜；F 为凸透镜，模拟远视眼镜；G 为凸圆柱透镜，作为模拟矫正散光眼的眼镜)。

光具座是一种多功能的通用光学仪器，其主要由导轨、滑动座、各种微调组件、各种夹持器件等组成。常用的导轨长度为 1～2m，导轨是光具座的基本部件，所有滑动座都能在导轨上做直线运动，导轨上有米尺，滑动座上有定位线，便于确定光学元件的位置。

整个实验装置如图 3.10-1 所示，发光体 I、透镜 H、胶木板 J 和屏 K 安装在光具座上。胶木板 J 的中央挖有直径为 4cm 的孔，在孔的两侧各嵌有一个 U 形槽，供放置透镜用。胶木板的内侧 U 形槽(靠近屏 K 一侧)放置的透镜作为模拟眼，屏 K 作为视网膜，两者构成了一个模拟简约眼。胶木板的外侧 U 形槽放置相应的透镜作为佩戴的眼镜。

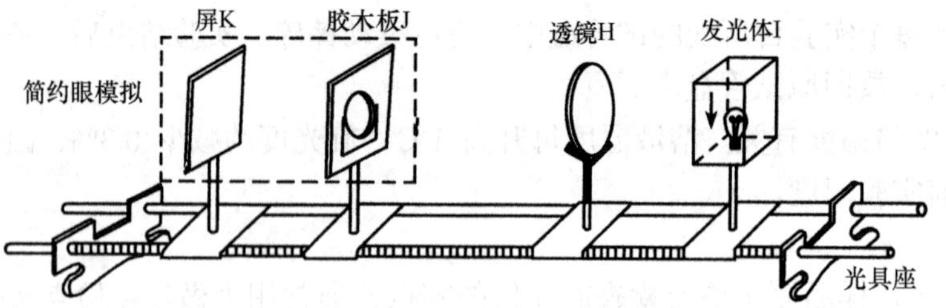

图 3.10-1　非正常眼的模拟与矫正装置图

【实验原理】

从光学角度来看，眼睛是由折射率不同的角膜、房水、晶状体、玻璃体等物质组成的共轴球面系统，简称为眼的折光系统。若眼睛通过自身的调节，就能够使远近不同的物体成清晰像于视网膜上，这种眼称为正常眼。否则，称为非正常眼(屈光不正眼)。常见的非正常眼有近视眼、远视眼和散光眼。

若眼睛的折光能力过强(或过弱)，眼球的前后距离太长(或太短)，或二者兼有，则该眼便是近视眼(或远视眼)。当眼睛放松时，平行光线入射到近视眼(或远视眼)后，将成像于视网膜前(或后)，在视网膜上得不到清晰的像。其矫正方法是佩戴适当焦度的凹透镜(或凸透镜)制成的眼镜，使光线进入眼睛之前，先适当发散(或会聚)，再经眼睛成像于视网膜上。这样，近视眼(或远视眼)的屈光不正便得到矫正。

若眼睛折光系统不同方向的曲率半径不同，则对应的聚焦能力也不同，因此产生像散，点光源经眼睛折射后不能形成清晰的点像，而是弥散在一定范围内，这种眼称为散光眼。对于散光眼，若具有最大光焦度的截面垂直于具有最小光焦度的截面，则称为正规散光眼，否则称为非正规散光眼。一般正规散光眼可借助柱面透镜来矫正，非正规散光眼则难以矫正。散光眼看正方格时，纵横长度不相等；看正交线时，上下、左右交角不同，且往往不能同时看清楚。图 3.10-2 为一正规散光眼成像示意图，设 M 为视网膜，由于眼睛水平方向的会聚能力太弱，故应配戴适当焦度的凸柱面透镜，增强水平方向的会聚能力，使水平方向和垂直方向的光线均会聚于视网膜上，达到矫正散光眼屈光不正的目的。

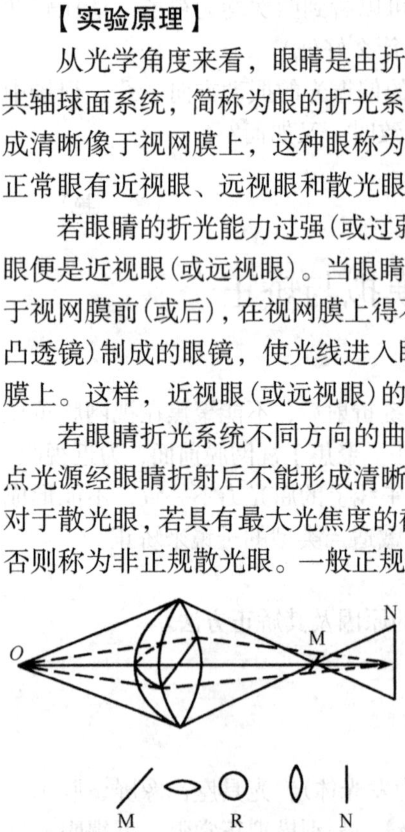

图 3.10-2　散光眼成像示意图

通常用焦距 f 的倒数表示透镜的折射本领，称为焦度，一般用符号 D 来表示，焦度的单位为屈光度。焦距为 1m 的透镜，其焦度 $D=1/f=1$ 屈光度。在配置眼镜时，焦度采用“度”作单位，1 屈光度=100 度。

为研究眼睛的成像原理，本实验用凸透镜模拟眼睛的折光系统(在实验中，分别用到透镜 A、B、C、D，有时把它们分别简称为 A 眼、B 眼、C 眼、D 眼)，利用凸透镜的成像来研究眼睛的成像原理及其非正常眼的矫正方法。

【实验内容】

(1)观察各编号透镜的外形，判断透镜的类型。

(2)按图 3.10-1 顺序布置各器件于光具座上，目测估计和上下、左右调节这些器件于合适位置处。接通发光体“↑”电源，用自准直法将发光体调到 H 的焦平面上。这样，发光体发出的光线经透镜 H 后成为平行光线。

(3)用透镜 A 模拟正常眼，安装于胶木板 J 的内侧槽中，调节发光体、透镜 H 和 A，使之等高共轴。让平行光线入射到透镜 A 上，用平行光法调节屏 K 的位置，直至发光体在屏上成的像清晰。屏 K 的位置即为正常眼的视网膜位置，记下屏和眼的位置。

(4)近视眼的模拟及其矫正。用透镜 B 替换透镜 A，模拟近视眼。由透镜 H 射出的平行光经透镜 B 后，在视网膜(屏 K)上不能形成清晰的像；将屏 K 适当向右侧移动，直至在屏 K 上得到清晰的像，说明 B 为近视眼。记下屏和眼的位置。

将屏 K 恢复至正常眼视网膜位置，选择适当焦距的凹透镜 E 模拟近视眼镜，置于胶木板 J 的外侧 U 形槽中，使平行光线入射，观察 K 上的成像情况，如果成像清晰，则 B 眼(近视眼)的缺陷得到了矫正。

(5)远视眼的模拟及其矫正。用透镜 C 替换透镜 B，模拟远视眼。由透镜 H 射出的平行光经透镜 C 后，在视网膜(屏 K)上不能形成清晰的像；将屏 K 适当向左侧移动，直至在屏 K 上得到清晰的像，说明 C 为远视眼。记下屏和眼的位置。

将屏 K 恢复至正常眼视网膜位置，选择适当焦距的凸透镜 F 模拟远视眼镜，置于胶木板 J 的外侧 U 形槽中，使平行光线入射，观察 K 上的成像情况，如果成像清晰，则 C 眼(远视眼)的缺陷得到了矫正。

(6)散光眼及其矫正。用透镜 D 替换透镜 C，模拟散光眼，把发光体换作“+”，让发光体发出的光线经 H 后成为平行光并入射到 D 上，前后移动 K，观察透镜 D 的成像情况。将 D 为散光眼，屏 K 置于正常眼视网膜的位置上，选择适当的圆柱透镜 G 作为眼镜，慢慢旋转 G，直至在屏上得到清晰的像，这样散光眼的缺陷便得到了矫正。

(7)测远视眼镜的度数。用物距像距法测远视眼镜 F 的焦距，调整物、眼镜和屏(相当于视网膜)的位置使清晰成像，记录成像时物、眼镜和屏的位置 X_1、X_2 和 X_3，填入表 3.10-2 中，计算 F 的物距和像距，根据 $D=1/f$ ，求出眼镜 F 的焦距、焦度和该远视眼镜的度数。

【数据处理】

将实验过程中模拟正常眼、近视眼、远视眼时所测得的数据填入表 3.10-1 和表 3.10-2 中，并解释现象。

表 3.10-1 非正常眼的矫正

		屏/m	眼/m	眼镜/m	现象解释
A	正常眼				
B	近视眼				
C	远视眼				

表 3.10-2 测量远视镜的度数

	物的位置 X_1 / m	眼镜的位置 X_2 / m	屏的位置 X_3 / m	物距 l / m	像距 l' / m	焦距 f' / m
1						
2						
3						
焦距的平均值 $\overline{f}'$ / m						
焦度 (D)				度数		

【注意事项】

(1) 以上实验必须在光线较暗的室内进行，否则将会影响到实验结果。

(2) 装卸透镜时应拿透镜边缘，不可用手接触镜面，亦不能用粗纸、粗布等擦拭镜面，不要打破透镜。

(3) 实验完毕后，整理好仪器，收放好元件。

【思考】

(1) 什么是近视眼、远视眼、散光眼？用什么样的眼镜来矫正它们的屈光不正？

(2) 一近视眼的远点在眼前 0.5m 处，现欲使其看清远处物体，问应配什么性质、多少度的眼镜才能符合上述要求？

(3) 你是如何理解“虚物”的概念的？

(4) 以小组为单位作一个调查报告：调查班级视力情况，了解近视形成原因及如何防治。

（董秀梅）

参考文献

但汉久，仇惠. 2010. 医用物理学实验指导. 北京：科学出版社
邓玲. 2007. 医学物理实验教程. 重庆：西南师范大学出版社
丁慎训，张孔时. 物理实验教程（普通物理实验部分）. 北京：清华大学出版社
方利广. 2012. 大学物理实验. 上海：同济大学出版社
付丽萍.2006. 物理实验方法论探讨. 大学物理实验，19：98-101
何焰蓝，杨俊才. 2010. 大学物理实验. 2 版. 北京：机械工业出版社
冀敏. 2010. 医学物理学实验. 北京：人民卫生出版社
姜长来，欧阳武，戴剑锋. 1995. 大学物理实验. 北京：机械工业出版社
居桂方. 2007. 设计性物理实验的设计方法和原则初探. 广东工业大学学报(社会科学版)，51
李文斌. 2008. 大学物理实验. 北京：北京邮电大学出版社
李学慧. 2005. 大学物理实验. 北京：高等教育出版社
李学慧. 2012. 大学物理实验. 北京：高等教育出版社
李柱峰. 2013. 大学物理实验. 北京：机械工业出版社
路玉滨，张宇，王艳丽. 2011. 医学物理实验. 北京：人民出版社
马葭生，宦强. 1998. 大学物理实验. 上海：华东师范大学出版社
潘志达. 2006. 医学物理学实验. 2 版. 北京：科学出版社
秦任甲. 2000. 物理学实验. 桂林：广西师范大学出版社
仇惠，余大昆. 2008. 医学物理学. 北京：科学出版社
宋慧秦. 2005. 眼应用光学基础. 北京：高等教育出版社
腾敏康. 1989. 实验误差与数据处理. 南京：南京大学出版社
王国华. 1992. 工科物理实验. 上海：上海科学技术出版社
王中元. 2005. 电流补偿法测电阻. 湖北师范学院学报(自然科学版)，25(3)：60-62
杨述武. 2006. 普通物理实验. 北京：高等教育出版社
姚启钧. 2002. 光学教程. 北京：高等教育出版社
张志东. 2011. 大学物理实验. 北京：科学出版社
朱鹤年. 2003. 基础物理实验教程. 物理测量的数据处理与实验设计. 北京：高教出版社

附 录

附录 1 国际单位制

	物理量名称	单位名称	单位符号		用其他 SI 单位表示式
			中文	国际	
基本单位	长度	米	米	m	
	质量	千克	千克	kg	
	时间	秒	秒	s	
	电流	安培	安	A	
	热力学温标	开尔文	开	K	
	物质的量	摩尔	摩	mol	
	光强度	坎德拉	坎	cd	
辅助单位	平面角	弧度	弧度	rad	
	立体角	球面度	球面度	sr	
导出单位	面积	平方米	米^2	m^2	
	速度	米每秒	米/秒	$m \cdot s^{-1}$	
	加速度	米每二次方秒	米/秒^2	$m \cdot s^{-2}$	
	密度	千克每立方米	千克/米^3	$kg \cdot m^{-3}$	
	频率	赫兹	赫	Hz	s^{-1}
	力	牛顿	牛	N	$m \cdot kg \cdot s^{-2}$
	压力、压强、应力	帕斯卡	帕	Pa	$N \cdot m^{-2}$
	功、能量、热量	焦耳	焦	J	$N{\cdot}m$
	功率、辐射通量	瓦特	瓦	W	$J \cdot s^{-1}$
	电量、电荷	库仑	库	C	$S \cdot A$
	电位、电压、电动势	伏特	伏	V	$W \cdot A^{-1}$
	电容	法拉	法	F	$C \cdot V^{-1}$
	电阻	欧姆	欧	Ω	$V \cdot A^{-1}$
	磁通量	韦伯	韦	Wb	$V \cdot s$
	磁感应强度	特斯拉	特	T	$Wb{\cdot}m^{-2}$
	电感	亨利	亨	H	$Wb{\cdot}A^{-1}$
	光通量	流明	流	lm	
	光照度	勒克斯	勒	lx	$lm{\cdot}m^{-2}$
	黏度	帕斯卡秒	帕·秒	Pa·s	
	表面张力	牛顿每米	牛/米	$N \cdot m^{-1}$	
	比热容	焦尔每千克开尔文	焦/(千克·开)	$J \cdot kg^{-1} \cdot K^{-1}$	
	热导率	瓦特每米开尔文	瓦/(米·开)	$W \cdot m^{-1} \cdot K^{-1}$	
	电容率(介电常量)	法拉每米	法/米	$F \cdot m^{-1}$	
	磁导率	亨利每米	亨/米	$H \cdot m^{-1}$	

附录 2 基本物理常数 2006 年国际推荐值

量	符号	数值	单位
真空中光速	C	2.997924584×10^{8}	$m\cdot s^{-1}$
真空中声速	v	331.46	$m\cdot s^{-1}$
基本电荷	e	1.60247628×10^{-19}	C
电子的静止质量	m_e	0.90938215×10^{-30}	kg
电子的荷质比	$-e/m_e$	-1.7588047×10^{-11}	$C\cdot kg^{-1}$
质子质量	m_p	$1.672621637\times10^{-27}$	kg
中子质量	m_p	1.6749286×10^{-27}	kg
原子质量单位	u	$1.660538782\times10^{-27}$	kg
阿伏伽德罗常量	N_A，L	6.022045×10^{23}	mol^{-1}
普朗克常量	h	6.62606896×10^{-34}	J·s
摩尔体积(理想气体)T=273.15K；p=101325Pa	V_m	22.413996×10^{-3}	$m^3\cdot mol^{-1}$
摩尔气体常量	R	8.314472	$J\cdot mol^{-1}\cdot K^{-1}$
氢原子里德伯常量	R_H	1.0973731×10^{-7}	m^{-1}
玻尔兹曼常量	k	1.3806504×10^{-23}	$J\cdot K^{-1}$
法拉第常量	F	9.64853399×10^{4}	$C\cdot mol^{-1}$
万有引力常量	G	6.67428×10^{-11}	$N\cdot m^2\cdot kg^{-2}$
真空磁导率	μ_0	$471\times10^{-7}=12.566371\times10^{-7}$	$H\cdot m^{-1}$
真空介电常量(电容率)	ε_0	$8.854187817\times10^{-12}$	$F\cdot m^{-1}$
绝对零度	T_0	273.15	K
圆周率	π	3.14159265	
自然对数底	e	2.71828183	
对数变换因子	$\log_e 10$	2.30258509	

注：摘自《物理》，1987 年，No1，P7-12 和《医学物理实验教程》，杨继庆、巴燕燕等主编，2006 年 8 月第四军医出版社出版，P138，139。

附录 3 在海平面上不同纬度处的重力加速度

纬度 φ/(°)	$g(m\cdot s^{-2})$	纬度 φ/(°)	$g(m\cdot s^{-2})$
0	9.7849	50	9.81079
5	9.78088	55	9.81515
10	9.78204	60	9.81924
15	9.78394	65	9.82249
20	9.78652	70	9.82614
25	9.78969	75	9.82873
30	9.79338	80	9.83065
35	9.79740	85	9.83182
40	9.80818	90	9.83221

注：表中列出数值根据公式：$g=9.78049(1+0.005288\sin2\varphi-0.000006\sin2\varphi)$，式中 φ 为纬度。

附录 4 20℃时常见固体和液体的密度

物质	密度 ρ(kg · m^{-3})	物质	密度 ρ(kg · m^{-3})
铝	2698.9	窗玻璃	2400～2700
铜	8960	有机玻璃	1200～1500
铁	7874	冰(0℃)	800～920
银	10500	石蜡	792
金	19320	甲醇	792
钨	19300	乙醇	789.4
铂	21450	乙醚	714
铅	11350	汽油	710～720
锡	7298	弗利昂-12	1329
水银	13546.2	变压器油	840～890
钢	7600～7900	甘油	1260
石英	2500～2800	食盐	2140
水晶玻璃	2900～3000	蜂蜜	1435

附录 5 乙醇溶液在各温度下的密度值

温度 t/℃	密度 ρ(kg · m^{-3})	温度 t/℃	密度 ρ(kg · m^{-3})	温度 t/℃	密度 ρ(kg · m^{-3})	温度 t/℃	密度 ρ(kg · m^{-3})
0	0.80625	10	0.79788	20	0.78945	30	0.78097
1	0.80541	11	0.79704	21	0.78860	31	0.78012
2	0.80457	12	0.79620	22	0.78775	32	0.77927
3	0.80374	13	0.79535	23	0.78691	33	0.77841
4	0.80290	14	0.79451	24	0.78606	34	0.77756
5	0.80207	15	0.79367	25	0.78522	35	0.77671
6	0.80128	16	0.79283	26	0.78437	36	0.77585
7	0.80039	17	0.79198	27	0.78352	37	0.77500
8	0.79956	18	0.79114	28	0.78267	38	0.77414
9	0.79871	19	0.79029	29	0.78182	39	0.77329

附录 6 部分液体的黏度系数值

液体名称	温度 t/℃	η/(μPa · s)	液体名称	温度 t/℃	η/(μPa · s)
汽油	0	1788	甘油	−20	134×10^6
	18	530		0	121×10^5
甲醇	0	817		20	1499×10^3
	20	584		100	12945
乙醇	−20	2780	蜂蜜	20	650×10^4
	0	1780		80	100×10^3
	20	1190	鱼肝油	20	45600
乙醚	0	296		80	4600
	20	243	水银	−20	1855
变压器油	20	19800		0	1685
蓖麻油	10	242×10^4		20	1544
葵花籽油	20	50000		100	1224

附录 7 不同温度下蓖麻油的黏度系数

温度 t/℃	η/(Pa · s)	温度 t/℃	η/(Pa · s)
0	5.30	25	0.621
5	3.76	26	0.57
10	2.41	27	0.53
11	2.23	28	0.49
12	1.97	29	0.47
13	1.87	30	0.45
14	1.71	31	0.42
15	1.56	32	0.40
16	1.40	33	0.34
20	0.99	35	0.30
21	0.90	40	0.23
22	0.83	45	0.15
23	0.75	50	0.06
24	0.69		

附录 8 水在各种温度下的黏度系数和密度值

温度 t/℃	黏度 $\eta\times10^{-4}$ (Pa · s)	密度 ρ(kg · m^{-3})	温度 t/℃	黏度 $\eta\times10^{-4}$ (Pa · s)	密度 ρ(kg · m^{-3})	温度 t/℃	黏度 $\eta\times10^{-4}$ (Pa · s)	密度 ρ(kg · m^{-3})
0	17.921	999.841	19	10.299	998.405	38	6.814	992.96
1	17.313	999.900	20	10.050	998.203	39	6.685	992.59
2	16.728	999.941	21	9.810	997.992	40	6.560	992.21
3	16.191	999.965	22	9.579	997.770	41	6.439	991.83
4	15.674	999.973	23	9.325	997.538	42	6.321	991.44
5	15.188	999.965	24	9.142	997.296	43	6.207	991.07
6	14.728	999.941	25	8.937	997.044	44	6.097	990.66
7	14.284	999.902	26	8.737	996.783	45	5.988	990.24
8	13.860	999.849	27	8.545	996.512	46	5.883	989083
9	13.462	999.781	28	8.360	996.232	47	5.782	989.40
10	13.077	999.700	29	8.180	995.944	48	5.683	988.96
11	12.713	999.605	30	8.007	995.646	49	5.588	988.52
12	12.363	999.498	31	7.840	995.340	50	5.494	988.07
13	12.028	999.377	32	7.539	995.025	50	5.492	998.04
14	11.709	999.244	33	7.623	994.702	60	4.697	983.21
15	11.404	999.099	34	7.371	994.371	70	4..060	977.78
16	11.111	999.943	35	7.225	994.031	80	3.550	975.31
17	10.828	998.774	36	7.085	993.68	90	3.148	965.31
18	10.559	998.595	37	6.947	993.33	100	2.825	958.35

附录 9 在 20℃时各种固体的弹性模量

金属名称	杨氏模量 E($\times10^{10}$ kg · m^{-2})	切变模量 G($\times10^{10}$ kg · m^{-2})
金	8.1	2.85
银	8.27	3.03
铂	16.8	6.4
铜	12.9	4.8
软铁	21.19	8.16
铸铁	15.2	6.0
铁(钢)	20.1～21.6	7.8～8.4
不锈钢	19.7	7.57
铝	7.03	2.4～2.6
硬铝	7.14	2.67

续表

金属名称	杨氏模量 $E(\times10^{10}\,kg\cdot m^{-2})$	切变模量 $G(\times10^{10}\,kg\cdot m^{-2})$
锌	10.5	4.2
铅	1.6	0.54
锡	5.0	1.84
镍	21.4	8.0
磷青铜	12.0	4.36
黄铜	10.5	3.8
康铜	16.2	6.1
熔融石英	7.31	3.12
玻璃(冕牌)	7.1	2.9
玻璃(火石)	8.0	3.2
尼龙	0.35	0.122
聚乙烯	0.077	0.026
聚苯乙烯	0.36	0.133
橡胶(弹性)	$(1.5\sim5)\times10^{-4}$	$(5\sim15)\times10^{-5}$

注：杨氏模量值尚与材料结构、化学成分、加工方法关系密切，实际材料可能与表列数值不尽相同。

附录 10 不同温度下水的表面张力系数

温度(℃)	$\gamma(\times10^{-3}N\cdot m^{-1})$	温度(℃)	$\gamma(\times10^{-3}N\cdot m^{-1})$	温度(℃)	$\gamma(\times10^{-3}N\cdot m^{-1})$
0	75.62	16	73.34	30	71.15
5	74.90	17	73.20	40	69.55
6	74.76	18	73.05	50	67.90
8	74.48	19	72.89	60	66.17
10	74.20	20	72.75	70	64.41
11	74.07	21	72.60	80	62.60
12	73.92	22	72.44	90	60.74
13	73.78	23	72.28	100	58.84
14	73.64	24	72.12		
15	73.48	25	71.96		

附录 11 部分液体与空气接触面的表面张力系数

液体	温度 t(℃)	$\gamma(\times10^{-3}N\cdot m^{-1})$	液体	温度 t(℃)	$\gamma(\times10^{-3}N\cdot m^{-1})$
航空汽油	10	21	水银	20	513
石油	20	30	甲醇	20	22.6
煤油	20	24		0	24.5
松节油	20	28.8	乙醇	20	22.0
水	20	72.75		0	24.1
肥皂溶液	20	40		60	18.4
氟利昂-12	20	9.0	橄榄油	20	32
蓖麻油	20	36.4	苯	15	29
甘油	20	63			

附录 12 空气、水及人体组织中超声波的传播速度

物质	超声波传播速度 $(m\cdot s^{-1})$	物质	超声波传播速度 $(m\cdot s^{-1})$	物质	超声波传播速度 $(m\cdot s^{-1})$
空气	330	人体软组织(平均值)	1540	角膜	1550
淡水	1410	肝脏	1550	房水	1532
海水(30℃)	1543	肾脏	1560	水晶体	1641
脑组织	1540	血液	1570	玻璃体	1532
脂肪	1476	头颅骨	3360	巩膜	1604
肌肉(平均值)	1590				

附录 13 部分液体和固体的比热容

物质	适用温度 t(℃)	比热 $c(kJ\cdot kg^{-1}\cdot K^{-1})$	物质	适用温度 t(℃)	比热 $c(kJ\cdot kg^{-1}\cdot K^{-1})$
铁(钢)		0.46	甲醇	0	2.43
铜		0.39		20	2.47
铝		0.88	乙醚	20	2.34
铅		0.13	水	0	4.220
银		0.23		20	4.182
水银	0	0.15	汽油	10	1.42
	20	0.14		50	2.09
砂石		0.92	变压器油	0～100	1.88
乙醇	0	2.30	氟利昂-12	20	0.84
	20	2.47	玻璃		0.84

附录 14　部分固体的线膨胀系数(标准大气压下)

物质	适用温度 t(℃)	膨胀系数 ($\times 10^{6}$ ℃$^{-1}$)	物质	适用温度 t(℃)	膨胀系数 ($\times 10^{6}$ ℃$^{-1}$)
金	20	14.2	石蜡	16～38	130.3
银	20	19.0	聚乙烯		180
铜	20	16.7		0	52.7
铁	20	11.8	冰	−50	45.6
锡	20	21		−100	33.9
铅	20	28.7	石英玻璃	20～100	0.4
铝	20	23.0	玻璃	0～300	8～10
镍	20	12.8	陶瓷		3～6
黄铜	20	18～19	大理石	25～100	5～16
磷青铜		17	花岗岩	20	8.3
锰铜	20～100	18.1	混凝土	−13～21	6.8～12.7
镍钢(Ni10)		13	木材(平行纤维)		3～5
镍钢(Ni43)		7.9	木材(垂直纤维)		35～60
不锈钢	20～100	16	电木板		21～33
碳素钢		约 11	橡胶	16.7～25.3	77
殷钢	−250～100	−1.5～2.0	硬橡胶		50～80
镍铬合金	100	13.0			

附录 15　20℃时某些金属和合金的电阻率及其温度系数

物质	电阻率 (μΩ·m)	温度系数 ($\times 10^{-4}$ ℃$^{-1}$)	物质	电阻率 (μΩ·m)	温度系数 ($\times 10^{-4}$ ℃$^{-1}$)
铝	0.028	42	锌	0.059	42
铜	0.0172	43	锡	0.12	44
银	0.016	40	水银	0.958	10
金	0.024	40	武德合金	0.52	37
铁	0.098	60	钢	0.10～0.14	60
铅	0.205	37	康铜	0.47～0.51	−0.4～+0.1
铂	0.105	39	铜锰镍合金	0.34～1.00	−0.3～+0.2
钨	0.055	48	镍铬合金	0.98～1.10	0.3～4

附录 16　常温下某些物质相对于空气的光的折射率

物质	H^{α}线(656.3nm)	D 线(589.3.3nm)	H 线(486.1nm)
水(18℃)	1.3341	1.3332	1.3373
乙醇(18℃)	1.3069	1.3625	1.3665
CO^2(18℃)	1.6199	1.6291	1.6541
冕玻璃(轻)	1.5127	1.5153	1.5214
冕玻璃(重)	1.6126	1.6152	1.6213
燧石玻璃(轻)	1.6038	1.6085	1.6200
燧石玻璃(重)	1.7438	1.7515	1.7723
方解石(寻常光)	1.6545	1.6585	1.6679
方解石(非常光)	1.4846	1.4864	1.4908
水晶(寻常光)	1.5418	1.5442	1.5496
水晶(非常光)	1.5509	1.5533	1.5589

附录 17　常用光源的谱线波长

(单位：nm)

一、H(氢)	447.15 蓝	589.592 黄
656.28 红	402.62 蓝紫	588.995 黄
486.13 绿蓝	388.87 蓝紫	五、Hg(汞)
434.05 蓝	三、Ne(氖)	623.44 橙
410.17 蓝紫	650.65 红	579.07 黄
397.01 蓝紫	640.23 橙	576.96 黄
二、He(氦)	639.30 橙	646.07 绿
706.52 红	626.25 橙	491.60 绿蓝
667.82 红	621.73 橙	435.83 蓝
587.56 黄	614.31 橙	407.68 蓝紫
501.57 绿	588.19 黄	404.66 蓝紫
492.19 绿蓝	585.25 黄	六、He-Ne 激光
471.31 蓝	四、Na(钠)	632.8 橙